AF649052

Psychiatrische Zeitfragen.

Psychiatrische Zeitfragen

aus dem Gebiet der

Irrenfürsorge

in und ausser den Anstalten

und ihren Beziehungen

zum staatlichen und gesellschaftlichen Leben.

Von

Dr. C. F. W. Roller,

Grossherzoglich badischem Geheimerath und Director der Heil- und Pflegeanstalt Illenau.

„Nicht Kunst und Wissenschaft allein,
Geduld will bei dem Werke sein."

Göthe.

Berlin.
Druck und Verlag von Georg Reimer.
1874.

Meinem treuen Freunde und Mitarbeiter

Herrn Geheimehofrath Hergt

und

meinem theuern Sohne

Hilfsarzt Christian Roller

in Liebe gewidmet.

Vorwort.

Der Verfasser, welcher an der Entstehung und Fortbildung der Irrenanstalten ein lebendiges Interesse genommen hat, wollte zur Zeit der Angriffe auf dieselben ebenfalls seine Meinung abgeben, ist aber im Drang der Berufsgeschäfte nicht dazu gekommen. Obwohl es damals an einer kräftigen Abwehr nicht gefehlt hat, so schwirren doch in Folge jener Angriffe noch manche unklare Anschauungen durch die Luft, so dass eine nochmalige Beleuchtung nicht überflüssig sein möchte, zumal in einer Zeit, da man dem Uebelstand der Ueberfüllung dieser Anstalten durch allerlei mitunter sehr bedenkliche Auskunftsmittel zu begegnen sucht.

Sodann schien es wichtig, dem Ausspruch gegenüber, dass Seelenstörungen Krankheiten des Nervensystems seien, welcher diesen Angriffen zu Grund gelegt und mit volltönender Zuversicht als eine Errungenschaft der neuern Psychiatrie bezeichnet wurde, daran zu erinnern, dass damit zwar eine unbestreitbare Wahrheit ausgesprochen, das Wesen der Seelenstörung aber dadurch keineswegs erschöpft ist und dass dieser Satz in seiner zu allgemeinen Annahme zu irrigen Folgerungen führt. Man verwechselt nach der bezeichnenden Aeusserung eines verehrten Kollegen Anatomie und Physiologie des Gehirns mit Psychiatrie. Es wird kein Schaden sein, wenn auf das Bedenkliche, was in dieser einseitigen Auffassung liegt, aufmerksam gemacht wird.

Einen Beitrag zur Erforschung der neuropathologischen Natur dieser Zustände werden diese Blätter allerdings nicht liefern, aber doch dieser Aufgabe indirect in so fern dienen, als sie die Vervollkommnung der Irrenanstalten anstreben, aus welchen die Psychiatrie hervorgegangen ist. Dass überhaupt eine solche existirt, verdanken wir den Irrenanstalten. Dieselben durch andere Arten der Irrenversorgung ersetzen zu wollen, sollte zunächst Denen, welchen die Pflege der jungen Wissenschaft am Herzen liegt, bedenklich erscheinen. Bedenken aber anderer Art müsste es erregen, wenn man in jener Pflege allein den Hort der Irrenfürsorge erkennen, wenn man im Vertrauen auf die Leistungen der Psychiatrie als medicinischer Fachwissenschaft die Brücke abbrechen wollte, auf welcher man zu ihr gelangt ist, oder wenn man es als eine rettende That anpreisst, die Pflege der Psychiatrie künftig den Universitäten zuzuweisen, wie dies kürzlich mit mehr Beredsamkeit als Sachkenntniss geschehen ist.

Dass für die Irrenanstalten aus der Nähe der Universitäten und hinwiederum für diese aus der Nähe der Irrenanstalten Vortheile erwachsen, wird Niemand bestreiten, nur aber müssen zuerst und vor allen Dingen die für die Lage einer Irrenanstalt aufgestellten Forderungen erfüllt sein. Die Nähe der Universität allein genügt nicht. Der Wissenschaft würde man einen schlechten Dienst erweisen, wenn man ihr das Wohl der Anstalt opfern wollte. Der Beweis, dass den Irrenanstalten in der Nähe der Universitäten wesentliche Vorzüge vor denen zukommen, welche fern von ihnen liegen, ist noch beizubringen. Möge die Universität das Ihrige zur Förderung der Psychiatrie beitragen. Wir schlagen dies nicht gering an. Nur darf der nächste Zweck der Irrenanstalten nicht darunter Schaden leiden. Was ihnen in erster Linie noththut, wird nicht auf Universitäten gefunden.

Manche in unserer Zeit zu Tag tretende Erscheinungen werden den Wunsch rechtfertigen, dass man neben der Wissenschaft im engern Sinn doch die andere Wissenschaft nicht versäumen möge, welche mehr Sache des Herzens als des Verstandes ist. Wenn zur richtigen Behandlung der Seelenstörungen die Kenntniss der anatomischen und physio-pathologischen Vorgänge im Nervensystem und überhaupt der somatischen Störungen gehört, so ist es für diesen Zweck von nicht geringerer Bedeutung, dass alle Sorgfalt aufgeboten wird, um das Loos dieser Kranken zu erleichtern, und dass an ihnen, wenn sie von ihren Familien getrennt leben müssen, Verwandtenpflicht geübt wird, dass überhaupt alle ihre Lebensverhältnisse in schirmende Obhut genommen werden. Dazu bedarf es natürlich mehr als der in einem gewöhnlichen Spital üblichen Krankenvisite und ganz anderer Mittel, als welche die Apotheke liefert. Der psychische Arzt wird seine Mitarbeiter noch in andern als medicinischen Kreisen zu suchen haben. Das Wartpersonal muss in besonderer Weise für diesen Beruf herangebildet werden. Was das Leben freundlich gestalten kann, Genüsse, welche die Kunst bietet, geistige Anregungen, gesellige Vergnügen, Feste dürfen in dem Heilapparat einer solchen Anstalt nicht fehlen. Und welche Kräfte müssen erst ausserhalb derselben in Anspruch genommen werden! Doch braucht dies vom Verfasser nicht weiter ausgeführt zu werden, er darf auf den XV. Abschnitt verweisen. Alle besseren Anstalten geben davon Kunde. Wohl aber wird man der Richtung gegenüber, welche sich in den neuerlichen Reform-Vorschlägen bemerklich gemacht hat, hieran mahnen dürfen. Einer solchen Mahnung nun hofft diese Schrift nachzukommen, da sie in mehreren Abschnitten von den Mitteln und Kräften handelt, welchen, obwohl streng genommen der Medicin nicht angehörig, die Irrenfürsorge und mittelbar auch die Psychiatrie ihre Förderung verdankt.

Ferner glaubte ich, wie dies andeutungsweise von mir schon anderswo geschehen ist, auf die Berührungen der Psychiatrie mit andern Gebieten, wie sie aus einer fortschreitenden Ausbildung unseres Faches hervorgegangen sind, hinweisen zu sollen.

Im neuen deutschen Strafgesetzbuch ist ein Schritt hierzu geschehen. Noch aber bleibt Vieles zu thun übrig. Manche Sätze im Civil- und im Criminalrecht bedürfen der Revision, namentlich die über das Strafverfahren geltenden Bestimmungen.

Wohl werden wir für unsere Gutachten keine absolute Giltigkeit fordern dürfen, auch wenn sie durch Benützung aller durch die Wissenschaft gebotenen Hilfsmittel und noch so gewissenhaft abgefasst sind; der Umstand aber, dass da, wo es sich um Leben und Freiheit handelt, nicht das Urtheil der Sachverständigen entscheidend ist, sollte doch die Aufmerksamkeit Derer erregen, welche über die Ausübung der Rechtspflege zu wachen haben. Eine vollständige Würdigung dieses wichtigen Gegenstandes wird nur dann gehofft werden dürfen, wenn — und dazu soll diese Schrift beitragen — die Ergebnisse unseres Faches in weitere Kreise gedrungen sind.

Der Besprechung werth schien mir auch das mehr und mehr fühlbar werdende Bedürfniss, die Irrenfürsorge über die Grenzen der Anstalten auszudehnen. Der Staat, so wie überhaupt die Aussenwelt wird dafür in Anspruch zu nehmen sein: ein Punkt, welchen manche Wortführer in unserem Fach nicht gebührend zu beachten scheinen. Allgemeine Verwaltungs-Grundsätze reichen hier nicht aus. Der Aufgabe, wie das Loos der Irren in- und ausserhalb der Irrenanstalten zu verbessern ist, wird eine specielle Aufmerksamkeit zuzuwenden sein. Man wird die Fragen, ob und welche Verordnungen in diesem Gebiete nöthig werden, wenn die bisherigen sich als ungenügend erweisen sollten, welche Organe der Regierung hierfür erforderlich sind, nicht von der Hand weisen dürfen. Wir beziehen uns hier auf das, was im 18. Abschnitt aus Gneist's „Englischem Verwaltungsrecht" mitgetheilt ist, man sehe auch Abschnitt 23 und 24.

Ich möchte übrigens auch den Schein nicht auf mich laden, als ob mir in der Besprechung aller hier erörterten Fragen die Priorität zukomme. Ausser manchen Andern erwähne ich nur eines in unserer Zeitschrift schon 1850 erschienenen Artikels: Vorfragen in Betreff der Irrengesetzgebung von Flemming, welchem wir überall, wo Interessen unseres Faches zu vertreten sind, als rüstigem Vorkämpfer begegnen. Eine Verständigung anzubahnen, zwischen den Organen der

Gesetzgebung und der Verwaltung in Beziehung auf das Irrenwesen und zwischen den Anstaltsärzten, was von dem Verein nordamerikanischer Irrenärzte als ein Fundamentalsatz aufgestellt wird, war eine weitere Absicht, welche ich mit der Veröffentlichung dieser Blätter zu erreichen hoffe und wegen der man vielleicht manche Lücken nachsehen wird.

Niemand erkennt diese mehr an als ich. Manche der hier besprochenen Punkte hätten eine eingehendere Behandlung verdient und vielleicht hätte Manches, was von Andern darin geleistet wurde, vollständiger benützt werden können.

Aber nicht nur Lücken sind der Schrift vorzuwerfen, sondern vielleicht noch mehr, dass sie, wie ich einräumen muss, in vielen Abschnitten nur Bekanntes giebt. Aber einmal war es gar nicht meine Absicht, nur Neues zu bringen, ich war vielmehr bemüht, der Richtung, welche das Alte, weil es alt ist, fallen lässt, entgegen zu treten und den Werth des brauchbar Gebliebenen geltend zu machen. Sodann finde ich einen Grund für die Veröffentlichung dieser Blätter darin, dass über manche der hier besprochenen Punkte verschiedene Meinungen bestehen, und dass eine solche Zusammenstellung zu einer weitern Besprechung und endgiltigen Entscheidung führen kann, wenn dieselben nämlich, wozu ich hier den Vorschlag mache, auf die Tagesordnung der psychiatrischen Versammlungen gesetzt werden wollten. Der guten Sache förderlich würde es immerhin sein, wenn über die wichtigern Fragen der Irrenfürsorge ein Verständniss erzielt werden könnte, wenn die psychischen Aerzte den Regierungen ein fertiges Programm vorweisen könnten, wie dies durch die Association der amerikanischen Irrenärzte geschehen ist.

Auch von der medico-psychological Association in England lesen wir, dass sie einen grossen Einfluss ausübe, dass wenig periodische Vereine ein solches Interesse geniessen. Von der société médico-psychologique in Frankreich ist dasselbe bekannt. Vielleicht ist die Bedeutung des Vereins deutscher Irrenärzte — des Hauptvereins sowohl, als seiner Zweigvereine

— noch nicht gebührend gewürdigt, daher eine bestimmte Organisation und vor Allem eine Zusammenstellung der zu lösenden Aufgaben zu empfehlen sein möchte. Dies besonders auch deswegen, weil viele dieser Aufgaben vor die Competenz des Reichsgesundheits-Amtes oder vor die der einzelnen Regierungen gehören. Zur Zeit der Naturforscher-Versammlung in Leipzig (August 1872) sind schon von Nasse in den Verein der deutschen Irrenärzte diese Aufgaben grösstentheils zusammengestellt worden, um damit eine Petition an das Reichskanzleramt zu begründen wegen Vertretung der Psychiatrie durch eine wissenschaftlich und practisch befähigte Persönlichkeit. Man sehe hierüber den XI. Abschnitt, „Aerztlicher Dienst.“

Die Abschnitte vorliegender Schrift, welche im Gebiet der Verwaltung und der Rechtspflege Anspruch auf Beachtung haben dürften, sind:

Abschnitt 17. Aufstellung allgemein giltiger Normen für die Statistik, der sowohl in- als der ausserhalb der Anstalten befindlichen Irren.

Abschnitt 18. Staatliche Fürsorge für die Geisteskranken in und ausser den Anstalten.

Abschnitt 22. Staatliche Concession und Aufsicht der Privat-Anstalten.

Abschnitt 23. Einsetzung von General-Inspectoren.

Abschnitt 24. Aufnahme der Psychiatrie unter die zu examinirenden Fächer und die für das Studium derselben zu treffenden Maassregeln.

Abschnitt 25. Die Beziehungen der Seelenstörungen zum Civilrecht. Entmündigungs-Verfahren.

Abschnitt 26. Untersuchung der psychischen Gesundheit, namentlich bei der Aushebung zum Militärdienst.

Abschnitt 27. Beziehungen der Seelenstörungen zum Strafrecht.

Abschnitt 28. Maassregeln wegen Verwahrung der criminellen Irren.

Abschnitt 29 und 30. Maassregeln zur Verhütung von Seelenstörungen und von Trunksucht.

Wenn diese Schrift dazu beitragen sollte, die Aufmerksamkeit des Reichskanzleramts und der einzelnen Landes-Behörden auf diese Aufgaben zu richten, so wird man manche Mängel freundlich übersehen und es nachsichtig beurtheilen, dass eine strengere Sichtung des Stoffs unterblieben ist. Dazu würde eine Zeit gehört haben, über welche ich in meinem Berufe nicht verfügen kann, und länger zu warten, möchte, da es Abend bei mir geworden, nicht gerathen sein.

Dazu kommt, dass ich mit der Herausgabe dieser Aufsätze gern eine meinem Herzen theuere Pflicht erfüllt hätte. Es ist mir nämlich seit lang ein freundlicher Gedanke gewesen, diese Schrift meinem ältesten und einem meiner jüngsten Mitarbeiter zu widmen: dem Herrn Geheimehofrath Hergt, mit welchem ich seit bald 40 Jahren durch die Bande des Berufs und der Freundschaft verbunden bin und meinem lieben Sohn Christian, mit welchem, in einem Amte zu stehen, mir ein gnädiges Geschick vergönnt hat, zugleich als Gegengabe für die Widmung seiner Schrift: „Vom Gemüth."

Dem Einen möchte ich den Dank für alle Liebe und Treue aussprechen, dem Andern Segenswünsche, wie sie aus einem Vaterherzen kommen, auf seinen Lebensweg mitgeben. Der Eine wird in dem, was diese Blätter Brauchbares enthalten, seinen Antheil erkennen. Möchte der Andere durch sie sich aufgefordert fühlen, auf dem Felde, was hier zu bebauen versucht wird, weiter zu arbeiten.

Mit innigem Dank gedenke ich der Kollegen, welche zwischen Beiden stehen, durch deren treue Hülfe mir die Ausübung meines Berufes möglich und Illenau zu einer Stätte geworden ist, welche nach vielen Seiten hin Segen verbreitet hat.

Bei verschiedenen Gelegenheiten, namentlich bei den Jubiläen, welche ich nach 25 und nach 40 Jahren feiern durfte, habe ich von meinen ärztlichen Kollegen, von andern Mitarbeitern und von manchen Orten so viel Freundliches erfahren, dass ich den Dank dafür, den ich im treuen Herzen bewahre, schon lang gern öffentlich ausgesprochen hätte. Dank aber auch allen nahen und fernen Kollegen in und ausser Deutschland, unter denen ich liebe Freunde zähle, für das Wohlwollen, welches mir durch sie zu Theil geworden ist. Und mit dem Dank die Bitte um eine nachsichtige Beurtheilung dieser Schrift.

Den auswärtigen gelehrten Gesellschaften zu Berlin, Minden (Pyrmont), Gent, Hamburg, Stockholm, Christiania, Dresden, Zwickau (Verein für Staatsarzneikunde in Sachsen), Aversa, Paris und Wien, welche mir die Ehre erwiesen, mich unter ihre Mitglieder aufzunehmen, habe ich vielleicht nicht allen gebührend dafür gedankt. Ich benütze diese Gelegenheit, es nachträglich zu thun und sie zu versichern, dass ich ihre Freundlichkeit zu würdigen weiss.

Dass ich in dem letzten Abschnitt: „Von den Maassregeln gegen die Trunksucht", die Arbeiten französischer Kollegen benützt habe, möchte ich hier nicht unerwähnt lassen und es aussprechen, wie wohlthuend mir das Bewusstsein ist, mit ihnen durch ein gemeinsames Streben verbunden zu sein. — Zum Dank verpflichtet fühle ich mich auch gegen den verehrten Verfasser des Artikels: les aliénés à Paris in der Revue des deux mondes, worin unseres Illenau und seiner Aerzte einer so freundlichen und was mich betrifft, einer nur zu ehrenvollen Erwähnung geschieht.

Illenau, im März 1874.

Roller.

Inhalt.

I. Bedenken gegen Irren-Anstalten. Gheel.

Wenn man Beweise für die Fortschritte der Kultur in unserem Jahrhundert aufbringen oder die Humanität der jetzigen Zeit recht anschaulich machen wollte, da nannte man die in den letzten Jahrzehnden entstandenen Irren-Anstalten. Mit Stolz wurde auf die Stätten hingewiesen, in welchen die ärztliche Kunst und Wissenschaft im Bunde mit der Sorgfalt des Menschenfreundes reichlohnende Triumphe feierte. Einer Klasse von Mitmenschen, welche um so unglücklicher war, je höher das Gut steht, dessen sie verlustig geworden, und je weniger sie selbst sich es wieder zu erringen wussten, auf welcher zu allem Unglück noch der Fluch des Lächerlichen lastete, wurden die — man darf es wohl sagen — verlorenen Menschenrechte wieder gewonnen. Statt Spott und Abscheu wurde ihnen Hilfe gebracht. In den verschiedenen Ländern Europas haben fast zu derselben Zeit — es war gegen das Ende des vorigen und zu Anfang dieses Jahrhunderts — die Willis, Pinel, Chiarugi, Langermann, — überall sind es Aerzte gewesen, — für die Irren die Sorgfalt gefordert, welche den Kranken gebührt.

Aber als man eben der Freude sich hingab über den köstlichen Erwerb, oder da, wo er noch fehlte, ihn sich anzueignen bemüht war, da vernahm man Stimmen, welche alles, was mit so vieler Mühe gewonnen war, für verfehlt erklärten, Stimmen, die nicht etwa einzelne Lücken auszufüllen oder theilweise Mängel zu verbessern für nöthig fanden, sondern glaubten, etwas ganz Anderes an die Stelle setzen zu müssen. Hörte man doch schon die Frage, wozu die für die Irren-Anstalten errichteten Gebäude verwendet werden könnten.

So weit ist es freilich nicht gekommen. Mit mehr Berechtigung fragt man, wie es nur möglich war, dass man mit solchen Vorschlägen hervortreten mochte, wie jene Reformatoren durch das einfachste Gefühl der Pietät sich nicht abhalten liessen, Hand an die Asyle zu legen, deren Gründung so manche Mühe kostete, und welche so reiche Erfolge aufzuweisen hatten, noch ehe man etwas Erprobtes an ihre Stelle setzen konnte.

Sehr richtig hat Salomon von Malmö ausgesprochen, dass Irren-Anstalten nicht durch revolutionären Umsturz zu entfernen, sondern dass sie Ausgangspunkte für eine weitere Entwicklung seien.

Viel wichtiger als die Kritik der seltsamen Vorschläge, welche übrigens bei ihrer Entstehung den Keim ihres Misslingens in sich trugen, ist eine Untersuchung der Ursachen, welche dazu Veranlassung gegeben haben.

Dass die Irren-Anstalten so wie sie sich im Laufe der letzten Jahre entwickelt haben noch weit von ihrer Vervollkommung entfernt waren und dafür noch manche Wünsche übrig liessen, werden die am ersten zugestehen, welche zum Wirken an ihnen berufen sind. Ueber ihre Grösse, ihre Lage, ihre Bestimmung, ihre innere Einrichtung und manches Andere, waren die Meinungen getheilt. Dazu kamen direkte Angriffe wegen mancher Mängel, von denen sie wie jedes Werk von Menschenhand nicht frei waren. Was ihnen aber am meisten schadete, war, dass man in fast allen Anstalten, wenn sie noch so gross angelegt waren, über Ueberfüllung klagen musste und dass man ernstlich die Frage zu erwägen hatte, ob es die Kräfte des Staates oder überhaupt eines Gemeinwesens nicht übersteige, wenn man immer wieder neue Anstalten errichten oder die bestehenden erweitern müsse. Von staatswirthschaftlicher Seite musste man hören, dass man auf anderem Wege als durch Anstalten Hilfe schaffen müsse.

Andere Angriffe auf die Anstalten bestehen darin, dass die Kranken in ihnen auf eine unverantwortliche Weise ihrer Freiheit beraubt würden. Man sprach von unwürdiger Kasernirung, namentlich in Frankreich wurde gegen die Einschliessung in ihnen, gegen geschlossene Anstalten überhaupt ein wahrer

Kreuzzug gepredigt. Es war dies eine Zeitlang vor dem Krieg ein stehender Journal-Artikel. Wir lasen, dass die Kaiserin Eugenie vom Senat die Niedersetzung einer Commission verlangt habe zur Untersuchung der Frage, ob in den Irren-Anstalten Kranke nicht unrechtmässig zurückgehalten würden. Bis zu diesem Grade hat sich in Deutschland das Misstrauen allerdings nicht gesteigert, aber doch haben die gegen die Anstalten geschleuderten Vorwürfe, als ob gesunde Menschen widerrechtlich in ihnen zurückgehalten würden, in der scandalsüchtigen Welt nur zu leicht Gehör gefunden. Vor einigen Jahren war die Privat-Anstalt des Professor Jessen, Hornheim bei Kiel, eines Mannes, — dessen Name allein schon einen solchen Verdacht hätte unmöglich machen sollen, — der Gegenstand wahrhaft ärgerlicher Angriffe, die obwohl von angesehenen Collegen und Advokaten erhoben, ihren Urhebern nur zur Schande gereichten. Fast einen noch grösseren Umfang gewann die vor mehr als 20 Jahren gegen Illenau erhobene Anklage wegen der „Mutter im Irrenhaus“, und noch vor wenigen Jahren hat ein badischer Advokat den von ihm ausgesprochenen Verdacht einer unrechtmässigen Aufnahme damit zu begründen gewagt, dass der Director sich habe täuschen lassen, wofür die Geschichte aller Irren-Anstalten Beweise liefere!

Vorschläge, durch welche die anrüchigen Irren-Anstalten entbehrlich gemacht werden könnten, wurden daher gern vernommen. Da nun das Irrendorf Gheel auf's Neue bekannt geworden war, so glaubte man unter dem hochtönenden Worte „familiale Verpflegung“ den glücklichen Ersatz für die fatalen Irren-Anstalten gefunden zu haben. Was war leichter und verlockender, was vor Allem wohlfeiler als die Irren in Familien unterzubringen? Wie viel menschlicher lautete es und wie viel mehr war die Heilung gesichert, wenn man der Verwahrung in den Zwingburgen unserer Anstalten die familiale Verpflegung vorziehen durfte? Die Familien, die man sich mit kühner Phantasie vorzuzaubern wusste, waren natürlich mit allen Vorzügen einer sachgemässen Irren-Behandlung ausgerüstet, mit einer nie ermüdenden Hingebung erfüllt. Mit den rohen Wärtern der verrufenen Anstalten hatte man sich nicht mehr zu plagen und dabei doppelt so viele Heilungen,

Aber die gegen die Irren-Anstalten erhobenen Bedenken — die wirklichen sowohl als die fictiven — und die daraus abgeleiteten Vorschläge, durch welche man die Anstalten ersetzen zu können glaubte, fanden Eingang. Den Regierungen namentlich mussten Pläne willkommen sein, durch welche die kostspieligen Irren-Anstalten auf eine so einfache und billige Weise ersetzt werden sollten. War es da zu verwundern, dass man mit den kühnsten Hoffnungen auf das belgische Irrendorf Gheel blickte, welches schon vor 50 Jahren zu Esquirols Zeiten Aufsehen gemacht hatte — 1821 wurde Gheel von Esquirol mit seinem Schüler Voisin besucht — und welches vor bald 30 Jahren von Frankreich aus, aufs Neue besprochen wurde. In zahllosen Schriften und Journal-Aufsätzen in fast allen Europäischen Sprachen — Duval füllt allein mit der Anführung ihrer Titel 20 Seiten in klein Octav — und mit einer warmen, fast leidenschaftlichen Sprache wurde für und gegen Gheel gesprochen. Eine ganze Reihe von Irrenärzten, darunter solche vom ersten Rang wallfahrteten dahin. Die Einen priesen Gheel als ein psychiatrisches Eldorado, die Andern brachen den Stab darüber. Amtlich constatirt (Bericht von Guislain) sind schwere Gebrechen. Erst seit der Staat sich der Sache angenommen hat, und durch ihn die schreiendsten Missstände beseitigt sind, kann über diese Art der Fürsorge discutirt werden. Immer aber wird bei ihrer Ausdehnung auf einen so grossen Raum Aufsicht und Controle so wie ärztliche Beobachtung und Behandlung höchst mangelhaft bleiben. Den kommenden Geschlechtern wird es unbegreiflich sein, wie Aerzte, welche einen so grossen Nachdruck darauf legen, dass die Seelenstörungen als Nervenkrankheiten angesehen werden, einer Verpflegungsart das Wort reden konnten, durch welche das ärztliche Wirken auf ein solches Minimum beschränkt wird. Hat man je von Vorschlägen gehört, Nervenkranke einer Bauern-Familie zur Behandlung zu übergeben? Ausdrücklich sagt Salomon im 22. Bd. der Zeitschr. Seite 157, dass Gheel die Irren-Anstalten nicht für solche Fälle ersetzen könne, welche eine arzneiliche oder geistige Behandlung erfordern. In Wiedemeisters gediegenen Aufsatz: „was leistet das zu Gheel ausgeführte System für die Heilung der Kranken“

lesen wir im 21. Bd. der Zeitschr. S. 140: „die Erfahrung hat bewiesen, dass in Gheel eine bedeutend kleine Zahl von heilbaren Geisteskranken geheilt wird und dass eine erschreckend grosse Zahl dort stirbt". Auch Biffi in seiner „Reminiscenze de un viaggio nel Belgio e nella Francia" sagt, nachdem er die Vorzüge Gheels aufgezählt hat: „Alles das würde genügen, wenn Gheel nur zur letzten Zuflucht für arme Unheilbare dienen müsste und nicht für heilbare Geisteskranke".

Dazu kommt, dass der Aufenthalt in einer Familie nur für einzelne Irre zuträglich, für andere dagegen geradezu nachtheilig ist. Nur von Unkundigen wird es bestritten, dass das Zusammensein mit andern Kranken die Heilung befördert. Und dann glaube man nur ja nicht, dass aus den Anstalten die familiale Verpflegung ausgeschlossen sei. Was sie werthvolles hat, ihr Kern und eigentliches Wesen findet sich in den besseren Anstalten viel vollständiger als im Irrendorf. Wir kommen darauf im IX. Abschnitt zurück. Uebrigens hat schon Köhler in seinen Reiseskizzen (27. Bd. unsrer Zeitschrift) welche über Gheel ein nüchternes Urtheil enthalten, es ausgesprochen, dass das familiale Leben in den geschlossenen Anstalten vor dem in Gheel den Vorzug verdiene. Jene gewähren der grossen Mehrzahl der Kranken eine weit bessere Unterkunft. Nur wenige Kranke wird es geben, bei denen dies nicht der Fall ist. Wohlfeiler werden sie freilich im Irrendorf verpflegt werden. Sollte aber dies allein entscheidend sein? Zudem wird diese Wohlfeilheit von Dagonet (annales med.-psychol. Januar 1874) für scheinbar erklärt.

Uebrigens sind alle Erwägungen über den Werth oder Unwerth eines Irrendorfes überflüssig. Wenn es noch so vortrefflich wäre, wenn es vor einer geschlossenen Anstalt alle Vorzüge voraus hätte, es lässt sich nun einmal nicht nachbilden, es lässt sich ein durch religiöse Tradition, Gewöhnung und Uebung vieler Jahrhunderte geschaffenes Werk an einem andern Ort nicht willkührlich hervorrufen.

Wohl aber sind die dort gewonnenen Erfahrungen der Beachtung werth. Jedem Irrenarzt, welchem die brennende Frage der Irrenfürsorge nahe tritt, giebt es zu denken, dass eine freie Verpflegungsart, wie sie zu Gheel seit langer Zeit besteht, bei einer so grossen Zahl von Seelengestörten durchführbar ist. Zugegeben, dass die gesammte Irrenfürsorge nicht in der familialen Verpflegung aufgehen kann, so wird doch die letzte, wenn auch nicht als System doch als brauchbares Mittel in einzelnen Fällen verwerthet werden können.

Duval's Aufsatz über Gheel in der Revue des deux mondes vom Jahr 1857 wurde von mir in der Zeitschrift für Psychiatrie mitgetheilt in einer Zeit, als in deutschen Blättern noch weniger von Gheel die Rede war. Unseres Erinnerns geschah seiner damals nur noch von W. Jessen (in der deutschen Klinik) Erwähnung, jedoch in einer gegnerischen Richtung. Dass diese in den Bemerkungen, mit denen ich Duval's Aufsatz begleitete, weniger hervortrat, dass ich vielmehr für ihre practische Verwendung Schritte gethan habe, hat mir in einem in mehreren Sprachen erschienenen Katechismus „über die radikale Reform des Irrenwesens", die Ehre eingetragen, den Gesinnungs-Freunden der Gheeler Frage beigezählt zu werden, worauf ich aber eigentlich keinen Anspruch machen darf. Kolonien nach dem Muster Gheels anzulegen, wie in unsrer Zeitschrift von mir behauptet wurde, ist mir nicht in den Sinn gekommen. Wahr ist allerdings, dass ich bei der badischen Behörde um die Erlaubniss eingekommen bin, nach dem Vorgang von Gheel, die dazu geeigneten Kranken gegen Abtretung des für sie an die Anstalt bezahlten Kostgeldes und gegen Ersatz der Bekleidungskosten in Familien unterzubringen, was auch genehmigt wurde. In mehreren Fällen haben arbeitsfähige Pfleglinge selbst ohne Bezahlung von Kostgeld auswärts Aufnahme gefunden, was auch ferner versucht werden soll. Nie aber ist es mir in den Sinn gekommen, einer Irren-Versorgung à la Gheel das Wort zu reden. Keinem Zweifel unterliegt es, dass es in den Anstalten Irre giebt, die sich weder zu einem längeren Aufenthalt in der Anstalt, noch zur Entlassung in ihre Heimath eignen. Für diese ist es ein Glück, wenn sie nicht allzufern von der Anstalt, damit sie von ihr noch beaufsichtigt werden können, in einer passenden Familie Unterkunft und Pflege finden. Erschwert sind jedoch diese Versuche in hiesiger Gegend dadurch, dass Grund und Boden sehr parcellirt ist und dass nur wenige Familien zur

Bebauung ihres kleinen Grundstückes fremder Hilfe bedürfen, überhaupt nicht zur Aufnahme weiterer Hausgenossen eingerichtet sind oder einen ungewöhnlich hohen Verpflegungssatz dafür fordern. Aber auch in andern Gegenden, wo die Verhältnisse günstiger sein mögen, werden die Familien, welche die nöthige Garantie geben, nicht gerade häufig sein und eine solche wird der Staat für Pfleglinge, die seiner Fürsorge anvertraut sind, doch fordern müssen. Wohlhabende, zuverlässige Familien entschliessen sich, wie die Erfahrung lehrt, nur schwer zur Aufnahme solcher Kranken, — und Dürftigen, die es nur des Gewinnes wegen thun, wird man sie nicht gern übergeben. Immer wird die Anstalt zur genauen Aufsichtsführung verpflichtet sein. Uebrigens wird man trotz aller Schwierigkeiten diese Art der Irrenfürsorge im Auge behalten müssen, um Pfleglinge, welche sich für die Localversorgung nicht eignen, zur Verhütung der Ueberfüllung ausserhalb der Anstalt unterzubringen.

Ein zweites Gheel schaffen zu wollen, hätte, wenn es auch möglich wäre, keinen Werth.

Biffi erwähnt in seinem Bericht über Gheel (Seite 15 der oben erwähnten Reminiscenze) eines aristokratischen Gheel, der von dem älteren Willy gegründeten Creatford, 90 Meilen von London, wo König Georg IV. geheilt wurde. Dort sind die Kranken — lauter Reiche — in beschränkter Zahl in den Landbewohner-Familien vertheilt und haben beständig einen oder mehr Wärter zur Seite.

II. Irrenkolonieen.

Verschieden von der familialen Verpflegung, durch welche nach dem Vorgang des belgischen Irrendorfes die Irren-Anstalten ersetzt werden sollten, sind die Irrenkolonieen, in welchen die Irren entweder selbständig oder unter Aufsicht und Leitung von Seiten der Anstalt untergebracht werden. Zu einer Zeit als schon in deutschen Anstalten auf den Nutzen der Garten- und Feld-Arbeit Werth gelegt worden war, machten nach Brandes in seiner Schrift „die Irrenkolonieen“, die Aerzte

Ferrus und Mallon zu Ende der zwanziger Jahre, den Versuch Kranke in kleineren Abtheilungen in der Nähe des Bicêtre mit Feldarbeiten zu beschäftigen, was trefflich gelang, worauf man dann im Jahr 1832 die 10 Minuten vom Bicêtre entfernte Ferme St. Anne ankaufte, wo aber mehr Schweinezucht als Feldarbeit getrieben wurde.

Viel vollständiger und in wirklich grossartigem Massstabe wurde die Irrenkolonie zu Fitz-James als Filialanstalt des Privatinstituts zu Clermont von den Gebrüdern Labitte 1847 in das Leben gerufen.

Dazu kommt die am 1. April 1864 eröffnete Ackerbau-Kolonie Einum in Hannover, eine Stunde von Hildesheim.

Ausführliches über diese Kolonieen findet sich in Brandes werthvoller Schrift: „die Irrenkolonieen, Hannover 1865“, welcher die obigen Angaben entnommen sind. Fernere Institute dieser Art sind der Margarethenberg bei St. Pirminsberg, die auf dem Gebiet von Rosegg zweckmässig gelegene Ferme und die Ackerbaukolonie bei Colditz, von welcher Voppel ausführlich berichtet.

In so fern man es bei den Kolonieen in der Hand hat, die Einrichtungen nach dem vorhandenen Bedürfniss zu treffen, und die dazu nöthigen Personen auswählen kann, verdienen sie den Vorzug vor der familialen Verpflegung, bei welcher man mit fremden Mächten zu rechnen hat und die Menschen nehmen muss, wie sie eben sind.

Die Absicht, welche man durch sie zu erreichen hofft, ist eine mehrfache; einmal will man den Bewohnern derjenigen Anstalten, welche keine Gelegenheit zur Feldarbeit bieten, dieselbe verschaffen; dann will man der Uebervölkerung der Anstalten durch eine Verpflegungsart begegnen, welche nicht nur wohlfeiler ist als die der Anstalten, sondern auch durch die freiere Bewegung, welche die Kolonien zulassen, das Wohl der Pfleglinge fördert.

Die erste Absicht ist so wichtig, dass sie um jeden Preis erreicht werden muss. Den älteren Anstalten, bei deren Anlage man den Erwerb der nöthigen Grundstücke versäumt hat, müssen Kolonieen beigegeben werden. Sie sind somit nur eine Vervollständigung der ursprünglich nothwendigen Einrichtung. Zu einer erfolgreichen Behandlung dieser Kranken gehört Gelegenheit zur Beschäftigung im Freien.

Wo diese aber in den Anstalten gegeben ist, wird es nicht nothwendig sein, desshalb erst Kolonieen zu erwerben.

Einen hochwichtigen Vortheil würden die Kolonieen gewähren, wenn durch sie der vielbeklagten Ueberfüllung der Anstalten und der kostspieligen Verpflegung in denselben begegnet und zugleich der leibliche und geistige Zustand der Pfleglinge verbessert werden könnte. In gewissermassen vollendeter Weise soll diese Absicht in Fitz-James erfüllt sein. Aus der von einem der Besitzer verfassten Schrift:

> „De la colonie de Fitz-James, succursale de l'asile privé d'aliénés de Clermont (Oise) par le Docteur Gustave Labitte. Paris 1861".

hat Brandes folgende Stelle entnommen:

> „Die in der Colonie gewonnenen Resultate sind seit ihrer Gründung nur eine Reihe von Erfolgen, sowohl in Hinsicht auf die ärztliche Behandlung, wie in Hinsicht auf die Verwaltung gewesen. Die Blödsinnigen, die Idioten, selbst gefährliche und anscheinend ganz unfähige Agitirte sind lenksame, fleissige und anstellige Arbeiter geworden. Unheilbare Subjecte, die bis dahin nur Gegenstand von Gefahr und Scandal für das Land und eine Last für ihre Familien gewesen waren, haben die Anstalt verlassen können und sind, in ihre Heimath zurückgekehrt, durch die Gewöhnung zu einem geordneten und arbeitsamen Leben lenksame, und zu einer Gewinn bringenden Beschäftigung geeignete Subjecte geworden."

Rechnen wir dazu, dass der tägliche Pensionspreis für die männlichen Kranken 1 Fr., für die weiblichen 96 cent. beträgt, so bleibt in Beziehung auf Kurerfolg und Wohlfeilheit kein Wunsch unbefriedigt und man fragt billig, warum man nicht überall solche Kolonieen gegründet hat.

Die erste Kolonie in Deutschland finden wir zu Einum ½ Meile von Hildesheim. Sie wurde am 1. April 1864 mit 40 Kranken aus der Hildesheimer Anstalt bezogen. Auch von ihr werden günstige Erfolge berichtet, wenn auch die Wohlfeilheit nicht so gerühmt wird.

Vor Allem muss zugestanden werden, dass die freiere Bewegung, welche den Kranken in einer solchen Kolonie eingeräumt wird, auf viele derselben den heilsamsten Einfluss haben kann. Wie wir dies schon früher ausgesprochen haben, und wie wir es trotz des dagegen erhobenen Widerspruchs noch behaupten, wird für manche Kranke der Aufenthalt in der Anstalt zum schädlichen Reiz. Namentlich wird dies in den Anstalten der Fall sein, welche in der unmittelbaren Nähe der Städte oder gar in ihnen selbst sich befinden und nicht von einem hinreichend grossen Gebiet umgeben sind, wo die Kranken also in einem engen Verschluss gehalten werden müssen. Weniger werden die Pfleglinge, welche Anstalten in ländlicher Lage und Umgebung angehören, das Gefühl des Abgeschlossenseins haben. In Wirklichkeit geniessen auch in Illenau mehrere in der Oeconomie beschäftigte Pfleglinge die Freiheit wie die in Kolonien, und es ist nicht einzusehen, warum dies, wenn das Bedürfniss vorliegt, nicht noch mehr geschehen kann.

Der Genuss der Freiheit in einer Kolonie muss aber durch manche Entbehrung erkauft werden, zumal dann, wenn die Kolonie in einer grössern Entfernung von der Mutteranstalt liegt und wenn sie nur einen geringen Umfang hat. Alle die freundlichen Anregungen durch den Umgang mit den zahlreichen Angestellten, durch die Theilnahme an den manchfachen Unterhaltungen, geselligen Vergnügen und Festen, durch den Kirchenbesuch fallen in einer kleinen Kolonie weg. In der Sommerzeit mag dies noch hingehen, wie bei der Kolonie der Pirminsberger Anstalt, die im Winter in das Mutterhaus zurückkehrt, aber wie öde und langweilig muss es an den langen Winterabenden in einer solchen Colonie aussehen! Es ist in der That schwer zu begreifen, wie man Kranke, für deren Pflege man verantwortlich ist, in eine Lage bringen mag, in welcher sie die Wohlthat einer freien Bewegung mit solchen Entbehrungen erkaufen müssen. Ganz richtig bemerkt Salomon in seinen „Aufzeichnungen in Betreff der Geisteskrankenpflege in Grossbritannien und Irland“, Band XXII.

unserer Zeitschrift, S. 161: „Weil der Zustand der Kranken oft plötzlich einen Wechsel erleidet, so ist es nicht zweckmässig, getrennte Ackerbaucolonieen für ruhige und arbeitsfähige Kranke anzulegen, sondern dieselben müssen eine offene Abtheilung der Krankenanstalt bilden".

Was nun die grosse Wohlfeilheit der kolonialen Verpflegung betrifft, so mag es wohl geschehen, dass die Preise in einer geschlossenen Anstalt höher zu stehen kommen. Wir verhehlen uns auch nicht, dass einer Verpflegungsart, welche sich durch eine solche Wohlfeilheit empfiehlt, wie die zu Fitz-James (täglich 1 Fr. für die männlichen und 96 cent. für die weiblichen Kranken) viele Anhänger zufallen werden, dass diejenigen, deren Aufgabe es ist, ihre Forderungen für die Anstalten geltend zu machen, einen schweren Stand haben, wenn man sich der volltönenden Empfehlung dieser grossen Wohlfeilheit gegenüber sieht. Allein entscheidend wird sie doch nicht sein dürfen und Behörden, welchen das Wohl der ihrer Obhut anvertrauten Pfleglinge am Herzen liegt, werden dasselbe nicht im Abstrich versteigern wollen. Die Kolonie Fitz-James wird eine Musterwirthschaft genannt. Sie muss deshalb nicht zugleich eine gute Irrenanstalt sein. Jene hat andere Bedürfnisse als diese. Wenn man Geisteskranke mit Feldarbeit beschäftigt, so muss es immer mit Rücksicht auf ihren Krankheits-Zustand geschehen. Geisteskranke dürfen nicht geradezu als Kolonisten verwendet werden. Nun sollen sie in Fitz-James allerdings nur 6½ Stunden arbeiten, aber auch für diese Zeit wird eine Untersuchung der Einzelnen vorausgehen müssen. Immer muss durch den Arzt festgestellt werden, ob der Kranke sich überhaupt für die Feldarbeit eignet. Es muss ferner auf die Witterung, auf die Natur der Arbeit Rücksicht genommen werden. In Illenau sind Taglöhner angenommen zur Besorgung der Geschäfte, welche für diese Kranken sich nicht eignen. Noch mehr als bei gewöhnlichen Feldarbeiten ist dies beim Waschgeschäft der Fall, welches man nie Kranken überlassen sollte. In der 4. Abtheilung von Fitz-James sind 50 agitirte weibliche Pfleglinge ausschliesslich mit der Wäsche beschäftigt, was eine ausserordentliche Ersparniss abwerfen soll. Brandes druckt dies ohne eine Bemerkung ab. In der Illenauer Waschküche sind keine weibliche Pfleglinge beschäftigt. Nach den Mittheilungen des Dr. Brandes ist einer der Besitzer ein Arzt, dem ein zweiter und zwei Hilfsärzte (internes) zur Seite stehen, wovon einer in der von 300 Kranken bevölkerten Kolonie wohnt, während die Hauptanstalt deren 1000 zählt, woraus ein Schluss auf die ärztliche Besorgung der Kranken gezogen werden kann. Fast scheint man dem Grundsatz zu huldigen, die Patienten nicht nur als geistig, sondern auch als leiblich Gesunde zu behandeln. Daran, dass sich im Verlaufe der chronischen Seelenstörungen leibliche Krankheiten entwickeln, welche nur dem Auge des Arztes erkennbar sind, scheint man in jener Kolonie nicht zu denken. Dass man nicht eine Kranken-Anstalt, sondern vielmehr ein leistungsfähiges landwirthschaftliches Unternehmen im Auge hat, bei dem die Einträglichkeit als oberste Rücksicht gilt, geht namentlich auch daraus hervor, dass eine Bevölkerung von mindestens 1000 Irren verlangt wird, weil nur unter einer so grossen Zahl die nöthigen Arbeitskräfte für die verschiedenen Gewerke gefunden werden können.

Wenn nun auch eine Pflege-Anstalt einen grösseren Umfang haben darf, als eine Heil-Anstalt, so wird doch auch bei jener ein gewisses Maass nicht überschritten werden dürfen. Wenn eine Kolonie erst mit einer Bevölkerung von 1000 Pfleglingen den rechten Ertrag liefern kann, so möchten wir lieber darauf verzichten. Eine Kolonie aber, zu welcher die Pfleglinge aus einer gewöhnlichen Irrenanstalt abgegeben werden, wird nur klein ausfallen, und wenn für die kleine Zahl eine Einrichtung zum Kochen und Waschen getroffen, ein Arzt gehalten werden muss, die Wohlfeilheit eben nicht gross sein. Dazu kommt, dass die von der Anstalt entfernte Kolonie allen Nachtheilen eines verlorenen Postens ausgesetzt sein wird.

Wir fassen hienach unsere Meinung über den Werth der Irren-Kolonien dahin zusammen, dass sie für diejenigen Anstalten, welche der Gelegenheit zur ländlichen Beschäftigung ermangeln, unentbehrlich, dagegen für die in ländlicher Lage und Umgebung überflüssig sind, insofern nicht die Zahl derjenigen Kranken, für welche eine freiere Verpflegung d. h. die

Befreiung von den Beschränkungen der abgeschlossenen Anstalt wünschenswerth ist, eine Irrenkolonie im Sinne des sogleich zu besprechenden Cottage-Systems fordert. Nie aber wird man vorschlagen wollen alle Irren in Kolonieen statt in Anstalten unterzubringen.

Dagegen hat sich auch Salomon, Oberarzt am Central-Spital zu Malmö ausgesprochen.

III. Cottages, Pavillonsystem.

Aus dem Wunsch, die kostspieligen geschlossenen Anstalten zu ersetzen oder auch, für die Ueberfüllung derselben einen Abzug zu bilden, ist in England das Cottage-System hervorgegangen. Die verschiedenen Arten, die man unter diesem Namen begreift, sind in der Jahresversammlung der englischen Irrenärzte am 14. Juli 1864 besprochen worden. Hiernach soll Bucknill schon 1854 Geisteskranke in der Nachbarschaft der von ihm geleiteten Irrenanstalt Axminster bei Familien (verheiratheten Wärtern) untergebracht haben. Im Jahr 1865 hat Griesinger die von Bucknill eingeführte, von seinem Nachfolger aber wieder beschränkte Einrichtung in Augenschein genommen. Später habe er auf dem der Anstalt gehörigen Gebiet kleine Häuser (detached blocks) aufführen lassen, die er, mit arbeitsfähigen ruhigen Blödsinnigen bevölkerte. Nachher ist er zur Einsicht gekommen, dass das Cottage-System keiner besonders erheblichen Ausdehnung fähig, dass es schwierig sei, die dazu geeigneten Kranken auszuwählen und noch schwieriger, zuverlässige Pfleger zu finden. Toller (Avantages de la disposition des asiles en cottages) hat die gleichen Versuche in der Irrenanstalt zu Gloucester gemacht. Er brachte in einem der cottages 14 bis 15 Kranke unter. Ein solches Block kostet 15,000 Fcs., also 1000 Fcs. für den Kopf. Es sind diese Blocks aber Ergänzungsbauten der Anstalt. Er schrieb über die Vortheile, welche einzelne auf demselben Gebiete errichtete kleine Asyle vor einem grossen voraus haben.

Ausführliche Mittheilung über den Plan von Toller verdanken wir Flemming im 22. Band unserer Zeitschrift, entnommen aus suggestions for a cottage asylum (with plans) by Toller in the journal of mental science by Robertson and Maudsley. Wir erfahren aus dem Flemming'schen Referat, dass schon Langermann 1824, als ihm der Plan für eine neuzuerbauende Irrenanstalt vorgelegt wurde, eine annähernde Idee geäussert habe. Seine Entstehung verdankt der Plan von Toller der Ueberfüllung der von ihm geleiteten Irrenanstalt zu Gloucester. Er glaubt damit den 4 bei der Irrenpflege auftretenden Forderungen Rechnung zu tragen, nämlich der moralischen Einwirkung, der Classification der Irren, der Gesundheit und dem Behagen der Kranken und der Sparsamkeit der Verpflegung. Wir möchten zweifeln ob der Ausführung von Toller eine überzeugende Kraft innewohnt. Die Baukosten für 29 cottages, jede zu 15 Kranken mit den dazu gehörigen Gebäuden soll nach dem beigefügten Ueberschlag einschliesslich der Gas- und Wasserleitungen 38,550 Pfund Sterling kosten. Es sollen ruhige, unschädliche, chronische Irre sein, im Ganzen 525, welche hier untergebracht werden. Unter cottage (cot, Köthe, Hütte) wird ein abgesondertes Wohngebäude verstanden.

Mehr oder weniger entfernt von der Anstalt zu Hagwards-Heath errichtete auch Robertson solche Cottages für 6 Kranke. Von ihm hören wir auch, dass durch eine Parlaments-Akte vom Jahr 1863 die Gemeinden ermächtigt seien, Säle für chronische Geisteskranke zu errichten, ohne dass davon Gebrauch gemacht worden wäre. Endlich wird von Kranken, welche in Cottages untergebracht worden, erzählt, dass sie den Aufenthalt in der Anstalt vorgezogen hätten. In einer Note wird beigefügt, dass in Frankreich nach dem für den innern Dienst dieser Anstalten von dem Minister des Innern eingeführten Reglement im Artikel 152 verboten ist: die Arme der Geisteskranken an Dritte für irgend welche Arbeiten zu vermiethen, wonach also eine Unterbringung bei Bauern nicht statt haben kann.

Die verschiedenen Arten der Irrenversorgung, von welchen hier die Rede ist, werden sich unter folgende Rubriken zusammenfassen lassen:

1. Unterbringung einzelner vom Arzt dazu ausgewählter Kranker bei Bauern oder andern Bewohnern der Nähe der Anstalt unter der Aufsicht des Anstalts-Arztes.
2. Unterbringung der dazu geeigneten Kranken bei Wärtern in einzelnen zerstreuten Gebäuden auf dem Gebiete der Anstalt oder in deren Nähe (blocks oder cottages) welche eigens dazu errichtet werden.
3. Statt eines grossen geschlossenen Asyles werden viele kleine auf einem gemeinsamen Gebiete errichtet.

Von den Irren-Kolonieën und von dem Irrendorfe (Gheel) war schon oben die Rede. Ebenso von der ad 1. genannten Unterbringung von Kranken bei Bewohnern der Umgegend.

Was nun die Errichtung von einzelnen Blockhäusern betrifft, um die Anstalten auf die möglichst wohlfeile Weise vor Ueberfüllung zu bewahren, so wird damit wenig gewonnen sein. Sollen diese cottages oder blocks in unserm Klima Schutz gegen die rauhe Jahreszeit gewähren, so wird der Bau kaum minder solid und darum auch nicht minder kostspielig ausfallen dürfen, als das Anstalts-Gebäude selbst, abgesehen davon, dass mit jeder Entfernung von demselben manche Vortheile entbehrt werden.

Einzelne Kranke entfernt von der Anstalt in kleineren Gebäuden unterzubringen, hat nur dann einen Werth, wenn man dadurch ruhige Kranke von einer lärmenden Nachbarschaft zu befreien vermag, wobei man jedoch die Gefahr eines verlorenen Postens wird im Auge behalten müssen.

Des ad 3. genannten Vorschlags, wonach das grosse zusammenhängende Asyl in einzelne kleinere Gebäude, gewissermassen in einzelne Familien aufgelöst werden soll, was uns als ein Eldorado der Zweckmässigkeit und Wohlfeilheit angerühmt wurde, erwähnen wir nur, um auszusprechen, dass er in keiner dieser Beziehungen genügen würde. Die Kostbarkeit eines solchen Planes — jedes Haus müsste eine eigene Badeeinrichtung und Wasserleitung haben — liegt auf der Hand. Dabei gingen die Kranken der Vortheile, welche das gesellige Zusammenleben bietet und woraus ein so grosser Gewinn gezogen werden kann, verlustig. Wir würden übrigens nicht so viel zur Widerlegung dieses abenteuerlichen Planes, wovon die Pariser Weltausstellung ein Muster brachte, gesagt haben, wenn wir nicht gelesen hätten, dass man sich in Oestreich mit dem Gedanken seiner Verwirklichung getragen hätte. Schwerlich wird er irgendwo im Grossen zur Ausführung gelangen.

Ein hierfür ausgearbeiteter, detaillirter Plan war auf der Pariser Weltausstellung zu sehen und zwar in einer für wenige Kranke und einen Wärter bestimmten Wohnung, welche Dr. Mundy nicht ohne grosse Kosten, als Mustergebäude für die Ausstellung aufführen liess. Die Anstalt sollte aus einer grossen Anzahl solcher auf einem grossen Gebiet zerstreuten, unter sich nicht verbundenen Gebäuden bestehen. Für den Verfasser knüpft sich eine freundliche Erinnerung an jenen Bau. Er war von dem gastfreien Besitzer eingeladen und hat dort mit ihm und den Kollegen Falret, Lasègue, Griesinger und Morel, von welchen schon 2 von ihrem Tagewerk abgerufen sind, im August 1867 einen heitern Abend verbracht.

Anders ist es mit dem Pavillonsystem für Privat-Anstalten, deren Bewohner vielleicht weniger der Gemeinschaft bedürfen und doch wird man auch für diese einen Mittelpunkt nicht entbehren wollen, wie dies in Lährs trefflicher Privat-Anstalt der Fall ist, wo immer 7 Kranke höherer Stände mit einer Oberin eine Abtheilung bilden, es aber doch nicht an einem Saal zu gemeinschaftlicher Zusammenkunft fehlt.

Vollständig ist das sogenannte Pavillon-System in der von Falret geleiteten Privatanstalt zu Vanves durchgeführt, wo in einem grossen und schönen Park 18 Pavillons errichtet sind, in deren jedem 3 bis 5 Kranke wohnen. So viel wir wissen, verkennt der verdienstvolle Besitzer keineswegs die Mängel dieses Systems, welches aber doch in einzelnen Fällen seinen Werth hat, z. B. wenn Familien oder einzelne Glieder derselben mit dem der Anstalt übergebenen Kranken zusammen wohnen wollen, was ja bei dem einen oder andern ohne Nachtheil geschehen kann, in einer geschlossenen Anstalt aber mit mancher Störung verbunden sein würde.

Ueber das für öffentliche und überhaupt grössere Anstalten vorgeschlagene Pavillonsystem behalten wir uns in dem Abschnitt „Bauliches“ weitere Mittheilungen vor. Bei Gelegenheit der Concurrenz für einen Plan zu einer Irrenanstalt für Berlin hat der königliche Baumeister Gropius einen solchen Plan zu einer aus einer Anzahl cottages bestehenden Anstalt entworfen, welcher durch Flemming mehreren Kollegen, Lähr, Köppe, Reimer u. A. bei Gelegenheit der Rostocker Versammlung vorgelegt wurde, im Ganzen vielen Beifall fand, von der betreffenden Behörde aber nicht adoptirt wurde.

Von noch einer andern Art der Irrenfürsorge und zwar von der, von welcher wir am meisten Hülfe in der drückenden Ueberfüllung dieser Anstalten erwarten: von der Lokal-Versorgung d. h. von der Unterbringung der Kranken bei ihren Familien wird später die Rede sein.

IV. Unterbringung der Irren in gewöhnlichen Spitälern.

Ausser den vorstehend mitgetheilten mehr an die Irren-Anstalt sich anreihenden Verpflegungs-Arten hat man in bedenklicher Weise auch vorgeschlagen, die Irren mit andern gewöhnlichen Kranken zusammen zu bringen. In Gheel, in der familialen, in der kolonialen Verpflegung, so wie in dem Cottage- und Baracken-System der Engländer wird der Anschauung, dass ausschliesslich für die Irren gesorgt werden müsse, Rechnung getragen. Der aus einer früheren Zeit her wohl bekannte klägliche Zustand, in welchem die mit Sträflingen oder mit andern Kranken in einer Anstalt untergebrachten Irren sich befanden, lebte in zu frischer Erinnerung, als dass man zu den alten Schäden hätte zurückkehren wollen. Als aber die durch die Ueberfüllung der Anstalten entstandenen Uebelstände immer deutlicher hervortraten, als Pfleglinge, welche der Verwahrung in einer Anstalt bedurft hätten, des Raummangels wegen der Lokalversorgung überwiesen werden mussten, da regte sich der Wunsch, dieselben in Spitälern unterzubringen, weil man sie dort besser versorgt glaubte als in den kümmerlichen Verhältnissen armer Familien oder

Gemeinden. In den gewöhnlichen Ortsspitälern stiess man dabei freilich auf Schwierigkeiten, weil es an den nöthigen Einrichtungen fehlte und weil die Irren für die andern Kranken lästig und störend sind. Dagegen hoffte man, als in Baden in Folge der Eintheilung des Landes in 11 Kreise die Errichtung von Kreis-Spitälern zur Sprache kam, in welchen verschiedene Klassen von Hilfsbedürftigen versorgt werden sollten, auch Irre in denselben unterzubringen.

Zur Ausführung ist dieser Plan bis jetzt nur in dem Kreise Villingen gekommen, in welchem für die drei Bezirksämter mit einer Bevölkerung von etwa 70,000 Seelen ein Kreisspital zu Geisingen errichtet wurde, welches ausser unheilbaren Geisteskranken, Idioten, Cretinen, Blödsinnige höheren Grades, Epileptische, Kataleptische, Krebskranke, Syphilitische, Personen mit Missstaltungen, Verstümmelte, Gelähmte, auch akut und chronisch Kranke aufnehmen sollte. Da man nach Zeitungsberichten damit umging, auch in andern Kreisen die Irren in Kreisspitälern unterzubringen, schien es gerathen, auf die dabei zu Tag tretenden Bedenken aufmerksam zu machen, was in einer eigenen Brochüre geschah: „Ueber Abhilfe des Raummangels in den beiden Staats-Irrenanstalten des Grossherzogthums Baden, insbesondere durch Kreisspitäler“. (Karlsruhe 1873.).

Es wurde darin darauf hingewiesen, dass überall, wo man bemüht war, das Loos der Irren zu verbessern, damit begonnen hat, dieselben aus den Spitälern zu entfernen. Ueberall, wo sie mit andern Kranken in einem Spital zusammen sind, klagt man, dass sie verkürzt wurden, dass sie hinter andern Kranken zurückstehen mussten, dass es ihnen an einer kundigen Pflege fehlte. Selbst da, wo die Irren ausserhalb des eigentlichen Spitals in einem besondern Gebäude untergebracht sind, wie dies in Basel und Bremen der Fall ist, hat man das Unstatthafte einer solchen Verbindung anerkannt und ist bemüht, für sich bestehende Irrenanstalten zu errichten.

Wo freilich das Gemeinwesen zu klein ist, um für jede der beiden Klassen von Kranken eigene Anstalten zu gründen, wird Nichts übrig bleiben, als sie in einer Anstalt, wenn auch nicht in einem Haus, doch unter einer Verwaltung unterzubringen. Nie aber werden von Kreisen, wie sie in Baden bestehen, Irrenanstalten ebenso gut errichtet werden können, als vom Staat. In den bürgerlichen Kreisen, welche hier maassgebend sind, in den Befugnissen, welche ihnen zustehen, findet sich keine Gewähr für das Gelingen dieser Aufgabe. Auch in der Geschichte findet sie sich nicht. Ueberall, wo die Irrenfürsorge aus dem Argen, in welchem sie lag, befreit wurde, ist es durch den Staat geschehen, überall sind die Irrenanstalten durch staatlich organisirte Gemeinschaften, durch die Kreise in Baiern, durch die Provinzen in Preussen, geschaffen worden. Auch da, wo, wie in der Rheinprovinz für jeden Regierungsbezirk eine eigene Anstalt gegründet werden soll, hat sich der Staat die Oberleitung vorbehalten. Das Oberpräsidium der Provinz muss von der jährlichen Generalrevision der Verwaltung der Anstalt in Kenntniss gesetzt werden. Die Directoren der Anstalt werden auf Vorschlag des Kultusministers vom König ernannt. Die für grosse Städte errichteten Irrenanstalten, wie für Berlin, Hamburg, Frankfurt und neuerlich für Köln, sind entweder Staatsanstalten oder so gross, dass sie ganze Länder repräsentiren und sind nur für Geisteskranke bestimmt. Also jedenfalls ganz andere Anstalten als die badischen Kreisspitäler.

Die bürgerlichen Kreise, welchen die Errichtung der Kreisspitäler zufällt, können nicht über die Mittel verfügen, welche zur Errichtung und Leitung von Irrenanstalten erforderlich sind, können keine Garantie gegen unrechtmässige Aufnahmen geben. Es wird überhaupt schwer sein, Bestimmungen darüber zu treffen, welche Kranke sich für Kreis- und welche sich für Staatsanstalten eignen. Der gewöhnlichen Annahme, jenen die Unheilbaren, diesen die Heilbaren zuzuweisen, liegt der weitverbreitete Irrthum zu Grund, als ob jene keiner besondern Einrichtung bedürften, worauf wir später zurückkommen werden. Nur Unkundige können behaupten, dass zwischen Heil- und Pflegeanstalten ein Unterschied bestehe, d. h. dass in diesen nicht alle die Mittel vorhanden sein müssen, als in jenen.

Ein wie grosser Nachtheil es aber ist, wenn in den Kreisspitälern die Irren mit körperlich Kranken und Siechen aller

Art zusammen sein müssen, bedarf keiner Ausführung. Es findet hier eine gegenseitige Beschädigung statt.

Die grösste Gefahr besteht aber darin, dass die mit Kreisspitälern verbundenen Irrenabtheilungen Winkelanstalten werden, d. h. dass man in ihnen auch Heilbare unterbringt, deren Heilung, weil es an den dazu nöthigen Mitteln fehlt, versäumt wird.

Es giebt übrigens eine Klasse von Seelengestörten, welche sich zur Unterbringung in Kreisspitälern eignen. Es sind dies Solche, welche der Verwahrung in Irrenanstalten nicht bedürfen, welche der Lokalversorgung anheimfallen, eine solche aber zu Haus nicht vorfinden. In dieser Beziehung würden sie ein wichtiges Mittel zur Entlastung der übervölkerten Irrenanstalten bilden. Nur aber muss zur Verhütung von Missbrauch Vorsorge getroffen sein, wie dies durch die Statuten des oben erwähnten Kreisspitales Geisingen geschehen ist. Dort werden für aufnahmsfähig erklärt:

> „Wer von einer unheilbaren Seelenstörung befallen ist und von den Landes-Anstalten nicht aufgenommen werden kann, oder, bereits aus denselben entlassen, der Lokalversorgung überwiesen wurde.“

Nach den Statuten für Illenau sollen dort alle heilbaren Irren und von den Unheilbaren diejenigen Aufnahme finden, welche gefährlich oder hilflos sind. Die Pforzheimer Anstalt ist für die höhern Grade der Unheilbarkeit bestimmt. Wenn nun in diesen Anstalten der nöthige Raum vorhanden ist, — freilich eine unerlässliche Bedingung, um all die Kranken aufzunehmen, welche nach den Statuten dazu berechtigt sind, — dann, aber nur dann kann es erreicht werden, dass den Kreisspitälern nur solche Irren übergeben werden, welche, wenn auch der Pflege und Aufsicht, überhaupt einer zweckmässigen Behandlung, aber doch keiner eigentlichen Irrenanstalten bedürfen. Aber auch hier wird der Staat darüber zu wachen haben, dass auch diese Anstalten nicht mit Irren überfüllt werden, und aus grosser Bequemlichkeit die häusliche Pflege versäumt wird.

Wenn Griesinger in der Verbindung einer Irren-Anstalt mit einem gewöhnlichen Spital durchaus nichts Bedenkliches findet, so erklärt er später nur solche Geisteskranke, welche geistig Sieche und Verkrüppelte, sociale und intellectuelle Nullen sind, zu einem dauernden Aufenthalt in allgemeinen Hospitälern für geeignet, und verlangt bessere Räumlichkeiten für sie als ihnen gewöhnlich eingeräumt werden. Dass geistig und leiblich Sieche in einem Spital verpflegt werden, wird unter Umständen nicht missbilligt werden können, nie aber ist es zulässig, dass Irren-Abtheilungen mit gewöhnlichen Kranken-Spitälern verbunden werden, namentlich auch deswegen nicht, weil man dann in jenen auch die frischen Fälle von Seelenstörungen behandeln würde und dann dieselbe Gefahr entstehen würde, vor welcher oben S. 19f. bei Erwähnung der Kreis-Anstalten gewarnt wurde.

Eine Ausnahme hiervon würde das akademische Hospital bilden, mit welchem, wie dies Jolly vorgeschlagen hat, zum Zweck des psychiatrischen Unterrichts, eine besondere Irren-Abtheilung zu verbinden ist, in welcher unter Leitung des Docenten der Psychiatrie für eine zweckmässige Behandlung der Irren gesorgt ist. Doch wird, um der Irren-Abtheilung die nöthige Zahl instructiver Fälle zu sichern, nöthig sein, sie mit einer grösseren Irren-Anstalt in Verbindung zu setzen.

Was nun den Vorschlag betrifft, in oder bei jedem Hospital einige Räume für Geisteskranke einzurichten, weil Seelenstörung oft während des Typhus auftritt oder weil oft akute Fälle, wie von delirium tremens vorkommen, so wird sich Nichts dagegen einwenden lassen. Es wird dies vielmehr als eine Wohlthat zu begrüssen sein. Zu wünschen ist nur, dass diese Geisteskranken nicht länger in diesen Räumen verweilen als nöthig ist, dass die zur Heilung günstige Zeit nicht versäumt wird und dass sie nicht erst dann an die Irren-Anstalt abgegeben werden, wenn sie unheilbar geworden sind.

V. Griesingers Reformvorschläge.

Um die kostspieligen Irren-Anstalten durch einfache Vorrichtungen zu ersetzen und um überhaupt die gesammte Irrenpflege in andere Bahnen zu lenken, ist Griesinger mit einem Aufsatz über Irren-Anstalten und deren Weiter-Entwicklung hervorgetreten. Die Unhaltbarkeit seiner Vorschläge ist zwar von verschiedenen Seiten gründlich nachgewiesen, so dass es überflüssig scheinen möchte, nochmals darauf zurück zu kommen, zumal ihr berühmter Urheber nicht mehr unter den Lebenden ist. Aber ohne den Schein des Vorwurfs auf mich zu laden, als ob ich die einem so bedeutenden Manne wie Griesinger schuldige Anerkennung verletze, glaube ich doch Anschauungen, auf welche jene Vorschläge sich stützen, einer Beleuchtung unterwerfen zu sollen, weil sie auch von einigen Andern getheilt werden und weil zu besorgen steht, dass die daraus gezogenen Folgerungen der Sache nachtheilig werden können.

Wir werden später auf die einzelnen Anstalts-Construktionen zurückkommen, durch welche Griesinger den Anforderungen der Irrenfürsorge zu genügen bemüht ist. Hier haben wir es mit dem Griesinger'schen Fundamental-Satz su thun, „dass die sogenannten Geisteskranken hirn- und nervenkranke Individuen sind". Ein wahrer Kreuzzug wird gegen die unternommen, welche in den Seelenstörungen etwas Eigenartiges finden. Dafür, dass die Psychiatrie den Aerzten noch so dunkel sei, wird ihrer Sonderbündelei die Schuld beigemessen. Doch wird nachher zugestanden, dass die Hauptschwierigkeit für den Arzt darin liege, dass die Krankheitszustände in den Nerven-Apparaten, an denen Alle, welche irre sind, ohne Ausnahme leiden, bis jetzt noch so wenig gekannt sind, was natürlich den Psychiatern, wenigstens ihnen allein, nicht wird angerechnet werden können. Wenn aber Griesinger die herkömmliche Trennung der Psychosen von den übrigen Nervenkrankheiten eine künstliche nennt, und es in so vielen Fällen für gleichgiltig erklärt, ob man ein Individuum schon gemüthskrank oder nur nervenkrank nennen will, so weiss man wirklich nicht, warum eine diagnostische Feststellung der einzelnen Formen verlangt wird. Man wird doch nicht alle Nervenkranken zusammen werfen wollen!

Wenn man die Seelenstörungen von andern Nervenkrankheiten unterscheidet, so wird damit ihre Natur als Nervenkrankheiten nicht bestritten. Seit der von Heinroth aufgestellten moralischen Lehre sind alle Irren-Aerzte mit kaum nennenswerthen Ausnahmen in das somatische Heerlager übergegangen. Griesinger wird nicht einen Irren-Arzt nennen können, der die Fragen unsres Faches auf metaphysischem Weg zu lösen sucht. Nur aber klingt es seltsam, wenn Griesinger gegen metaphysische oder überhaupt gegen philosophische Verirrungen eifert, während in seinen wissenschaftlichen Arbeiten philosophischer Geist so unverkennbar und ihm mehr als manchem Zeitgenossen eigenthümlich ist. Brosius hat sich die Mühe gegeben, aus den verschiedenen Schriften der Psychiater wörtliche Nachweise dafür zu liefern, dass die Aerzte seit geraumer Zeit in den Seelenstörungen Krankheiten des Gehirns und der Nerven erkennen. Dass aber damit der Begriff der Seelenstörungen nicht erschöpft ist, dass Erscheinungen hinzukommen, welche bei den gewöhnlichen Nervenkrankheiten fehlen, dass deren Erkenntniss und Behandlung etwas Eigenthümliches hat, ist nicht die Schuld der Aerzte, sondern liegt eben in der Natur dieser Erscheinungen. Ohne ihre Würdigung ist weder Diagnose noch Therapie möglich. Damit, dass man die Seelenstörungen für Krankheiten des Gehirns und der Nerven erklärt ist allerdings eine unumstössliche Wahrheit ausgesprochen, aber wenn man nichts weiter von ihnen weiss, eine sehr unfruchtbare. Wie kümmerlich würde es um die Erkenntniss und Behandlung mancher Formen von Seelenstörungen stehen, wenn man bei dem Ausspruch, dass sie lediglich Gehirn- und Nerven-Krankheiten seien, stehen bliebe! Dass in Folge derselben die psychische Störung hinzukommt, dass veränderte Gefühle und Vorstellungen hinzutreten, dass die freie geistige Aktion gehemmt, und dass das ganze persönliche Leben verändert wird, das macht eben die Gehirn- und Nerven-Krankheiten zu Seelenstörungen. Wer diese Erscheinungen läugnen wollte, würde für ihre Behandlung einen schwierigen Standpunkt haben.

Schon die Thatsache, dass die Lebensstellung der Seelengestörten eine ganz andere ist, als die der Nervenkranken, hätte auf den bestehenden Unterschied aufmerksam machen sollen. Als in der Sitzung der Société médico-psychologique vom 12. August 1867 Griesinger über den Werth des klinischen Unterrichts der Seelenstörungen sprach und ein besonderes Gewicht darauf legte, dass er gewöhnliche Nervenkranke und Seelengestörte dazu verwende, dass er zu diesem Zweck die Kranken der einen Abtheilung in die andere versetze, wandten die französischen Collegen ein, dass dies bei ihnen des Irrengesetzes wegen nicht zulässig sei, dass es in Preussen kein Gesetz zu geben scheine, was Griesinger — der Schreiber dieses war in jener Sitzung zugegen — mit einem ironischen Lächeln erwiederte. In dem Bericht, welchen er in seinem Archiv Seite 186 von dieser Sitzung gab, drückt er seine Freude darüber aus, dass solche Gesetze in Deutschland nicht existiren, während er doch wissen musste, dass auch in Deutschland für die Aufnahme von Irren, wenn auch nicht Gesetze doch Bestimmungun gegeben sind, wie sie bei andern Nervenkranken fehlen. Griesinger hat den hier bestehenden thatsächlichen Unterschied, der durch keinen Machtspruch aufgehoben werden kann, gänzlich übersehen.

Er wirft den psychischen Aerzten eine Zunftstellung vor. Dieselbe ist aber — in so weit sie wirklich vorhanden ist — nicht durch die Aerzte, sondern durch die eigenthümliche Natur der Seelenstörungen herbeigeführt. Dadurch ist keine Loslösung von der übrigen Medicin bedingt. Nicht einen Psychiater giebt es, der nicht wüsste, dass sein Fach nur in der innigsten Gemeinschaft mit der übrigen Medicin gedeihen kann, dass in ihr die starken Wurzeln seiner Kraft sind, dass wir dadurch allein aus dem nebulosen Herumtasten auf einen festen Grund und Boden gekommen sind, dass wir den Forschungen im Gebiet der Nerven-Physiologie und Pathologie und somatischer Zustände überhaupt die werthvollsten Bereicherungen für die Erkenntniss und Behandlung dieser Krankheiten verdanken. Verliert man aber auch nur das Mindeste, wenn man eine einseitige Auffassung zu vermeiden bemüht ist? Von Anstaltsärzten, namentlich von Hoffmann in

Frankfurt ist der Vorschlag ausgegangen und von dem Verfasser schon vor 8 Jahren unterstützt worden, dass die so viel wir uns erinnern zuerst bei der Naturforscher-Versammlung in Aachen ins Leben getretene Section für Psychiatrie sich wieder auflösen möge, dass die psychischen Aerzte in die medicinischen Abtheilungen sich vertheilen möchten, was doch nicht als Zunftstellung gedeutet werden kann, so wenig als Hoffmann's Ausspruch auf der psychiatrischen Vorversammlung zu Landau (Speyer) 1867: es ist eine Kleinstaaterei, wenn wir sprechen: „Wir Psychiater!“ Wir wollen Bürger bleiben unseres wissenschaftlich gemeinsamen grossen Mutterlandes und nur sagen: „Wir Aerzte!“

Wir würden uns übrigens nicht in eine die Pathologie betreffende Discussion hier eingelassen haben, wenn Griesinger nicht aus seinem Ausspruch, dass Seelenstörungen Krankheiten der Nerven und des Gehirns seien, einen Angriff auf die bestehenden Anstalten abgeleitet hätte. Er folgert einfach daraus, dass weil Seelenstörungen lediglich Nervenkrankheiten sind, die Anstalten für jene nicht anders eingerichtet zu sein brauchen als für diese, dass also ein gewöhnliches Spital genüge.

Nun aber sind in den Seelenstörungen Gehirn und Nerven noch in andrer Weise denn als Träger der Sensibilität und Motilität erkrankt. Die Wirkungen der Krankheit erstrecken sich auf das psychische Leben, auf die Person des Kranken (S. 23). Diesem Verhältniss muss die Einrichtung einer Anstalt für Seelengestörte entsprechen. Vielen von ihnen würde viel fehlen, wenn sie als eigentliche Hospitaliten, wenn sie nicht gewissermassen als Gesunde behandelt würden. Das Maass der Freiheit und der Beschränkung, welches den Einzelnen geboten werden muss, ist sehr verschieden, wie Griesinger selbst betont, darum auch die Verschiedenheit der Abtheilungen im Haus wie im Garten. Wenn derselbe von den verschiedenen Mitteln der Unterhaltung und Beschäftigung nichts wissen will, so verschmäht er die wichtigsten Hilfsmittel der Kur. Er denkt sich überhaupt eine Klasse von Kranken, wie sie in unsern Anstalten nicht vorhanden sind. Sonst würde er von den Werkstätten nicht sagen: „man weiss heutzutag überall, dass sie nur den Pflege-Anstalten nöthig sind.". Hier in Illenau ist die Heilung schon vieler Kranken durch die Werkstätten befördert worden. Völlig unbegreiflich bleibt es, wie Griesinger, der das Wirken der neuen Irren-Anstalten zu würdigen wusste, der noch 1867, als er schon dem familialen System den Vorzug einräumte, bei einem Besuch in Illenau erklärte, dass er sich im Falle seiner Erkrankung nur hier würde behandeln lassen, diese Anstalten als Heilanstalten verwerfen und nur noch als Pflegeanstalten fortbestehen lassen will. Den modernen Irrenanstalten verdanken wir unser psychiatrisches Wissen und nun will Griesinger einer grauen Theorie zu lieb die Brücke abbrechen, auf welcher auch er dazu gelangt ist. Und was will er an die Stelle unsrer Anstalten setzen? Kaum ist, wie dies schon bemerkt wurde, sein Stadtasyl von der Berliner Charité verschieden. Auf ihn hatten Alle, welche eine Verbesserung der kläglichen Irrenfürsorge in Berlin herbeisehnten, die Hoffnung gesetzt und nun muss man sich freuen, dass seine Vorschläge nicht zur Ausführung gekommen sind! Dass aber in einer Zeit, da der kleinste Staat bemüht ist, den Forderungen für diese Hilfsbedürftigen gerecht zu werden, die grosse deutsche Hauptstadt in solcher Weise zurückbleibt, ist etwas, was jedem Deutschen, der auf sein Vaterland stolz ist, nahe geht.

Zu wünschen ist freilich, dass jetzt, da Hand an das Werk gelegt ist, die nüchterne Erfahrung und keine Katheder-Weisheit präsidire, dass in erster Linie das Wohl der Irren in das Auge gefasst und erst dann, wenn diesem volle Rechnung getragen ist, auch an den Lehrzweck gedacht werde.

VI. Isolirung der Irren-Anstalten.

Vor Allem ist für eine solche Anstalt Isolirung nöthig. Wenn Griesinger für seine Stadt- oder klinischen Asyle von ländlicher Abgeschiedenheit nichts wissen will, so übersieht er eine Grundbedingung. Die Art, wie er sich darüber ausdrückt, möge hier als ein Muster von Unklarheit eine Stelle finden: „Ist es ausnahmsweise möglich, noch in einer Stadt selbst, nur nicht in Mitten, sondern an der Peripherie, einen stillen freundlichen vor Zudringlichkeiten geschützten, in allen Hauptderfordernissen befriedigenden Platz zu bekommen, so ist ein solcher schon viel besser, als wenn man eine halbe Stunde vor den Thoren einer grossen Stadt baut. Ich weiss, dass ich mit diesem Satze nichts als Gegner unter den heutigen Irrenärzten finde, aber ich spreche das aus, was ich nach Erfahrung und reiflicher Ueberlegung als Wahrheit erkenne.“

Später erklärt er für sein klinisches Asyl die grösste Nähe bei den übrigen Kliniken für einen höchst wesentlichen Punkt. Die Entfernung von einer Viertelstunde erklärt er schon für ein Hinderniss, welches Alles beeinträchtigen könne.

Die Nähe der Stadt begrüsst er als einen unschätzbaren Vortheil, dem ruhig gewordenen Kranken das Bewusstsein der Nähe seiner Familie zu gewähren und einen ärztlich regulirten Verkehr mit derselben zu gestatten. Es ist auch nicht entfernt von den Nachtheilen die Rede, welche diese Besuche bringen können, noch von dem Werth der Isolirung. Man sieht eigentlich kaum, warum Irrenanstalten errichtet werden sollen, warum die Kranken in der Mehrzahl nicht, wie andere Nervenkranke in ihrer Familie behandelt werden.

Damit, dass Griesinger keinen Werth auf die Isolirung der Irren legt, setzt er sich in Widerspruch mit den Aerzten aller Länder. „Alle englischen, deutschen und französischen Aerzte, welche sich dem Studium der Seelenstörungen gewidmet haben“ — sagt Esquirol — „rathen, die Irren zu isoliren und stimmen in dem Nutzen dieses Heilmittels überein.“ Und so ist es auch. Der ältere Willis isolirte den König Georg III. von England und die Königin von Portugal, welche er zu behandeln hatte, von ihrer früheren Umgebung. Auch will er die Erfahrung gemacht haben, dass Ausländer, welche kein Englisch verstanden, eher genasen. Pinel hat in seinem traité sur l'aliénation mentale Seite 272 einen eigenen Abschnitt mit der Ueberschrift: Restriction extrême à mettre dans les communications des aliénés avec les personnes du dehors. Er beginnt damit, dass wenn in allen andern Krankheiten die Sorge der Angehörigen vom grössten Werth sei, bei Geisteskrankheiten eine schmerzliche Ausnahme gemacht werden müsse. Sodann führt er Beispiele an von der schädlichen Wirkung von Besuchen. Er behauptet geradezu, worin er übrigens zu weit gehen möchte, dass Seelengestörte unter der unmittelbaren Leitung ihrer Angehörigen fast niemals genesen.

Noch viel ausführlicher hat Esquirol in einem der Akademie überreichten mémoire die Frage der Isolirung behandelt und dieselbe für ebenso nothwendig als nützlich erklärt. Zum Beleg werden 23 einzelne Beobachtungen angeführt. Als Gründe für die Nothwendigkeit werden geltend gemacht: Sicherung der Person der Irren, ihrer Familien und der öffentlichen Ordnung; um sie der Einwirkung der äusseren Ursachen, welche die Störung hervorgebracht haben, zu entziehen; um ihren Widerstand gegen die Heilmittel zu überwinden; um sie einem ihrem Zustand entsprechenden Regime zu unterwerfen; um sie zu den durch die Vernunft gebotenen intellectuellen und moralischen Gewohnheiten zurückzuführen. Esquirol unterscheidet übrigens die Irren, bei denen die Isolirung nöthig ist, von denen, welche unter günstigen Umständen zu Haus bleiben können.

Nicht minder dringen deutsche Irrenärzte — wir nennen hier nur Reil, Horn, Jacobi — auf Isolirung der Irren.

Natürlich kann von einer solchen nur dann die Rede sein, wenn schon durch die Lage der Anstalt dafür gesorgt ist. Von allen Irrenärzten, welche über die Lage von Irrenanstalten geschrieben haben, wird gefordert, dass dieselben nicht allzunah bei, am allerwenigsten aber in einer Stadt liegen sollen. In den von der Association der amerikanischen Irrenärzte für die Errichtung von Irrenanstalten aufgestellten Grundsätzen heisst es sogleich im Beginn: Jedes Asyl für Geisteskranke muss auf dem Land errichtet werden, wenigstens 2 (englische) Meilen von einer grossen Stadt entfernt.

Es reicht nicht hin, die Kranken aus der gewohnten Umgebung zu entfernen. Die Lage, in welche man sie bringt, muss zugleich auch eine solche sein, welche ihrer Kur und Heilung günstig ist.

Wenn nun, wie allgemein angenommen wird, das eigenthümliche Leben der Anstalt hierzu ein wichtiges Hilfsmittel bildet, so müssen die Bedingungen für dasselbe gegeben sein. Dazu ist aber eine gewisse Isolirung nöthig. Das innere Leben der Anstalt muss sich unabhängig und unbeeinflusst von der Aussenwelt entwickeln können. Es dürfen die Kranken auf ihren Spaziergängen den Begegnungen mit Fremden nicht ausgesetzt werden. Dass Kranke auch in den Anstalten, in welchen diese Bedingung nicht erfüllt ist, genesen können, wollen wir nicht bestreiten. Der Werth der Isolirung ist deshalb nicht umgestossen. Wir wenigstens möchten ungern darauf verzichten.

Von Griesinger durfte man erwarten, dass er, wie gross und wohlbegründet auch sein Ansehen ist, doch seinen Widerspruch gegen die Anschauungen erfahrener und hochangesehener Irrenärzte etwas besser hätte begründen sollen.

Es scheint überhaupt, dass man die von den Meistern in unserm Fach aufgestellten Lehren als veraltet ansieht und nicht mehr so würdigt, wie sie es verdienen, denn auch von andrer Seite, namentlich da, wo man im Interesse des Studiums der Psychiatrie die Errichtung von psychiatrischen Kliniken bevorwortete, hat man die Errichtung von Irrenanstalten in der Nähe der Universitäts-Städte verlangt, ohne dass man sich die für die Errichtung solcher Anstalten aufgestellten Bedingungen ausdrücklich vorbehalten hat. Lähr hat zwar wegen der von ihm vorausgesetzten Entfernung der Irrenanstalten vorgeschlagen, dass die zur Demonstration geeigneten Irren in das medicinische Klinikum gebracht werden. Im Ganzen aber finden wir in den Verhandlungen wegen Errichtung von psychiatrischen Kliniken es als selbstverständlich angenommen, dass bei einer Universität auch eine Irrenanstalt sein müsse, ohne dass man eine vorherige Untersuchung für nöthig gefunden hätte darüber, ob auch ein geeigneter Platz vorhanden sei. Als massgebend hierfür wird der Ausspruch der deutschen Irrenärzte auf der Eisenacher Versammlung im Jahr 1860 und auf der zu Landau im Jahr 1861 angeführt. Der in der ersten Versammlung lautet, „dass baldmöglichst an allen deutschen Universitäten psychiatrische Lehrstühle und Kliniken errichtet werden, womit aber zu verbinden sei, dass die Psychiatrie auch ein obligater Lehrgegenstand werde", und enthält noch nichts über die Errichtung von Irrenanstalten. Erst im folgenden Jahr sprach die Versammlung zu Landau ihre Ueberzeugung dahin aus, dass Irrenanstalten zum klinischen Unterricht zu benutzen und dass desshalb bei Erbauung neuer Irrenanstalten die Nähe von Universitäten möglichst zu empfehlen sei.

Gewiss wollten die erfahrenen Irrenärzte, welche zu diesem Beschluss mitgewirkt haben, damit eine der wichtigsten Forderungen für die zweckmässige Lage der Irrenanstalten nicht hintangesetzt wissen: wie ja auch Damerow, der, wie kein anderer Arzt vom Fach die Nähe der Universität für eine solche Anstalt forderte, in dem letzten Brief, den ich von ihm erhielt, diese nur dann billigte, wenn die Bedingungen für eine zweckmässige Lage der Anstalt vollständig erfüllt seien.

Die Fassung jenes Beschlusses führte zu bedauerlichen Missverständnissen.

Als ein Platz in der Nähe von Heidelberg, welcher für die im Grossherzogthum Baden neu zu errichtende Anstalt von der dortigen medicinischen Facultät vorgeschlagen war, von den Vorständen der beiden badischen Irrenanstalten neben andern Gründen wegen mangelnder Isolirung verworfen wurde, führte jene Facultät nicht nur den Beschluss der Eisenacher Versammlung an, welcher hierauf keinen Bezug hatte, sondern auch den zu Landau, ohne das beigesetzte „möglichst" zu beachten und fügte bei, dass ein solches Votum durch die Stimmen Einzelner nicht entkräftet werden könne, wobei es der Facultät entgangen ist, dass auf der Seite dieser Einzelnen die erfahrensten Irrenärzte aller Länder stehen. Eine Irrenanstalt, welcher die nöthige Isolirung nicht gewahrt ist, kann ihre Aufgabe nicht erfüllen. Um diesen Preis das Studium der Psychiatrie erkaufen zu wollen, wird Niemanden einfallen, zumal wenn, wie wir dies später nachweisen werden, in andrer Weise dafür gesorgt werden kann.

Die Sorge für das Studium der Psychiatrie entspricht einem hochwichtigen Bedürfniss, aber hochwichtig ist auch für die, welchen das Wohl der Kranken am Herzen liegt, die Verpflichtung, dass hierfür nichts versäumt wird, hochwichtig die Aufgabe, dass die Irrenanstalt, in welcher die Mittel zu einer erfolgreichen Behandlung vereinigt sind, hierin nicht verkümmert werde. Fast scheint es, als ob die Verantwortlichkeit hierfür nicht überall in ihrem ganzen Umfang erkannt worden wäre.

Zu den Uebelständen, welche die Nähe einer grösseren Stadt bringt, gehört auch, was nicht gering anzuschlagen ist, die erschwerte Wärterzucht.

Denen, welchen es erinnerlich ist, wie viel Mühe es gekostet hat, bis die Gemüther für die Sache der Irrenanstalten gewonnen waren und welche von ihrem segenvollen Wirken dann Zeugen sein durften, wird man es nicht verdenken, wenn sie das, was mühsam errungen ist, nicht gern wieder verloren sehen möchten. Glücklicherweise scheinen Griesingers Vorschläge, die Heilanstalten in den Städten oder wenigstens in ihrer Peripherie zu errichten, keinen Eingang gefunden zu haben.

Viel kommt freilich darauf an, für welche Klassen von Kranken die Irrenanstalt bestimmt ist. Wenn sie solche aus den gebildeten Ständen aufnehmen soll, dann ist eine ländliche von Städten entfernte Lage besonders nöthig, so dass die Kranken im Freien sich ergehen können ohne irgendwie neugierigen Blicken ausgesetzt zu sein. Es ist dies nicht nur für weibliche Kranke nöthig, wir haben unter unsern männlichen gar manche, welche unter andern Umständen kaum sich entschliessen würden, das Gebiet der Anstalt zu verlassen.

Wenn Illenau segenreich gewirkt hat, wenn sein Name eines guten Klangs sich erfreut, so verdankt es dies zu einem guten Theil seiner günstigen dem lauten Treiben der Welt entrückten Lage, während desshalb die Verbindung mit der Aussenwelt nicht aufgehoben ist. Wenn in der badischen Kammer ein angesehener Deputirter an der Anstalt nichts zu tadeln wusste, als dass sie nicht in der Nähe der Universität errichtet worden sei, so durfte ihm mit Recht erwidert werden, dass eben dann Illenau nicht Illenau geworden wäre.

Nur nebenbei sei bemerkt, dass eine absolute Isolirung natürlich nicht verlangt wird. Der Anstalt muss vielmehr die Verbindung mit der Aussenwelt gesichert sein.

Auf die Gefahr hin, dass meinem Urtheil als der Stimme eines Einzelnen Bedeutung abgesprochen wird, muss ich die isolirte Lage einer solchen Anstalt für eine Grundbedingung ihres Gedeihens erklären. Ich hatte manchfache Aufforderung mir über die Bedingungen für die Errichtung solcher Anstalten ein Urtheil zu bilden. Achtzehn Jahre lang hatte ich in Heidelberg die Nachtheile kennen lernen, welche die Lage in der Stadt bringt. Seit mehr als dreissig Jahren — so lange besteht Illenau — kann ich damit den Werth des Gegentheils vergleichen. In mehreren deutschen Ländern und Schweizerkantonen hatte ich über diesen Gegenstand Gutachten abzugeben. Als das Resultat hiervon hat sich in mir die Ueberzeugung festgestellt, dass man in manchen Dingen, gegebenen Verhältnissen sich anbequemen müsse, dass man unter günstigen Umständen unbeschadet des Erfolges auf einen Neubau verzichten und bestehende Gebäude zu diesem Zweck adoptiren könne, nie aber die Forderung der isolirten Lage aufgeben dürfe.

Es ist nun richtig, dass einige Anstalten in Städten oder in nächster Nähe bei ihnen errichtet worden sind, wie in Prag und Wien, aber in geradezu unrichtiger Weise werden von der medicinischen Facultät in Heidelberg als Beispiele für die Lage in nächster Nähe der Städte angeführt die Anstalten von Halle, Zürich und Göttingen, die zum Theil sehr weit von diesen Städten liegen. Wohl aber lassen sich dutzendweise die in neuer Zeit errichteten Anstalten anführen, die entfernt von grossen Städten liegen und in ihrer Nähe nur kleine Orte haben.

Veranlassung dazu, dass die von den Anstalts-Aerzten aufgestellte Forderung der Isolirung beanstandet wurde, lag darin, dass der für Errichtung der neuen Anstalt von der Heidelberger Facultät vorgeschlagene Platz unmittelbar an eine frequenten Landstrasse anstösst und den Kranken nur diese als Spaziergang übrig bliebe, was auch für eine Pflegeanstalt einen wesentlichen Nachtheil bringen würde. Das mangelnde Verständniss, welches wir damals für die von uns aufgestellten Bedingungen für eine Irrenanstalt in manchen Kreisen gefunden haben und die hohe Wichtigkeit des Gegenstandes, so wie der Wunsch, dass die Irrenfürsorge in Baden in keine falsche Bahn gerathe, wird die grössere Ausführlichkeit rechtfertigen.*)

VII. Stadtasyle.

Anstalten für einen transitorischen und einen langen Aufenthalt.

Die von Griesinger als Heilanstalten empfohlenen Stadtasyle sollen nur für einen vorübergehenden Aufenthalt der Kranken bestimmt sein. Derselbe geht dabei von der Ansicht aus, dass die Anstalten nicht sowohl der Hilfe, der Heilung wegen, sondern vielmehr wegen der mit der Krankheit verbundenen Störungen, überhaupt deswegen aufgesucht werden, weil in der Krankheit nachtheilige Handlungen für den Kranken oder für Andere zu besorgen sind. Ferner nimmt Griesinger an, dass der hochgradige Erregungs- oder Depressions-Zustand, aus welchem die Indikation zur Versetzung abgeleitet wurde, bei den meisten dieser Kranken nicht sehr lang dauert, dass oft eine ganz kurze Zeit von wenigen Wochen, selbst wenigen Tagen genüge, um den Kranken wieder in den Zustand zu versetzen, in welchem er sich vielleicht schon lange befand. Als selbstverständlich setzt Griesinger voraus, dass man wegen der grossen Zahl Kranker, welche nur einer temporären Behandlung bedürfen, den ganzen weitläufigen Apparat der modernen Irrenanstalten nicht nöthig habe.

Nun mögen allerdings für grosse Städte, für welche Griesinger seine Stadtasyle bestimmt hat, diese Voraussetzungen zu einem grossen Theil zutreffen. Die Berliner Charité namentlich wird meist nicht wegen der Heilung, sondern wegen der mit der Krankheit verbundenen Störung aufgesucht werden, dort werden auch „die alkoholischen und erotistischen Auf-

*) Seither ist man in Baden zur Ueberzeugung gekommen, dass wenigstens grössere Anstalten einer isolirten Lage bedürfen.

regungen", die nur kurz dauern und keiner besonderen „Apparate" bedürfen, häufig vorkommen. Ganz anders ist es bei den Kranken, aus welchen sich die Bevölkerung der übrigen Anstalten bildet. Diese werden allerdings der Heilung wegen aufgesucht. Unsere Kranken leiden auch nicht an so schnell vorübergehenden Zuständen und bedürfen auch zu ihrer Heilung der „Apparate der modernen Irrenanstalten."

Wo sollen solche Kranke Hilfe finden? Hier ist eine Lücke, welche Griesinger unausgefüllt gelassen hat. Er hat sich für seine Stadtasyle eine Klasse von Kranken ausgedacht, welche in der Wirklichkeit nur theilweise vorhanden ist. Weiter als bis zu einer vielleicht etwas verbesserten Charité scheint sein Streben nicht gegangen zu sein.

Jedenfalls bietet eine im Bereich der Stadt gelegene Heilanstalt, welcher es an den nöthigen Abtheilungsgärten, am Feld, überhaupt an jeder Gelegenheit zur Beschäftigung der Kranken fehlt — dass, wie allgemein bekannt sei, nur Pflegeanstalten Werkstätten nöthig hätten, ist uns in Illenau fremd, — ein ödes, wahrhaft klägliches Bild dar, in welchem der Langeweile ein weiter Raum gelassen ist. Wie ohne eine eigene Zellenabtheilung für die Ruhe des Hauses gesorgt sein soll, ist schwer abzusehen, obwohl freilich dies auch anderswo verlangt wird.

In auffallender Weise wird es für ganz unnöthig, ja für unzuträglich erklärt, dass der Oberarzt der Anstalt im Hause wohne. Hinzugefügt wird, dass, wenn dies auch einige Vortheile hätte, es wegen Anschaffung eines Hauses und Gartens schwierig wo nicht gar unmöglich wäre, während es auf derselben Seite heisst, dass „ein Garten für beide Geschlechter getrennt" in der Nähe grosser Städte leicht zu haben sei. Wir möchten über eine solche Argumentation kein Wort verlieren, noch weniger über den Ausspruch, dass der Oberarzt die ganze Leitung auf seine Verantwortlichkeit nehmen soll, während ihm die Möglichkeit dafür entzogen wird; die tüchtigen jüngeren Aerzte, ein humaner Verwalter, tüchtige Oberwärter und Oberwärterinnen „verstehen sich von selbst." Der Oberarzt kann seiner Praxis nachgehen. Difficile est satiram non scribere. Auch Brierre de Boismont, der in seiner nach dem Krieg auf

Griesinger gehaltenen Lobrede diesen so hochstellt, kann jenem Ausspruch nicht beitreten.

„Der Unterschied der Heilbarkeit und Unheilbarkeit, wissenschaftlich als auf schwachen Füssen stehend, und practisch als officielle Fiction erkannt, kann nicht das wahre Princip für die Sonderung oder Vereinigung der Kranken in eigenen Anstalten sein. Und doch ist gar nicht daran zu denken, dass für alle die so unendlich verschiedenen Zustände, die man herkömmlich Geisteskrankheiten nennt und die man noch weiter so nennen könnte, nur ein einziger modus der öffentlichen Fürsorge passen, dass für so mannigfaltige, ja ganz heterogene Bedürfnisse, etwa eine und dieselbe Art von Anstalten dienen könnte. Im Gegentheil: meiner Meinung nach ist noch weiter als bisher in dem Bestreben zu gehen, den einzelnen Hauptarten dieser Zustände und Bedürfnisse durch Einrichtungen gerecht zu werden, die jedem besonders angepasst sind, und ich glaube gegenüber den Forderungen des wirklichen Lebens, wie es ist (sic) kann man an die Spitze alles Weiteren den Satz stellen:

> „Eine richtige öffentliche Fürsorge für die sogenannten Geisteskranken bedarf zweier Hauptverpflegungs-Modi, also wenn man will zweierlei Hauptarten von Anstalten, die desswegen auseinander gehalten werden müssen, weil sie ganz verschiedene Lage, Einrichtung, Organisation haben sollen, die eine bestimmt für einen blossen transitorischen, die andere für einen langen Aufenthalt der Kranken. Die practischen Einrichtungen für diese beiden Zwecke sind total verschieden."

So weit Griesinger, er verwirft also Heilbarkeit und Unheilbarkeit als Grund für Errichtung verschiedener Anstalten und substituirt dafür den akuten und chronischen Verlauf, den transitorischen und den langen Aufenthalt in den Anstalten. Man wird fragen dürfen, was damit gewonnen ist.

Und warum wird jetzt auf die Verschiedenheit der Seelenstörungen, je nach ihrer Dauer der grosse Werth gelegt, nachdem den Irrenärzten der schwere Vorwurf gemacht worden ist, dass sie der übrigen Medicin gegenüber eine Zunftstellung eingenommen hätten? Die Seelenstörungen sollen ja nur Gehirn- und Nervenkrankheiten sein, und auch keine anderen Anstalten, sondern wie jene nur gewöhnliche Spitäler nöthig haben. Wo aber ist je für die chronischen Gehirn- und Nerven-Kranken eine andere Spitaleinrichtung verlangt worden als für die akuten? Müsste es sich da nicht auch Griesinger mit Nothwendigkeit aufdrängen, dass es um die Seelenstörungen etwas Eigenthümliches sei? Naturam expellas furca tamen usque recurret. Dieser Inconsequenz aber haben wir es zu verdanken, dass unsere Anstalten doch noch für brauchbar erklärt werden. Jedenfalls wird nach den Griesinger'schen Vorschlägen für den langen Aufenthalt besser gesorgt sein als für den transitorischen.

Später will Griesinger die seitherigen Irrenanstalten vorzugsweise für die gefährlichen Irren reservirt, und die nicht gefährlichen aus ihnen entfernt wissen, weil ihre Verpflegung dort nicht nur kostspielig, sondern unzweckmässig sei. Die von ihm für die dauernde Unterbringung chronischer Irren verlangten Einrichtungen bestehen also: 1., aus einer geschlossenen Anstalt, welche er ländliches Asyl heisst, 2., aus der Herstellung einer oder mehrerer jener Anstalt annectirten freien Verpflegungsformen, welche beide Theile zusammen ein Ganzes bilden.

Griesingers Forderung, dass die Irren, welche der Anstalt nicht bedürfen, aus ihr entlassen werden, dass man diese nicht mit Pfleglingen belaste, die nicht hineingehören, ist wohlbegründet. Man mag es früher in dieser Beziehung, da man Raum hatte, etwas leicht genommen haben. Wir werden auf diesen Punkt zurückkommen. Wenn Griesinger vermuthet, dass man das Verlangen, die Aufnahmen in die Stadtasyle (Heilanstalten) zu erleichtern, in die ländlichen Asyle (Pflegeanstalten) zu erschweren, paradox finden werde, so müssen wir dasselbe vielmehr als völlig korrekt und einem wirklichen Bedürfniss entsprechend erklären. Nicht alle Irren gehören in Anstalten, sondern nur die heilbaren und von den unheilbaren die gefährlichen und hilflosen.

Von den mit der geschlossenen Anstalt in Verbindung zu bringenden freieren Verpflegungsformen nennt Griesinger:

1., die agrikole Kolonie, wofür er in der Ferme Fitz-James, ihren grossen öconomischen Resultaten, in der Ordnung, in der Thätigkeit, in dem Wohlsein, die dort herrschen, das schönste Beispiel und Vorbild für diese Verpflegungsform findet. 2., die familiale Verpflegung, welche nach Mundy den Vorzug vor der agrikolen Kolonie haben soll, weil hier die Kranken in Gesellschaft von andern Kranken und von Wärtern, also in einem künstlichen, die Freiheit beschränkenden Medium leben müssen, als ob die tägliche Erfahrung in unsern Anstalten nicht das Gegentheil lehrte. Die familiale Verpflegung zerfällt in zwei Unterarten. Einmal werden nach dem Vorgang von Gheel in einem dem ländlichen Asyl nächst gelegenen Dorf oder kleinen Städtchen eine gewisse Zahl von Kranken als Pensionäre zu Landleuten, Handwerkern und dergleichen, zu braven anständigen Familien gegeben, höchstens zwei Kranke in ein Haus. Mit einer wahren Rührung spricht Griesinger von dem in der Nähe des Devonshire County-Asylum als einem Beispiel, das für alle Zeiten wirken werde, selbst wenn die Sache von denen, welche sie gegründet wieder aufgegeben und verläugnet worden sei. Die andere Unterart besteht darin, dass man die für eine familiale Verpflegung geeigneten Verhältnisse künstlich erst schafft, dadurch, dass man in geringer Entfernung von dem Centralgebäude eine Anzahl ländlicher Wohnungen erbaut, welche von Wärterfamilien mit zwei, höchstens vier geeigneten Kranken bewohnt werden, wozu dann auch Handwerker-Familien kommen.

Wir beziehen uns hier auf das, was oben von diesen verschiedenen Formen der Irrenfürsorge gesagt ist und wiederholen nur kurz, dass allen die erschwerte ärztliche Beobachtung und Behandlung entgegen steht und dass dieselben leichter vorzuschlagen als auszuführen sind.

Die Vortheile einer agrikolen Kolonie müssen jeder guten Anstalt zukommen. Die familiale Verpflegung künstlich zu schaffen, wird schon der grossen Kosten wegen sich verbieten. Dagegen halten wir es für eine ernstlicher Versuche werthe wichtige Aufgabe einzelne Kranke, so weit es ausführbar ist, bei geeigneten Familien in der Nähe der Anstalt unterzubringen.

Die öffentlichen Anstalten sollen, was auch von Anderen, namentlich von Damerow ausgesprochen worden ist, nur für Arme bestimmt sein, worauf wir später zurückkommen werden. Einer richtigen, der vollsten Beachtung würdigen Erfahrung ist es entnommen, wenn Griesinger hinzufügt, dass man bei den Armen nicht bloss an die untern Volksklassen denken solle. Er macht darauf aufmerksam, dass es in Deutschland unter den Gebildeten sehr viele giebt, welche, wenn sie an Seelenstörung erkranken, die Pension eines Privatasyls nicht aufbringen können. Es wird aber der gewiss humanen Forderung, dass derartige Kranke ihrer Bildung und ihrem Stande gemäss verpflegt werden, nur dann genügt werden können, wenn das Asyl auch wohlhabende Kranke aufnimmt. An den für diese getroffenen Einrichtungen können dann auch Unbemittelte Antheil nehmen, während es schwer halten wird, zu den für diese allein zu treffenden Einrichtungen die nöthigen Mittel bewilligt zu erhalten.

Von den durch ein Statut zu regelnden Aufnahme-Bedingungen ist nicht die Rede. Es wird nur die auch anderwärts aufgestellte, aber schwer durchzuführende Forderung erhoben, dass die Familien ihre Kranken nicht ohne Bewilligung der Anstalt zurücknehmen können.

Ob die Stadtasyle auch von Landgemeinden benützt werden sollen, lässt Griesinger unentschieden, theilt aber nicht mit, wie sonst für sie gesorgt werden soll.

Dass in der Nähe grosser Städte Irrenanstalten errichtet werden, ist eine gewiss wohl berechtigte Forderung, doch werden auch für sie die für die Errichtung von Anstalten aufgestellten Bedingungen gelten.

Von manchen Lücken und Schwächen ist überhaupt der ganze Plan nicht freizusprechen. Dass wir ihn ausführlich beleuchtet haben, wird durch seine Bedeutung für das Irrenwesen, so wie durch die seines Urhebers gerechtfertigt sein.

VIII. Lokalversorgung.

Hilfsverein. Mitwirkung der Aussenwelt.

Im Vorstehenden sind die verschiedenen Pläne und Vorschläge beleuchtet, durch welche der Ueberfüllung der Irrenanstalten und ihren Mängeln abgeholfen werden soll. Die Ergebnisse dieser Beleuchtung sind eben nicht sehr befriedigend. Ein Irrendorf wie Gheel schaffen zu wollen, gehört nach Utopien und wenn man es könnte, wäre ausser einer grösseren Wohlfeilheit (?) nichts gewonnen. Dagegen bleibt es immer eine wichtige Aufgabe, die Sache im Kleinen zu versuchen und einzelne Kranke bei geeigneten Familien unterzubringen. Das Cottage-System möchte kaum eine Erleichterung bringen. Kolonieen sind abgesehen von dem Nutzen, welchen die freie Verpflegung den dazu geeigneten Kranken gewährt, nur für die Anstalten zu empfehlen, welchen es an Gelegenheit zu ländlicher Beschäftigung fehlt. Zudem darf, wie auch Griesinger verlangt, kein Arbeitshaus hergestellt werden. In gewöhnlichen Krankenhäusern (Kreisspitälern) können wohl einzelne Irren Unterkunft finden, aber doch nur solche, welche aus den Irrenanstalten dorthin entlassen werden. Die Verbindung einer Irrenabtheilung mit einem Spital, schlägt immer zum Nachtheil der ersteren aus. Was Griesinger für die Reform der Irrenanstalten vorgeschlagen hat, ist von Lähr mit Recht als ein Rückschritt bezeichnet worden.

Was man auch ersinnen mag, die vielangegriffenen Irrenanstalten werden immer den Hauptbestandtheil der Irrenfürsorge bilden. Ihre Weiter-Entwicklung soll damit nicht ausgeschlossen sein. Wir halten sie vielmehr für eine hochwichtige Aufgabe und möchten zu ihrer Lösung gern unser Scherflein beitragen. Gleichzeitig aber mit ihr muss die Localversorgung gepflegt und einer weiteren Vervollkommnung entgegen geführt werden.

Damit, dass man die Irrenanstalten für den Hauptbestandtheil der Irrenfürsorge erklärt, ist keineswegs ausgesprochen, dass alle Irren in ihnen Aufnahme finden sollen. Zunächst ist es Sache der Familien und der Gemeinden für ihre Kranken, also auch für die Irren zu sorgen. Nur da, wo die örtlichen Mittel nicht ausreichen, tritt subsidiarisch der Staat ein, also da, wo ein heilbarer Irrer geheilt oder ein gefährlicher unschädlich gemacht werden soll, oder bei grosser Hilflosigkeit in allen den Fällen, in welchen die Mittel der Familie oder der Gemeinde nicht ausreichen, wo also Anstalten nöthig sind, welche vom Staat oder einem grösseren Gemeinwesen errichtet werden müssen. Es muss nun Sorge getragen werden, dass die Wohlthat der Anstalten nicht missbraucht, dass nur diejenigen aufgenommen werden, welche sich dafür eignen, was durch ein Statut bestimmt sein muss. Nach dem, welches für das Grossherzogthum Baden giltig ist, sollen nur die heilbaren Irren und von den unheilbaren die gefährlichen und hilflosen Aufnahme finden. Genau dasselbe will, wie Brierre de Boismont anführt, auch Parchappe, um die für die Anstalten so verderbliche Ueberfüllung zu verhüten. Für die übrigen muss in ihrer Heimath gesorgt werden. Ebenso müssen nicht nur die geheilten und gebesserten, sondern auch die ungebesserten Irren, wenn sie kein Gegenstand der heilenden Kunst mehr sind, so wie die, welche unschädlich geworden sind, aus der Anstalt entlassen und der häuslichen Pflege übergeben werden. Damit mögen nun manche Mühen und Beschwerden verbunden sein, aber hier spricht die Pflicht ein gebieterisches Wort. Den Angehörigen liegt es ob, für ihre Kranken zu sorgen. Wenn man sie alle in Anstalten unterbringen wollte, würde man diese in's Unendliche erweitern und vermehren müssen und nur einer selbstsüchtigen Bequemlichkeit dienen. Man muss sich in seinen Forderungen an den Staat eine Grenze setzen, sonst möchte auch hier die Wohlthat zur Plage werden.

Den vielfachen Bedenken gegenüber, welche gegen die Ueberweisung der Irren an die Lokalversorgung erhoben werden und welche sich oft nur allzufühlbar geltend machen, dürfen wir unsere Erfahrung aus der letzten Zeit hervorheben. Bei dem durch die Ueberfüllung der Anstalt sich immer mehr steigernden Raummangel, wussten wir uns anders nicht zu helfen, als dass wir die Lokalversorgung in erweitertem Maass in Anspruch nahmen. Wenn dies auch in manchen Fällen missglückte, so ist es doch in vielen andern über Erwarten gut gegangen, so dass es unrecht wäre, wenn man die dabei gewonnenen Erfolge nicht nützen wollte. Freilich darf man sich der Täuschung nicht hingeben, als ob das, was zur Localversorgung gehört, immer und überall schon vorhanden sei. Dieselbe muss vielmehr an vielen Orten erst geschaffen, gepflegt und ausgebildet werden, was natürlich mit einem sic vole, sic jubeo nicht abgethan ist, sondern viele Geduld und Ausdauer erfordert. Vor Allem muss man das Pflichtgefühl zu wecken, Irrthümer und Vorurtheile zu beseitigen und die Unkundigen zu belehren suchen. Man wird da allerlei Mittel zu Hilfe nehmen, auf dem Wege von Verordnungen, durch Flugblätter und die Presse wirken müssen. Wir haben das Illenauer Wochenblatt schon vielfach hierzu benützt.

Sodann dürfen von den Anstalten nur die für die Lokalversorgung vorgeschlagen werden, welche sich dafür eignen, also solche, welche zu Haus keine allzugrosse Störung machen oder für welche die örtlichen Mittel ausreichen.

Ferner muss von Seiten der Anstalt über den Zustand des zu Entlassenden und über die Art, wie er behandelt werden muss, den Angehörigen so wie den vorgesetzten Stellen am Ort und im Bezirk, auch den Geistlichen, wo Vereine für Entlassene bestehen, natürlich auch diesen geeignete Mittheilung zugehen.

Vor Allem muss Jemand da sein, der sich des Entlassenen annimmt, der für ihn besorgt ist, an welchen sich dieser wenden kann. Wenn er sich nach dem Austritt aus der Anstalt, wo für ihn gesorgt war, bei seiner Rückkehr in die Heimath allein fühlt oder wenn man ihm gar mit Misstrauen und Widerwillen entgegen kommt, dann fürwahr ist es kein Wunder, wenn das, was in der Anstalt gewonnen war, wieder verloren geht. Wie soll hier geholfen werden?

Schon längst wurde das Bedürfniss gefühlt, dass den Pfleglingen der Irrenanstalt, wenn sie aus deren schützender Obhut entlassen sind, zu Hause ein freundlicher Empfang bereitet, für ihr ferneres Fortkommen gesorgt und Alles abgehalten werde, was schädlich einzuwirken vermag. Wer möchte nicht wünschen, dass das Werk, an dem mit Liebe und Mühe in den Anstalten gearbeitet wurde, erhalten bleibe. Darauf nun ist von Menschenfreunden die Aufforderung ausgegangen, Vereine für Entlassene zu gründen.

Ohne hier eine vollständige Aufzählung dessen geben zu wollen, was in dieser Beziehung schon geschehen ist, erwähnen wir nur des schon in den zwanziger Jahren für die aus den Nassau'schen Strafanstalten entlassenen Sträflinge gegründeten Vereins, der im Jahr 1831 seine Wirksamkeit auch auf die aus der Irrenanstalt Entlassenen ausdehnte und der dem verdienten Direktor Lindpaintner seine Entstehung verdankt. Ein ähnliches Institut hat der würdige Staatsrath von Ryhl zu Petersburg in's Leben zu führen gesucht. Von dem ältern Falret, dem nicht nur die Förderung der Wissenschaft sondern auch die des Wohles der Irren am Herzen lag und dessen Name auch in Deutschland mit hoher Achtung genannt wird, wurde ein solcher Verein unter dem Namen Patronage im Jahr 1843 gegründet. Seit dem Jahr 1845 erscheinen Rechenschaftsberichte. Das wohlthätige Institut soll auch nach dem Tode seines Stifters fortdauern. Der Sorgfalt des für die Anstalt Stephansfeld bei Strassburg thätigen Director Richard ist ein ähnliches Institut zu verdanken, welches 1842 in's Leben trat und durch ein Präfektur-Cirkular vom Jahr 1854 förmlich autorisirt wurde. Seit Jahrzehnten besteht auch in Sachsenberg eine Kasse zu dem gleichen Zweck.

Von einer sehr erfreulichen Wirksamkeit zeugt der in einem weiteren Umfang thätige durch unsern verdienten Kollegen Dr. Zinn im Jahr 1866 gegründete St. Gallische Hilfsverein für genesende Gemüthskranke, von welchem nun der vierte Rechenschaftsbericht erschienen ist, der von sehr erfreulicher Theilnahme zeugt. Im Jahr 1870 wurden an 15 Genesene 527 Frc. vertheilt. Das Vermögen beträgt ca. 8500 Frcs.

Veranlasst durch dieses erhebende Beispiel hat Geheimhofrath Direktor Fischer auf der im Oktober 1871 stattgehabten Karlsruher Versammlung psychischer Aerzte einen Hilfsverein für Entlassene in Baden vorgeschlagen.*)

*) Die Statuten desselben sind:

§. 1. Der Zweck des Vereins ist:

I. Die geistige und leibliche Sorge für die aus den Anstalten zu

Wenn sich nun auch bis zum Sommer 1873 nur wenige Bezirksvereine gebildet haben, so dürfen wir doch von einem

---

Pforzheim und Illenau entlassenen Armen und Hilfsbedürftigen, um ihre Rückkehr in die bürgerliche Gesellschaft zu erleichtern und sie wo möglich vor Rückfällen und schwererem Erkranken zu schützen:

II. Hebung der öffentlichen Irrenpflege, Beseitigung von Vorurtheilen gegen Irresein und Irrenanstalten.

§. 2. Um den ersten Zweck zu erreichen, wird der Verein nach Verhältniss seiner Kräfte den Entlassenen mit Rath und That hilfreich an die Hand gehen, ihre Unterbringung an geeigneten Orten, ihre zweckmässige Pflege, Leitung und Aufsicht überwachen und ihnen die Erlernung und den Fortbetrieb eines Handwerks, überhaupt einen Broderwerb möglich zu machen suchen. Er wird sie sowohl mit Geld, Werkzeugen u. s. w. unterstützen, als auch ihnen, wenn erforderlich, rechtzeitigen, fortgesetzten ärztlichen und religiösen Beistand zuführen, geleitet von der Erfahrung, dass Verschlimmerungen des Befindens und Rückfälle häufig durch Kummer und Sorgen, mit welchen die Entlassenen bei ihrem Austritt aus der Anstalt zu kämpfen haben, veranlasst werden.

Zur Erreichung des andern Zweckes werden populäre Belehrungen über Krankheitsursachen und Krankheitserscheinungen und über Behandlung Seelengestörter die Bevölkerung zum Verständniss einer vernünftigen und humanen Pflege dieser Kranken bringen.

§. 3. Mitglieder des Vereins sind Männer und Frauen, welche sich erklären, für die Zwecke des Vereins mitwirken zu wollen.

Diese Mitglieder verpflichten sich, entweder für die als arm oder hilfsbedürftig bezeichneten Entlassenen persönlich zu sorgen und sie zu beschützen, d. i. ihre Schutzpatrone zu sein, oder

sie verpflichten sich, einen regelmässigen jährlichen Geldbeitrag von mindestens 30 Kreuzern zu leisten, welcher für die Entlassenen verwendet wird,

oder sie verpflichten sich, Schutzpatrone zu werden und Geldbeiträge zu leisten.

§. 4. Erstmals werden die Anstalts-Direktoren in jedem Amtsbezirk Vertrauensmänner ernennen, welche die vorläufigen Geschäfte besorgen, namentlich dem Verein Mitglieder zu gewinnen suchen.

§. 5. Sobald die Vertrauensmänner eine hinreichende Anzahl Mitglieder in ihren Bezirken gefunden haben, bilden sich die Bezirksvereine, welche ihre Vorstände, Kassiere und Sekretäre wählen.

§. 6. Den Vorständen der Bezirksvereine liegt es ob, die Thätigkeit der Vereinsmitglieder zu überwachen, aus denselben die Schutzpatrone, welche sich den im §. 2 angeführten Obliegenheiten unterziehen, zu wählen, sich mit den Personen und einzelnen Stellen, deren Mitwirkung nöthig ist, in's Benehmen zu setzen, neue Mitglieder zu ge-

weitere Erfolge versprechenden Anfang berichten. Ansehnliche Beiträge sind eingegangen, bei denen sich ausser vielen

---

winnen und die Beiträge einsammeln zu lassen, welche einmal im Jahr, vorerst an die Direktion in Pforzheim, einzusenden sind.

§. 7. Die Bezirksvereine bilden zusammen einen Landesverein, dessen Leitung und gesammte Geschäftsführung einstweilen durch die beiden Direktoren und Aerzte der Anstalten Pforzheim und Illenau geschehen wird. Später soll dieselbe einem Comité von 5 Mitgliedern übertragen werden, welches alle 3 Jahre neu gewählt wird und sich durch weitere Wahl geeigneter Persönlichkeiten aus verschiedenen Landestheilen beliebig verstärken kann.

§. 8. Die Vorstände der Bezirksvereine wählen in das Comité 3 Mitglieder, abwechselnd aus Pforzheim und Achern oder doch aus der Nähe der Anstalten Die Direktoren der beiden Anstalten sind ständige Mitglieder des Comité's. Dieses wählt aus seiner Mitte den Präsidenten, Kassier und Sekretär.

§. 9. Dem Comité liegt die specielle Sorge für die Erreichung der Zwecke des Vereins ob.

§. 10. Das Comité entscheidet, nach Berathung mit den Vorständen des betreffenden Bezirksvereins, über die Art, Dauer und Grösse der in jedem einzelnen Falle zu gewährenden Unterstützung. Die Unterstützung wird entweder an den Vorstand oder an den Schutzpatron verabreicht.

§. 11. Zu den halbjährigen Sitzungen des Comités sind ausser den Aerzten und Geistlichen der Anstalten drei Mitglieder des nächsten Bezirksvereins einzuladen.

§. 12. Sobald ein hilfsbedürftiger Pflegling entlassen werden soll oder entlassen wird, werden dem betreffenden Vereinsvorstand die erforderlichen Nachrichten über den Zustand und die Behandlung des Pfleglings mitgetheilt, während der Vorstand seinerseits mit dem Schutzpatron weitere Verabredung trifft.

§. 13. Die Geldmittel bestehen ausser der in Illenau bereits vorhandenen Kasse für arme Entlassene:

1) in den regelmässigen Beiträgen seiner Mitglieder;
2) in freiwilligen Spenden oder Vermächtnissen von Freunden des Vereins;
3) in etwaigen Unterstützungen von Staats- oder Gemeindebehörden;
4) in den Zinsen eines zu bildenden Reservefonds.

§. 14. Das Comité hat zu bestimmen, welche Summen jährlich zum Reservefonds geschlagen und wie dieser verwaltet werden soll.

§. 15. Ausnahmsweise können bei vorhandenen Mitteln auch solchen Seelengestörten, welche in keiner Anstalt waren, durch das Comité Unterstützungen zugewiesen werden.

§. 16. Nach jedem Jahre wird vom Comité ein öffentlicher Rechenschaftsbericht erstattet.

Freunden und Gönnern unsrer Anstalten auch Ihre Königl. Hoheiten Grossherzog Friedrich und Grossherzogin Luise in ermuthigender Weise betheiligt haben.

In der Versammlung des psychiatrischen Vereins zu Berlin am 14. December 1872 hat auch Lähr diesen Gegenstand zur Sprache gebracht und mit dem Hinweis darauf, dass das Publikum in der Irrenfürsorge mitzuwirken habe, eine Commission vorgeschlagen, welche ein Statut zur Bildung eines Vereins behufs Verbesserung der öffentlichen Fürsorge für Irre vorzulegen habe. Dabei wurde in Aussicht genommen, dass die Directoren der öffentlichen Irrenanstalten sich an die Spitze eines solchen Vereins stellen. Als Mitglieder dieser Commission wurden Lähr, Ideler und Zinn gewählt. Das von ihnen entworfene Statut des Kurmärkischen Hilfsvereins für Geisteskranke ist dem badischen ähnlich. Siehe über diesen Gegenstand auch den XVIII. Abschnitt.

Die Leistungen eines solchen Vereins sind doppelter Art: die Mitglieder bringen den Entlassenen werkthätige Hilfe und verpflichten sich zu Beiträgen, aus welchen die Kosten des Unterhalts bestritten werden.

Eine Kasse für arme Entlassene besteht schon längst in Illenau. Sie schöpft ihre Mittel aus dem Kirchenopfer, aus Geschenken von Pfleglingen, von deren Angehörigen und andern Freunden unsres Illenau, so wie aus dem Ertrage eines Kapitals, welches der 1851 zu Lörrach gestorbene Physikus Dr. Zeller zu diesem Zweck gestiftet hat. Wir dürfen mit grosser Genugthuung anführen, dass aus diesen Mitteln schon manche Hilfe gebracht worden ist.

Wichtig ist, dass die Kranken nicht sogleich ganz aus dem Verband der Anstalt entlassen werden. Durch das sogenannte Beurlaubungs-System, welches auch durch das Illenauer Statut vorgeschrieben ist, werden nicht nur die Wiederaufnahmen erleichtert, — es bedarf nämlich bei den urlaubsweise Entlassenen der vorgeschriebenen Belege nicht, — sondern durch die Nachfragen über das Befinden der Entlassenen, erstmals nach 4 Wochen, dann dreimal nach 3 Monaten, erhalten die Anstalts-Vorstände Nachricht und sind in der Lage etwaige Missstände zu beseitigen. Die Beurlaubung kann, wenn ihre Fortdauer wünschenswerth erscheint, nach Abschluss von 10 Monaten auf ein Jahr und dann noch weiter verlängert werden.

Von grossem Werth ist die Mitwirkung der Bezirksstellen, deren man, auch wenn Vereine für Entlassene bestehen, zur Abstellung mancher Missstände sehr bedarf. Die Forderungen, welche man an die Gemeinde zu richten hat, erhalten dadurch erst den gehörigen Nachdruck. Oft ist bezirksärztlicher oder überhaupt ärztlicher Rath nothwendig, daher die Bezirksärzte oder andere Aerzte ermächtigt sein sollten, bei den Entlassenen von Zeit zu Zeit nachzusehen. Einmal im Jahr sollten die Bezirksärzte mit den Bezirksbeamten den Bezirk gemeinschaftlich bereisen. Von den durch unser Ministerium gebilligten Rundreisen der Anstaltsärzte wird sogleich die Rede sein.

Unsere Bemühungen für die Localversorgung sind wesentlich durch die Theilnahme unterstützt worden, welche das badische Ministerium der Sache zugewandt hat. Es hat in mehreren Erlassen eingehende Aufforderungen ergehen lassen und verfügt, dass den Gemeinden, welche durch unbegründetes Widerstreben die Entlassung Vermögensloser vereitelt oder durch Versäumung der nöthigen Vorkehrungen die Wiederaufnahme solcher veranlasst haben, für die Verpflegung in der Anstalt höhere Unterhaltungskosten-Beiträge angesetzt werden sollen.

In dem gleichen Erlass hat das Ministerium unbemittelten Gemeinden, welchen die Tragung der Kosten für Verpflegung vermögensloser Irren zu schwer fällt, eine Unterstützung aus Staatsmitteln in Aussicht gestellt.

Oft liegt in der Armuth — wir wollen nicht sagen, das grösste, — aber doch ein sehr grosses Hinderniss für eine häusliche Verpflegung. Der Widerstand, welchem die Anstalts-Vorstände bei ihren Anträgen auf Entlassung begegnen, ist allerdings oft in der Gleichgiltigkeit und Bequemlichkeit der Familien und Gemeinden begründet, die gern einer lästigen Sorge überhoben sein möchten, oft aber ist es die Armuth, welche hindernd im Wege steht. Mit einer Unterstützung kann dann die fehlende Bereitwilligkeit geschaffen werden, daher die freiwilligen Liebesgaben der Vereine so wichtig sind. Nur wird man jeglichen Missbrauch verhüten müssen, damit nicht etwa unterstützungspflichtige wohlhabende Gemeinden jene milden Spenden sich zu Nutze machen.

In den wegen Zählung der Irren ausserhalb der Anstalten zwischen der Anstalt und unsern Behörden gepflogenen Verhandlungen wurde schon vor 30 Jahren nach dem in der preussischen Provinz Westfalen stattgehabten Vorgang die Bereisung der einzelnen Districte durch die Irrenärzte in Vorschlag gebracht. Es ist dieselbe aber noch viel wichtiger für Durchführung der Localversorgung. Wir bemerken hiezu, dass wie bereits oben gesagt, unsere Regierung der Sache sich nicht abgeneigt gezeigt hat. Unterblieben ist sie nur, weil es den Aerzten der Anstalt an der nöthigen Zeit gebrach.

Der Werth solcher Rundreisen ist nicht niedrig anzuschlagen. Zum geringeren Theil wird er der Zählung der Irren ausserhalb der Anstalten zu gut kommen. Viel Bedeutenderes würden sie für eine zweckmässige Versorgung der Irren wirken. Natürlich würden sie, wie die Zählung nicht jedes Jahr, sondern nur alle 5 Jahre nach einer stattgehabten Zählung unter Zugrundelegung derselben vorzunehmen sein. Es würden auch nicht alle Orte eines Bezirks, sondern nur die, an welchen es vorzugsweise noththut, zu besuchen sein. Der Bezirksarzt müsste der Führer sein und Besprechungen mit den Mitgliedern des Hilfs-Vereins veranstalten. Dabei würde es Gelegenheit geben, die für die Behandlung der Irren nöthigen Vorschriften zu ertheilen, etwaige Mängel der Localversorgung abzustellen, die Frage zu untersuchen, welche Kranke in derselben verbleiben können und welche sich zur Aufnahme in eine Anstalt eignen. Wer es erfahren hat, wie viel mehr man mit persönlicher Rücksprache, mit einer Untersuchung an Ort und Stelle als mit schriftlichen Weisungen ausrichtet, wie dadurch ein wichtiger Theil der Irrenfürsorge, welcher meist mehr oder weniger im Argen liegt, gefördert werden kann, wird den Rundreisen gewiss ihre Bedeutung zuerkennen. Die Aufmerksamkeit könnte dabei noch auf andere Hilfsbedürftige als auf Irre und Epileptische, z. B. auf Taubstumme, Blinde ausgedehnt werden.

Mit dem, was wir über die Wichtigkeit, oder vielmehr über die Nothwendigkeit der Localversorgung, sowie über den zu ihrer Durchführung nothwendigen Hilfsverein für die Entlassenen gesagt haben, ist ausgesprochen, dass die Anstalten allein für die Irrenfürsorge nicht ausreichen, dass dazu die Mitwirkung der Aussenwelt nothwendig ist. Es war unser Damerow, dessen reichem Geiste unser Fach so Vieles verdankt, welcher den Ausspruch gethan hat, dass die Irrenfürsorge nicht auf die Anstalten beschränkt sei, dass ihr ausserhalb derselben ein grosses und weites Gebiet offen stehe. Abgesehen von den Aufgaben, welche nur ausserhalb der Anstalten gelöst werden können, wird man sagen dürfen, dass dazu, dass die eigentliche Bestimmung der Anstalt vollständig erfüllt werde, die Mitwirkung der Aussenwelt gehört. Ein wichtiges Hilfsmittel für eine erfolgreiche Kur ist das Vertrauen, welches die Kranken mitbringen, welches natürlich ausserhalb der Anstalt vorhanden sein muss. Und wie wichtig, wie heilsam ist es, wenn die, welche mit diesem Gebiet näher bekannt geworden sind, den hierüber cursirenden Vorurtheilen und Missverständnissen entgegentreten, wenn die öffentliche Meinung Trägerin des Vertrauens ist, durch welches unsere Anstalten sich hilfreich erweisen. Sie sind keine für sich bestehende, abgeschlossenen Orte. Auch das, was innerhalb ihrer Gränzen geschieht, gelangt nur durch innigen Wechselverkehr mit Menschen und Kräften ausserhalb derselben zu seinem vollen Werth, ein Ergebniss, welches nur aus lebendiger Auffassung der ganzen Aufgabe hervorgehen kann, natürlich aber nicht aus einer solchen, nach welcher für die Seelenstörungen keine andern Bedürfnisse zu erfüllen sind, als für alle andern Nervenkrankheiten.

Die vielen Forderungen, welche für eine zweckmässige Irrenfürsorge dem Staate gegenüber geltend gemacht werden, haben nur dann Aussicht auf Gewährung, wenn sie von der öffentlichen Meinung getragen werden.

Aber auch abgesehen von dem, was die Aussenwelt für die Anstalten selbst leistet, bleiben ihr eine Menge Aufgaben. Aufnahme in die Anstalten finden nicht alle Seelengestörte, sondern nur eine gewisse Zahl und auch diese nicht während des ganzen Verlaufs. Im Beginn der Krankheiten vor der Aufnahme muss zu Haus für sie gesorgt sein und für Viele auch nach der Entlassung. Von der Localversorgung, welche einen integrirenden Bestandtheil der Irrenfürsorge bildet, ist schon oben die Rede gewesen und dort auch von all den Personen und Kräften, deren man dazu bedarf, von der Mitwirkung der obern und untern Behörden, von den für die Entlassenen gebildeten Hilfsvereinen, mit denen allen die Anstaltsvorstände sich in Verbindung zu setzen haben, denn diese sind es doch, welchen, wenigstens mittelbar, die Sorge auch für die ausserhalb der Anstalt befindlichen Irren zufällt.

Dankbar ist anzuerkennen, wie Vieles in dieser Richtung geschehen, welch' grosse Theilnahme diesen Anstalten und ihren Pfleglingen zu Theil geworden ist. Die Familien, deren Angehörige bei uns genesen sind und vor Allem diese selbst sind zu Missionären geworden, welche in ihren Kreisen verkündigen, was für sie geschehen ist, und was noch mehr geschehen muss. Wem aber der Blick offen ist für die grosse Aufgabe, der wird sich dabei nicht beruhigen, sondern fragen, was weiter zu thun sei. Erwähnt ist schon oben, dass die Aerzte und Geistlichen der Anstalt mit ihren Amtsbrüdern in den einzelnen Fällen sich in Verbindung setzen. Dies geschieht auch vielfach durch die von den Anstaltsvorständen mit den Gemeinde- und Bezirksbehörden geführte Correspondenz. Wer es weiss, wie wichtig für Erhaltung der Gesundheit der Entlassenen es ist, wenn die schädlichen Einflüsse, durch welche die Krankheit erzeugt worden ist, beseitigt werden, der wird die hierauf verwandte Mühe gerechtfertigt finden. Es sind werthvolle Erfolge, die man der psychiatrischen Sonderbündelei zu verdanken hat und sie werden sich mehren, wenn erst die Hilfsvereine Leben und Gestalt gewonnen haben. Ein wichtiges Hilfsmittel bildet die Tagespresse. Auch Flugblätter wurden schon benützt. Man darf keine Gelegenheit versäumen, um Wünsche, Bitten und Mahnungen laut werden zu lassen und glaube nur nicht, dass man eine Sache nur einmal zu sagen brauche. Sie muss, wenn sie durchdringen soll, oft wiederholt werden. Gutta cavat lapidem non vi sed saepe cadendo.

Man glaubt es nicht, welch langer Zeit, welch eindringlicher Wiederholungen es bedarf, bis manche Wahrheiten als solche erkannt werden und den Menschen zur Richtschnur für ihre Handlungen dienen. Wie oft musste es gesagt werden, dass Seelenstörungen Krankheiten sind, wie viele Zeit brauchte es, bis die anstössigen Namen Narr und Narrenhaus entfernt waren und sind sie es jetzt schon? Thut es nicht noch jetzt noth, daran zu mahnen, wie unrecht jene Ausdrücke sind? Und ist die Mühe, welche der edle sächsische Minister sich gegeben, den Fluch des Lächerlichen von diesen Kranken wegzubringen, überall von Erfolg begleitet gewesen? Dass die Genesung von Geisteskrankheit um so sicherer erfolgt, je früher man die in den Anstalten dargebotene Hilfe aufsucht, ist fürwahr oft und dringend ausgesprochen und mit der Gewalt der Zahlen bewiesen worden, aber wenn sich auch viel, sehr viel hierin gebessert hat, noch sind die Vorurtheile nicht alle überwunden, noch versäumt man lieber die Hilfe, ehe man der Familie „die Schande" aufladet, ein Angehöriges der Irrenanstalt zu übergeben.

Eine willkommene Gelegenheit bietet das seit 1867 in der Müller'schen Hofbuchdruckerei gedruckte Illenauer Wochenblatt, welches durch jede Post bezogen werden kann und welchem zu einer grösseren Wirksamkeit nur eine weitere Verbreitung zu wünschen wäre. Indessen glauben wir schon Manches durch dasselbe erreicht zu haben. Vielleicht könnten mehrere Anstalten sich zur Herausgabe eines solchen Blattes verbinden.

Von den oben erwähnten gedruckten Flugblättern erwähnen wir:

Belehrung und Aufforderung wegen Benützung der Heil- und Pflegeanstalt, Illenau 1846.

Mahnungen und Bitten. An die Wärter gerichtet. Mai 1851.

Bitten aus Illenau. An auswärtige Stellen wegen Aufnahmen und Entlassungen. October 1852.

Aufruf wegen der Ueberfüllung der Heil- und Pflege-Anstalten Illenau und Pforzheim 1861.

Bekanntmachung aus Illenau 1868.

Wiederholter Aufruf wegen Ueberfüllung der beiden Heil- und Pflege-Anstalten 1868.

Mahnungen zur Sparsamkeit.

Sodann sind aus Illenau selbstständige Schriften erschienen:

Illenau, die Grossh. Heil- und Pflege-Anstalt. Statut, Hausordnung, Krankenwartdienst, Bemerkungen und Nachrichten. Mit einem Situationsplan. Rastatt 1847. In einer zweiten Ausgabe, Heidelberg 1852.

Besonders herausgegeben ist die Hausordnung, die Dienstanweisung für Oberaufseher und die für Wärter, die Anleitung zum Krankenwartdienst, Aufruf und Bitte den Wärterdienst betr. Vorschriften für die Bewohner der Anstalt Illenau.

Das Jubelfest in Illenau am 4. Januar 1852.

Illenau, Geschichte, Bau, inneres Leben, Statut, Hausordnung, Bauaufwand und finanzielle Zustände der Anstalt. Mit Ansichten und Plänen in 24 Blättern. Herausgegeben von der Direction der Anstalt. Karlsruhe 1865 bei Bielefeld. (Auch aus Illenau zu beziehen.) Preis 11 fl. 40 Kr. (20 Mark.)

Illenauer Liederbuch 1861, dessen im XV. Abschnitt Züge aus dem Leben Erwähnung geschieht.

Statistik der Heil- u. Pflege-Anstalt Illenau. Müller'sche Hofbuchhandlung 1866.

Ein Spiegel für das Wartpersonal. Mit dem Motto: „Liebe, diene!“

Ausserdem mehrere Ansichten und Karten.

IX. Rückblick. Aufgabe der Anstalten.

Somit würde als das Resultat unserer Untersuchung die Irrenfürsorge der Hauptsache nach den Irrenanstalten und der mit ihnen in Verbindung stehenden Lokalversorgung verbleiben, wobei andere Verpflegungsarten wie die familiale Verpflegung, die in ländlichen Kolonieen oder in gewöhnlichen und Kreis-

Spitälern für einzelne Kranke nicht ausgeschlossen sein sollen. Sind wir aber damit am Ziel oder sind die Irrenanstalten, deren Leistungen gewiss alle Anerkennung verdienen, schon so weit, dass wir die Hände in den Schooss legen können? Gewiss nicht! Insofern nun die dem Menschen innewohnende vis inertiae die Meinung hervorrufen könnte, als ob wir es so herrlich weit gebracht, wird man über die gegen die Irrenanstalten erhobenen Angriffe, wie unbegründet auch viele sein mögen, nicht zürnen dürfen, sondern sie vielmehr als eine willkommene Aufforderung begrüssen müssen auf der betretenen Bahn vorwärts zu schreiten und die Mängel und Gebrechen, an denen es ja ihnen wie jedem Werk von Menschenhand nicht fehlt, mehr und mehr zu heilen. Wir sollen aber nicht in Ruhe bleiben, sollen nicht stille stehen, weil Stillstand Rückgang ist, sollen wachsam sein und scharf zusehen, wo das Werk Lücken und Blössen zeigt. Fern aber sei es einzureissen, was sich nützlich und heilsam erwiesen hat, blos deswegen, weil irgend ein Schlagwort in die Welt geworfen wird, durch welches die Gemüther bestochen werden. Weil ein Dorf entdeckt wurde, in welchem man die Irren einzeln unterbringt, hat man die familiale Verpflegung auf die Fahne geschrieben, und hat im Gegensatz hiervon die Irrenanstalten als Kasernen und Zwingburgen bezeichnet, während man bei näherem Zusehen gefunden haben würde, dass das, was die familiale Verpflegung für die Behandlung dieser Kranken Werthvolles hat, sich bereits vollkommener in den besseren Anstalten findet. Und wenn auch in diesen die freiere Bewegung etwas mehr gehemmt sein sollte, als durchaus nöthig ist, wenn da und dort noch Reste aus früheren Zeiten sich finden sollten, so lassen sich diese Fehler verbessern, ohne dass man die ganze Anstalt zerstört und etwas, was noch gar nicht erprobt, vielleicht gar nicht ausführbar ist, an ihre Stelle zu setzen sucht. Es ist gar bequem Mängel zu rügen. Dass diese in unsern Anstalten vorhanden sind, werden die, zu deren Lebensaufgabe die Sorge für dieselben gehört, am wenigsten bestreiten. Wenn man aber eine ungehörige Behandlung der Kranken durch das Wartpersonal oder vernachlässigte Reinlichkeit „den eigenthümlichen Parfüm“ den modernen Irrenanstalten zur Last legt, so wird man billig fragen, ob die Tadler so gewiss sind, es besser zu machen, ob die Familien, vorausgesetzt, dass man sie findet, von allen menschlichen Schwächen frei sind, ob die unreinlichen Kranken nicht überall, wenn keine Sorgfalt obwaltet, übeln Geruch verbreiten, ob es Schuld der Anstalten ist, wenn man Kranke in ihnen zurück hält, welche nicht hinein gehören. Auch wir haben, so lange Raum vorhanden war, manche Pfleglinge, zumal wenn sie durch ihre Arbeit sich nützlich machten, nicht rechtzeitig entlassen. Durch die Noth des Raummangels gedrängt, geschieht dies jetzt fast nur zu viel. Dadurch, dass wir die Lokalversorgung, wo es nur irgend angeht, in Anspruch nehmen, bleiben in der Anstalt meist nur solche zurück, welche derselben dringend bedürfen. Personen also, wie die Schusterswittwe N. N. (Seite 32 in Griesinger's Archiv) denen es auf einem Dorfe viel behaglicher wäre, als in einer Anstalt, haben wir gar nicht. Weder für die koloniale, noch für die familiale, noch für die Cottage-Verpflegung findet sich in unserer Anstalt eine genügende Zahl. Dem Vorwurf, dass man in den Anstalten Kranke beherberge, die billiger und ohne Nachtheil ausserhalb derselben verpflegt werden können, ist innerhalb derselben ohne gewaltsame Reform abgeholfen worden. In ähnlicher Weise werden noch andere Schäden geheilt und die Anstalten immer mehr ihrer Vervollkommnung entgegen geführt werden können. Man muss nur das Ganze und vor Allem das Wohl der Kranken im Auge haben. Gewissermassen als ein Vermächtniss hat der nun geschiedene Falret am Schluss der Einleitung zu seinen gesammelten Schriften den Wunsch ausgesprochen, dass doch alle Männer dieses Faches in den verschiedenen Ländern zur Bezwingung des grössten menschlichen Elends wirksamere Mittel als bisher auffinden und dadurch zur Verbesserung des Looses der Irren beitragen möchten und die Versicherung beigefügt, dass dieser Aufgabe sein ganzes Leben gewidmet gewesen sei. Dass man sich bei den Geisteskranken noch mit mangelhaften Diagnosen begnügen muss, ist allerdings ein Uebelstand, auf dessen Beseitigung mit aller Macht hingewirkt werden muss. Die, welche dies Bedürfniss nicht fühlen, stehen auf einem dürftigen und beschränkten Standpunkt, nicht minder aber auch die, welche keine Ahnung davon haben, dass es noch andere Aufgaben giebt, als Diagnosen zu stellen.

Wenn Griesinger den Augenblick herbeisehnt, in welchem das, was in der übrigen Nerven-Pathologie in diagnostischer Hinsicht geleistet werden kann, auch den psychisch gestörten Nervenkranken zu Gute komme, so erkennen wir darin nur einen Theil des von Falret ausgesprochenen Collectiv-Wunsches.

Vor vielen Jahren ist in dem Illenauer ärztlichen Kreise ein Vortrag gehalten worden über drei in der Entwicklung der Irrenanstalten hervortretende Geschichts-Perioden. Als die erste derselben wurde diejenige genannt, in welcher das Princip der Humanität zur Geltung kam, und als Repräsentant derselben der vor 60 Jahren zur Irrenanstalt eingerichtete Sonnenstein. — Baireuth unter Langermann war noch früher und wird nicht vergessen werden dürfen. — Darauf kam Siegburg, wo durch Jacobi zuerst das ärztliche Element für die Einrichtung der Anstalt massgebend und die Leitung derselben als einer Krankenanstalt dem Arzt anvertraut wurde. In weiterer Entwicklung war von einer dritten Periode die Rede, die nicht von einer einzelnen Anstalt ausgegangen sei und welche — wir erinnern uns dessen nicht mehr genau — auch nicht mit einem speciellen Namen bezeichnet wurde, man könnte sie vielleicht die familiale nennen, in so fern dadurch ausgedrückt werden soll, dass den Pfleglingen der Anstalt von Seiten der Angestellten, Wärtern wie Aerzten all die Sorgfalt und Liebe erwiesen wird, wie sie die Glieder einer Familie einander erweisen. Wie in andern Gebieten menschlicher Thätigkeit hat sich zumal in diesen Anstalten die Erkenntniss fühlbar gemacht, dass die glänzendste Fertigkeit und das reichste Wissen allein nicht ausreicht, dass nicht Kunst und Wissenschaft allein will bei dem Werke sein.

Ausdrücklich wurde in jenem Vortrag bemerkt, dass es die Meinung nicht sei, als ob diese drei Perioden jede für sich und nach einander sich entwickelt hätten, als ob eine durch die andere verdrängt oder überboten worden wäre, als ob eine Periode dieser, eine andere einer andern Anstalt angehöre. Man wird vielmehr sagen dürfen, dass die in diesen drei Perioden hervortretenden Richtungen ein Eigenthum jeder besseren

Anstalt sind, dass eine die andere ergänze, jede aber weiterer Vervollkommnung bedürfe. Und weiter wird es keinen Widerspruch erfahren, dass Instituten, in welchen solche Kräfte walten, die Lebensfähigkeit nicht wird abgesprochen werden dürfen; aber freilich nur unter der Bedingung, dass die, in deren Beruf es gehört, über der Entfaltung dieser Kräfte zu wachen, von der Nothwendigkeit ihrer fortschreitenden Entwicklung durchdrungen sind. Zur Besorgniss, dass ein solches Bedürfniss nicht allgemein gefühlt werde, wird ein Grund nicht vorhanden sein. Dennoch wird es sich empfehlen, dass Alle, welche an einer solchen Anstalt zu wirken und ihr Wohl zu fördern haben, von Zeit zu Zeit nachsehen, was an andern Orten dafür geschieht. Wir verstehen hierunter nicht nur die ärztlichen Leiter, die Aerzte überhaupt, die Geistlichen, die wirthschaftlichen Beamten, selbst die Wärter, sondern auch die Mitglieder der mit der Aufsicht und Leitung dieser Anstalten betrauten oberen Behörden. Es geschieht so leicht, dass wenn man mit Ernst, mit mühevoller Anstrengung und mit gewissenhafter Pflichttreue gewirkt hat und wenn man sieht, dass das Wirken Früchte getragen hat und anerkannt worden ist, man auch glaubt, sich derselben freuen zu dürfen und es versäumt, das Auge offen zu halten, ob nicht etwa irgendwo eine Lücke auszufüllen sei. Sodann ist es eine Erfahrungssache, dass die Aufgabe dieser Anstalten, welche sich über so verschiedene Gebiete erstreckt, nicht in allen gleichmässig gelöst wird, dass je nach der Oertlichkeit und nach persönlichen Verhältnissen bald das eine, bald das andere Gebiet zur Ausbildung kommt. Oft reifen, wo man es kaum erwarten sollte, im Verborgenen Früchte, die nicht übersehen werden sollten. Nur aus der Vereinigung aller Kräfte lässt sich ein erfreulicher und gedeihlicher Fortgang des grossen Werkes erwarten. Bei der jetzigen Erleichterung des Verkehrs kann ja ohne grossen Aufwand von Zeit und Geld Umschau gehalten werden.

Von grosser Wichtigkeit für Alle, welche hier arbeiten, ist eine richtige Anschauung von der Natur dieser Krankheiten. Schon oben haben wir auf die Folgen des Ausspruchs, dass die Seelenstörungen Krankheiten des Gehirns und der Nerven seien, hingewiesen. So unbestreitbar dieser Ausspruch ist, einen wie grossen Fortschritt in der Kenntniss dieser Zustände es bezeichnet, dass sie losgelöst von mystischer und einer nicht hierher gehörigen moralischen Auffassung als Krankheiten des Nervensystems bezeichnet werden, so unrichtig ist es, wenn man das Wesen der Seelenstörungen damit erschöpft glaubt und wenn man aus jenem Ausspruch, wäre er noch viel fester begründet, die Bedürfnisse dieses wichtigen Faches ableiten wollte. Wir haben darauf aufmerksam gemacht, zu welchen Folgen es führt, wenn man von dieser Anschauung aus die Anstalten construiren und die geschichtlich gewordenen Irrenanstalten darnach reformiren will. Wer in den Seelengestörten nur Nervenkranke sieht, wird, wie dies Griesinger gethan hat, für sie keine eigenartige Anstalt, sondern nur ein gewöhnliches Spital verlangen.

Aus demselben Grund hält man die durch ein besonderes Statut festzusetzenden Aufnahmebedingungen für überflüssig. Man sieht darin nur eine unnütze polizeiliche Einmischung.

Sodann wird der, welcher in den Seelengestörten nur gewöhnliche Kranke sieht, einer speciellen Mitwirkung der Geistlichen nicht das Wort reden. Er wird überhaupt nicht einsehen, warum man anderer als ärztlicher Mitarbeiter bedarf.

Von einer Fürsorge für die Entlassenen, von einer Theilnahme der Aussenwelt zur Erreichung des vorliegenden Zwecks wird nur der Etwas wissen wollen, der in den Geisteskranken etwas Anderes als blosse Nervenkranke erkennt.

Ganz besonders aber macht sich die einseitige Auffassung dieser Zustände da fühlbar, wo sie wegen einer gerichtlichen Entscheidung begutachtet werden sollen. Nur die Aerzte, welche in den Seelenstörungen eine Erkrankung der Person erkennen, welche wissen, welchen verändernden Einfluss Seelenstörungen nicht selten auf den Charakter des Kranken ausüben, werden diese Aufgabe zu lösen vermögen. Damit, dass man irgend eine Nervenkrankheit diagnosticirt, ist dem Richter nicht geholfen.

Zu einer vollständig befriedigenden Beantwortung der Frage, welche Einrichtungen wegen des Studiums der Psychiatrie zu treffen sind, werden schwerlich die gelangen, welche in den Seelenstörungen nur Nervenkrankheiten sehen. Diese glauben die Sache damit abgethan, dass man die psychiatrische Klinik den andern Kliniken analog einrichtet. Damit ist aber nicht geholfen. Wer es lernen will, Seelenstörungen zu erkennen und zu behandeln, der muss eine ganz andere Zeit darauf verwenden, als auf andere Krankheiten.

Je richtiger unsere Erkenntniss von der Natur der Seelenstörungen ist, um so eher gelangen wir dahin, sie zu heilen und das Loos dieser Kranken zu verbessern. Wir haben zu zeigen versucht, dass dies durch eine fehlerhafte Theorie nicht erreicht wird und werden später noch Gelegenheit finden, dies näher zu begründen. Wir glaubten nur da, wo im Allgemeinen von der vorliegenden Aufgabe die Rede ist, vor einer Richtung warnen zu sollen, welche zu folgeschweren Irrthümern führt.

Für die Wissenschaft mag die Aufstellung von Theorien ihren Werth haben, da aber, wo es gilt, solche Anstalten ihrer Vervollkommnung entgegen zu führen, da reichen sie nicht aus. Sie mögen wohl Handlangerdienste thun, können aber den Grund nicht bilden, aus welchem des Lebens goldner Baum hervorwachsen soll. Was die Anstalten geworden sind, verdanken wir keinem theoretischen pathologischen Lehrsatz. Ein solcher allein wird auch zu dem, was sie weiter werden sollen, nicht zu helfen vermögen.

X. Wärterdienst.

Unter den Aufgaben, die Anstalten gegen die Vorwürfe und Anklagen sicher zu stellen, welche in unserer Zeit gegen sie erhoben werden und überhaupt um deren Wirksamkeit zu fördern, steht die Sorge für gute Wartung der Kranken, für Ausbildung tüchtiger Wärter oben an. Einer weiteren Ausführung hiervon bedarf es nicht, weder für Aerzte, noch für Laien. Aus den Mängeln, welche in dieser Beziehung bestehen, hat man gerade die bittersten Angriffe auf die Anstalten abgeleitet. Wir sind weit entfernt, sie alle für unbegründet zu erklären. Wir wissen nur zu gut und fühlen nur zu schmerzlich, wie Manches, wie Vieles hier noch fehlt — aber viele von jenen Anklagen sind übertrieben. Und wenn Mängel zu verbessern sind, erreicht man dies so sicher, wenn man die Pflege und Wartung der Irren Familien übergiebt, über welche man nur eine sehr unvollkommene Aufsicht führen kann und auf welche man nur eine beschränkte Einwirkung hat? Wird man nicht besser zum Ziele kommen, wenn man Wärter, die man unter Augen hat, zu ihrem Berufe zu erziehen und auszubilden sucht?

War es immer eine schwere Aufgabe, gute Wärter zu erhalten, so ist dies in unsern Tagen noch viel mehr der Fall, einmal, weil allenthalben die Arbeitslöhne sehr gesteigert worden sind, sodann wegen der in unserer Zeit überall hervortretenden Richtung nach einem uneingeschränkten Leben und weil der Sinn für das Dienen den Leuten sehr abhanden gekommen ist. Aus vielen Anstalten sind desshalb ernste Klagen laut geworden, da und dort haben sich schon Anklänge an das Strikemachen gezeigt. Etwas dagegen kann wohl durch Erhöhung der Gehalte erreicht werden, noch viel wichtiger aber ist es, dass man unter dem Wärterpersonal den rechten Geist zu wecken sucht. In der 4. Jahresversammlung der schweizerischen Irrenärzte im Jahre 1867, mitgetheilt im 25. Band unserer Zeitschrift, Seite 420, hatte Dr. Binswanger das Referat über Heranbildung eines tüchtigen Irrenwartpersonals, in welchem unter 8 Nummern beachtungswerthe Vorschläge mitgetheilt werden. Auch wir möchten in Folgendem unsern Beitrag zur Lösung dieser hochwichtigen Aufgabe liefern.

Unter den Mitteln hiezu stellen wir in die erste Linie die Erziehung und Ausbildung. Gewöhnlich geschieht dies in der Anstalt selbst unter ärztlicher Anleitung und durch das Beispiel älterer und geübter Wärter und gewiss oft mit gutem Erfolg. Mit besserem aber würde es geschehen, wenn ein methodischer Unterricht vorausgienge. Man verlangt von einem Krankenwärter Leistungen, welche er gelernt haben muss, wozu Belehrung nöthig ist, was, wenn er im Dienste steht, nicht so leicht durchführbar ist. Und dann sind der Aufgaben eines Wärters so viele und so verschiedenartige, dass sie, wenn sie gleichzeitig an die Neueintretenden gestellt werden, bei Manchen einen überwältigenden Eindruck hervorrufen würden. Da sind es die Forderungen des Haushalts, der Reinlichkeit, die genaue Beobachtung der Hausordnung, dann die Aufsichtführung, die für die Behandlung der Irren gegebenen Vorschriften, deren Befolgung durch das Verhalten dieser Kranken oft sehr erschwert ist, die Gemüthsbewegungen, denen die welche mit solchen Kranken umgehen, ausgesetzt sind, endlich die zur Krankenwartung gehörigen speciellen Dienstleistungen. Ist es zu verwundern, wenn in der Erlernung dieses Berufes Lücken entstehen? Gerade die, welche ihn recht gewissenhaft erfassen möchten, werden zurückgeschreckt. Sollte es sich da nicht der Mühe lohnen, dass man der Uebernahme des Dienstes eine Zeit vorangehen lässt, in welcher die einzelnen Theile nach einander, die leichteren zuerst gelehrt werden, um eine allmälige und gründliche Aneignung möglich zu machen? Diese Erwägungen haben hier den Gedanken an Errichtung einer Wärterschule wach gerufen, für welche der erste Schritt durch Sammlung von Beiträgen bei dem 25jährigen Dienst-Jubiläum des Directors der Illenauer Anstalt geschah. Dieselben wurden vermehrt als der zweite Arzt, und dann als die Anstalt dasselbe Fest feierte. In das Leben wird das schöne Unternehmen wohl erst dann treten können, wenn die Mittel zur Erbauung eines eigenen Hauses ausreichen sowohl für die Wärterschüler, welche in der Anstalt doch nicht Raum finden würden, als auch für die Aufnahme gewöhnlicher leiblicher Kranker. Die Aufgabe der Wärterschule würde nämlich durch die Verbindung mit einem kleinen Spital wesentlich gefördert werden, weil es in der Anstalt oft an bettlägerigen Kranken und also auch an Gelegenheit fehlt, den Dienst bei denselben kennen zu lernen. Von dem weiteren Gewinne, welchen ein kleines Spital den Anstaltsärzten bringen würde, wird unten die Rede sein.

Noch sind die Grundzüge für die innere Organisation eines solchen Instituts nicht festgestelt. Wir verhehlen uns auch nicht, dass dabei, da beide Confessionen betheiligt sein sollen, manche Schwierigkeiten zu überwinden sind. Wir möchten aber glauben, dass in Illenau, wie nicht leicht an einem andern Orte die Gelegenheit zur Ausbildung von Krankenwärtern gegeben ist, dadurch dass hier Kranke aller Art, Körper- wie Seelen-Kranke verpflegt werden, dass hier Alles, was zum Hospitaldienst gehört, gelehrt und gelernt werden kann, dass der Unterricht in der Krankenwartung von Aerzten, in den religiösen Pflichten von Geistlichen geleistet werden kann, welche auf diesem Gebiet erfahren sind und dass es an geübten trefflichen Wärtern nicht fehlt, deren Beispiel nur wohlthätig wirken kann. Wir denken uns, dass die Schüler zuerst, in den wir möchten sagen, mechanischen Dienstleistungen unterrichtet werden, dass sie lernen, Betten zu besorgen, das Zimmer zu reinigen und zu lüften — bei den Wärterinnen kommt das Kochen und Waschen hinzu -- und dass man dann erst zum eigentlichen Krankendienst übergeht und auch hier vom Leichteren zum Schwereren.

Die Illenauer Wärterschule beabsichtigt keineswegs die der Krankenpflege gewidmeten religiösen Genossenschaften in beiden Confessionen zu ersetzen. Wer das segenvolle Wirken derselben kennen gelernt hat, wird ihrem Gedeihen kein Hinderniss bereiten wollen. Für unsere Anstalten passen sie nicht, weil barmherzige Schwestern und Diakonissinnen mit ihren Mutterhäusern in Verbindung bleiben und von ihnen abhängig sind, was bei unsern Wärterinnen nicht der Fall sein darf, abgesehen davon, dass das Zusammensein von Genossenschaften der beiden Confessionen manche Bedenken haben möchte. Wir übersehen auch nicht die manchfachen Bemühungen für eine verbesserte Krankenpflege, welche wir der hohen Protectorin des badischen Frauenvereins, unsrer durchlauchtigsten Grossherzogin Luise, verdanken. Unverkennbar sind die Dienste, welche die in den Karlsruher Spitälern und in der Heil- und Pflegeanstalt Pforzheim ausgebildeten Krankenwärterinnen geleistet haben. Wir möchten dazu auch das Unsere beitragen, um der leidenden Menschheit zu einer grossen Wohlthat zu verhelfen. Wie Vieles ist hier noch zu thun und wie gross und dringend das Bedürfniss nicht allein für diese Anstalten, sondern für das Gemeinwohl überhaupt!

Den in unsrer Schule gebildeten Wärtern, welche während

ihrer Lehrzeit ihren Unterhalt auf eigene Kosten bestritten haben, wird es frei stehen, wem sie ihre Dienste widmen wollen. Aus denen, welche auf Kosten der Wärterschule unterrichtet worden sind, würde man sich die tauglichsten für den Anstaltsdienst auswählen. Auf diese Weise würden nicht nur für die Anstalt, sondern für das Land der Krankenpflege kundige Personen gewonnen werden. Ist doch schon von erlauchter Seite der Wunsch ausgesprochen, dass es an keinem Orte an einer geübten Krankenwärterin fehlen möchte. Welch grossen Antheil an dem glücklichen Erfolg der Kur Geisteskranker die Wärter und Wärterinnen haben, bedarf keiner Ausführung. Es werden darum Alle, welche sich berufen fühlen, für die Weiter-Entwicklung der Irren-Anstalten einzutreten, auch diesem Gegenstand ihre Aufmerksamkeit zuwenden. Was würde es frommen, wenn man die Aerzte in der psychischen Medicin noch so gründlich unterrichtet hat und es fänden diese keine tauglichen Organe ihre Anordnungen zu vollziehen!

Die grösste Schwierigkeit wird in der Auffindung geeigneter Personen liegen, und diese nur dann überwunden werden, wenn man und zwar in allen Kreisen der Gesellschaft es als eine Pflicht ansehen lernt, der Kranken sich hilfreich anzunehmen.

Uebrigens haben wir uns bisher hier, wie an vielen andern Orten in andrer Weise zu helfen gesucht und erfreuen uns, wie manche Wünsche auch übrig sind, der Mitwirkung erfahrener und pflichttreuer Wärter und Wärterinnen, die nur das Kleid nöthig hätten, um einem geistlichen Orden Ehre zu machen.

In manchfacher Weise suchte man diese wichtige Aufgabe zu lösen.

Ein gedruckter Aufruf (s. S. 51), in welchem die Eigenschaften und Bedingungen für diesen Dienst verzeichnet sind, wird an Geistliche, Aerzte und andere Freunde unserer Anstalt vertheilt, mit der Bitte uns geeignete Subjecte zuzuweisen. Diese werden wenn sie sich persönlich melden, soweit möglich über ihre Fähigkeit geprüft, sodann in eine Exspectantenliste eingetragen und in der Anstalt herum geführt, damit sie den Dienst kennen lernen.

Soldaten zum Wärterdienst zu verwenden, sind wir nicht abgeneigt, nur aber haben wir gebeten, dass wir nicht verpflichtet seien, diese Stellen nur mit Soldaten besetzen zu müssen, sondern dass die Auswahl uns frei gelassen werde, was auch genehmigt wurde. Gut ist es, wenn im Wärterstand die gebräuchlichsten Handwerke vertreten sind.

Wünschenswerth ist es allerdings, dass es die Liebe zu diesem Berufe ist, welche uns Wärter und Wärterinnen zuzuführt. Wir haben diese Erfahrung schon machen dürfen, aber es muss auch durch die äusseren Verhältnisse eine Anziehungskraft ausgeübt werden und das Gehalt diesem Dienst entsprechen. Früher war dies mehr der Fall. Die mit dem Wärterdienst verbundenen höheren Gehalte übten eine starke Anziehung aus. Dies hat sich, seitdem die Arbeitslöhne ausserhalb gesteigert sind, verändert. Es ist deshalb der Antrag auf Erhöhung der Gehalte gestellt. Gut ist es, wenn nicht sogleich das volle Gehalt gewährt, sondern allmälig damit gestiegen wird. Zur freien Station (Kost, Wohnung, Holz, Licht, Wäsche, ärztliche Behandlung und Arzneien) sollen die Wärter zum Beginn vorerst erhalten: statt wie bisher die Wärter 100 fl. und die Wärterinnen 60 fl., künftig 120 und 72 fl., nach 2—3 Jahren 150 und 100, nach 4—5 Jahren 180 und 130, nach ca. 7 Jahren 210 und 150 fl.

Es sollen nur ledige Wärter angenommen werden, doch können einzelne Heiraths-Erlaubniss erhalten, zunächst die Oberwärter, der Hausmeister, die Wärter, welche den Werkstätten vorstehen. Die Zahl derselben muss jedoch aus nahe liegenden Gründen beschränkt bleiben. Dieselben erhalten ein höheres Gehalt von 500 fl. und darüber bis 650 fl. Bei den gesteigerten Preisen aller Lebensmittel muss natürlich eine Erhöhung gewünscht werden. Etwas besser stellen sich die Wärter, welche Kost und Wohnung um einen niedern Anschlag von der Anstalt beziehen.

Ausser dem ständigen Gehalt werden mit Bewilligung der Regierung Remunerationen vertheilt, bei welchen die verheiratheten Wärter und die, welche den schweren Dienst haben, vorzugsweise berücksichtigt werden.

Die für die Wärter bestimmten Geschenke fliessen in eine

gemeinsame Kasse, und werden am Ende des Jahres durch den Director vertheilt.

Aus diesen Geschenken ist eine Reservekasse gebildet, aus welcher Wärter und deren Angehörige in besonders dringenden Fällen unterstützt werden sollen.

Ein richtiges Hilfsmittel um gute Wärter zu erhalten ist die Bewilligung von Ruhegehalten oder Pensionen an die, welche im Dienst alt oder unbrauchbar geworden sind. Auf der Versammlung der psychischen Aerzte zu Dresden wurde von Voppel der Antrag gestellt und genehmigt, dass unter Beihülfe und Mitwirkung des Staates Pensionskassen für Wärter errichtet werden (Supplementheft zum 25. Band der Zeitschrift S. 78). Nach dem ninth annual report of the general board sind in Schottland die Directoren der privilegirten Asyle gesetzlich autorisirt nach wenigstens 15jähriger Dienstzeit und nach dem 50. Lebensjahr ein Ruhegehalt zu gewähren.

Im Grossherzogthum Baden ist die Pensionsfähigkeit der Wärter so wie anderer s. g. niederer Diener schon längst ausgesprochen. Nach 10jähriger Dienstzeit kann ein Drittel (minimum 72 fl.), nach 15 Jahren die Hälfte des Gehaltes (minimum 150 fl.) als Pension bewilligt werden. Die Wittwen und Hinterbliebenen der in der Anstalt verstorbenen Wärter erhalten aus der Civildiener-Wittwenkasse, zu welcher die Wärter beitragen, eine Pension und zwar die Hinterbliebenen der Oberwärter 116 fl. 40 kr., die der Wärter 81 fl. 40 kr.

Noch in andrer Weise ist man für Hebung des Wärterstandes bemüht. Wärter, welche ihren Dienst 25 Jahre lang zur Zufriedenheit ihrer Vorgesetzten versehen haben, erhalten von der Regierung und aus Illenau ansehnliche Geschenke. Der Tag selbst wird festlich begangen. Solche Feste haben in Illenau 29 männliche und weibliche Mitglieder des Wartpersonals *) gefeiert. 3 von diesen Jubilaren sind gestorben.

*) Auch sonst ist der Stand der Wärter ausgezeichnet worden. Im Jahr 1845 wurde der inzwischen gestorbene Oberwärter Wiloth und bei Gelegenheit des Anstalts-Jubiläums (1867) Oberwärter Vollmer mit der silbernen Verdienstmedaille dekorirt. Der Letzte empfing sie bei der Feier des 25jährigen Anstalts-Jubiläums unmittelbar aus der Hand des Grossherzogs.

Jeder Wärter erhält ein Exemplar der Hausordnung, der Wärter-Dienstanweisung und der Anleitung zum Krankenwart-Dienst, worin schon öfter von den Aerzten Unterricht ertheilt und Prüfung abgehalten wurde. Auch die Geistlichen haben wöchentlich eine Stunde zur Belehrung der Wärter und der Wärterinnen bestimmt.

An den Sonntag Abenden bleiben die Wärter in der Anstalt. Die Wärterinnen dürfen überhaupt allein nicht ausgehen, sondern machen gemeinschaftlich an den Sonntagen einen Ausgang.

Durch eine vorgeschriebene Dienstkleidung sucht man dem Luxus zu steuern.

XI. Aerztlicher Dienst.

Wenn man schon hat hören müssen, dass gute Wärter fast noch weniger entbehrlich seien als gute Aerzte, so ist schon damit das Bedürfniss der letzteren unwiderleglich ausgesprochen, denn ohne sie wird man keine guten Wärter erhalten.

Aber überhaupt ist ja ärztliches Wirken die Seele der Irrenanstalten.

Wir enthalten uns, alle die Eigenschaften aufzuzählen, welche dem Arzte einer solchen Anstalt, namentlich dem Dirigirenden eigen sein müssen. Des Dichters Wort: „Nicht Kunst und Wissenschaft allein" hat hier seine volle Geltung. Wahr ist es allerdings, dass der Forderungen für einen solchen Posten sehr viele und sehr verschiedenartige sind, und es kann wohl sein, dass dieser Umstand vielleicht unbewusst in den Gegnern unsrer Anstalten das missliebige Urtheil gegen dieselben herbeigeführt und den Wunsch rege gemacht hat, an ihre Stelle Institute ganz anderer Art zu setzen, für welche jene Forderungen unnöthig sind. Es soll auch unbestritten sein, dass wer einer Professur vorstehen und der ärztlichen Praxis nachgehen will, nicht auch zugleich ein Anstalts-Director sein kann. Von diesem Standpunkt ist es nur consequent, wenn man einen solchen Oberarzt nicht in der Anstalt wohnen lassen will. Wir aber halten dies für unerlässlich. Wenn in einer Irrenanstalt, und zwar ebenso wohl in den Pflege- als in den Heilanstalten, der Heilzweck den obersten Grundsatz bilden soll, so kann dies nur geschehen, wenn alle Vorgänge vom Arzt überwacht sind, wenn der Oberarzt beständig oder doch die meiste Zeit des Tages in der Anstalt anwesend ist, wenn er in ihr wohnt. Dass Griesinger dies nicht fordert, erregt, wie schon oben angedeutet wurde, trotz aller Bewunderung für seine grossen Verdienste auch Brierre de Boismont's Erstaunen. Er sagt darüber: quarante sept années passées au milieu de ces malades, nous ont persuadé que le médecin seul était capable de conduire un pareil établissement, soit pour la direction de l'aliéné, son hygiène morale et physique, soit pour sa sureté, celle des autres, son bien-être, son étude médico-psychologique et légal; car les meilleures notions sur l'état mental du fou ont été puisées dans les asiles par leur observation quotidienne."

Zum Theil aus demselben Grund, aber auch aus andern Gründen darf der leitende Arzt einer solchen Anstalt auch keine Professur bekleiden. Schon die regelmässige längere Abwesenheit eines solchen Director-Professors aus der Anstalt wirkt nachtheilig. Noch bedenklicher aber ist es, dass man alsdann genöthigt ist, immer einen Mann zu suchen, der den Forderungen dieser Doppelstellung gewachsen ist. Wir haben schon früher auf die Unzulässigkeit aufmerksam gemacht, beide Aufgaben in einer Person zu vereinigen. Wir werden später darauf zurückkommen. Hier genügt es, für den ärztlichen Vorstand einer solchen Anstalt zu fordern, dass er ihr seine Zeit und Kraft ungetheilt zuwende und dass er so wenig als eine grosse Privatpraxis, eine Professur übernehmen dürfe.

Eine weitere Bedingung für eine erfolgreiche Wirksamkeit des dirigirenden Arztes ist es, dass ihm die Leitung der Anstalt in jeder Beziehung übertragen und überlassen ist. Der Hauptsache nach ist dies in den meisten deutschen und wohl auch in vielen auswärtigen Anstalten der Fall, aber recht eingedrungen in das Bewusstsein, ganz allgemein anerkannt ist diese Forderung noch nicht. Selbst Aerzte haben in der wohlmeinenden Absicht, den mit vieler Arbeit überladenen Oberarzt von dem Beiwerk der administrativen Geschäfte zu entlasten, vorgeschlagen, ihm dafür einen Gehilfen in coordinirter Stellung beizugeben, wie dies auch in manchen Anstalten wirklich der Fall ist. Dieser Vorschlag würde nur dann Beachtung verdienen, wenn damit, dass die unmittelbare Leitung der Anstalt dem ersten Arzt übertragen wird, auch die Verpflichtung für ihn bestünde, zugleich in der Administration thätig zu sein. Dem braucht aber nicht so zu sein. Die Leitung des Ganzen wird für ihn verlangt, nicht dass er in Dingen des Haushalts selbst Hand anlege, sondern desshalb, dass in diesem Gebiet nur das geschehe, was durch den Heilzweck geboten ist. Nicht der ärztliche Director, sondern der Verwalter oder Inspector hat den Haushalt zu besorgen, aber nicht selbständig, sondern nur in der durch den Heilzweck beschränkten Richtung. Hiefür ist der Director verantwortlich, für das Detail der Ausführung der Verwalter.

Wir glauben, dass unserm Jacobi das Verdienst gebührt, diesen Punkt festgestellt zu haben. Schon desshalb ist nöthig, dass der Director in der Anstalt wohne.

Die Zahl der Hilfsärzte richtet sich nicht nur nach der Zahl sondern auch nach der Natur der Kranken. Wo die Anstalten auch zur Aufnahme der Kranken aus den höheren Ständen bestimmt sind, sind mehr Aerzte nöthig. Auch wird nicht ausser Acht gelassen werden dürfen, dass den Aerzten Zeit zum Studium und zu wissenschaftlichen Arbeiten bleibe.

Was die Stellung der Aerzte unter einander betrifft, so muss ihnen auf der einen Seite eine gewisse Selbständigkeit eingeräumt, auf der andern müssen sie für manche Dinge an die Berathung mit dem Director gebunden sein, was sich bei gegenseitigem Vertrauen und gutem Willen ohne detaillirte Instructionen wird herstellen lassen.

Unwiderrufliche Anstellung, s. g. Staatsdienerpatent, wird nicht nur für den ersten, sondern auch für den ihn ersetzenden zweiten Arzt nöthig sein. In Illenau ist dies, was als ein Vorzug angesehen werden darf, auch bei dem dritten der Fall. Die übrigen Aerzte werden auf den Vorschlag des Directors von der Behörde angestellt.

Der Gehalt muss den Anforderungen entsprechen, welche an einen solchen Beruf gemacht werden. Auch für die jüngeren

Aerzte muss eine Belohnung ausgeworfen werden, welche im Stande ist tüchtige Kräfte anzuziehen und festzuhalten.

Ein wichtiger Punkt ist, dass den Aerzten der Anstalt, welchen ihr Beruf die Uebernahme von Privatpraxis nicht gestattet, Gelegenheit gegeben werde, ohne grossen Zeitaufwand in der übrigen Medicin sich umzusehen. Die der Zunftstellung beschuldigten Aerzte unsres Fachs haben schon längst es gefühlt, dass zur Erkenntniss und Behandlung der psychischen Krankheiten die Diagnose der ihnen zu Grunde liegenden somatischen Krankheiten gehört. Sie sind es, welche die Erfahrung gemacht haben, dass ihre Kollegen im übrigen ärztlichen Stand in einzelnen Fällen, in welchen psychische Krankheiten zum Ausbruch gekommen sind, bedeutende körperliche Leiden übersehen hatten und fühlen lebhaft das Bedürfniss einer stetigen Ausbildung in der Gesammt-Medicin. Es ist daher in Illenau eine Art ambulatorischer Klinik eingerichtet worden. An gewissen Tagen kommen Kranke der Umgegend, um sich ärztlichen Rath zu holen. Aus einer aus milden Beiträgen gebildeten Kasse — in welche die Aerzte den Ertrag ihrer Praxis fliessen lassen — werden für arme Kranke die Kosten der Arzneien bestritten. Die Zahl dieser Kranken, welche das Jahr hindurch in Illenau Hilfe suchen, ist nicht gering. Manche Krankheitsfälle kommen dadurch zur Beobachtung. Ungleich reichere Ausbeute würde es geben, wenn mit der Anstalt ein kleines Spital in Verbindung gebracht würde, das wir oben für die Wärterschule vorgeschlagen haben. Abgesehen von der Wohlthat, welche dasselbe der Umgegend bringen würde, wäre den Anstaltsärzten die Möglichkeit gegeben, mit dem geringsten Zeitverlust andere Kranke zu beobachten.

Eine wichtige Aufgabe für die Aerzte der Anstalt ist es, sich mit den Aerzten des Landes in Verbindung zu setzen. Es ist so wichtig, dass uns von diesen über die Kranken, welche in die Anstalt aufgenommen werden, genaue Krankheitsgeschichten zukommen, aber auch nothwendig, dass sie von den Kranken, welche entlassen werden oder in der Anstalt gestorben sind, durch die Aerzte der Anstalt Berichte erhalten, wodurch die Bekanntschaft mit diesem Fache in erfreulicher Weise gefördert wird.

Ein weiterer Gewinn hiervon ist die Pflege der Gemeinschaft zwischen den Aerzten des Landes und denen der Anstalt, wozu bei uns namentlich der badische staatsärztliche Verein in dankenswerther Weise mitgewirkt hat. Zweimal schon, 1854 und 1868 hat derselbe seine Jahresversammlungen in Illenau gehalten.

Für die Aerzte der Anstalt giebt es aber noch eine andere Gemeinschaft zu pflegen. Es ist die mit den Aerzten anderer Anstalten. Die, welche vor bald einem halben Jahrhundert in diesem Berufe standen, gedenken gern des freundlichen und freundschaftlichen Bandes, in welchem die Anstaltsärzte jener Zeit unter sich verbunden waren und durch eine sorgsam gepflegte Gemeinschaft das schöne Werk zu fördern suchten. Es war die Zeit als die besseren Anstalten entstanden. Statuten hatte dieser Verein keine, aber die Verbindung war darum doch eine fruchtbare, die Kollegen waren zugleich Freunde. Von den Bergmann, Damerow, Flemming, Hayner, Jakobi, Jessen, Martini, Ruer, Zeller waren einzelne unter sich, mehrere mit den Meisten näher verbunden. Aufrichtig dankbar bin ich für das viele Freundliche, was mir durch diese Zierden unseres Faches, unter denen ich theuere Freunde zähle, zu Theil geworden ist, den Heimgegangenen bewahre ich ein treues Andenken. —

Als die Kreise der Arbeiter weiter wurden, da konnten natürlich nicht mehr Alle so innig unter sich verbunden sein, wie dies bei Wenigen der Fall war, doch waltete in dem Verein, namentlich unter den Mitgliedern des Vorstandes nicht bloss ein kollegialischer, sondern ein freundschaftlicher Charakter vor bis zum Jahr 1867 in der Versammlung zu Heppenheim, wo er verloren ging. Es war versäumt worden, die Aufnahme der Mitglieder unter eine gewisse Controle zu stellen, um fremdartige Elemente von dem Verein fern zu halten. Es werden indessen Alle, denen das Wohl der Kranken und die Förderung ihrer Interessen am Herzen liegt, ernstlich bemüht sein, durch treues Zusammenwirken zur Lösung der hier vorliegenden grossen Aufgaben beizutragen. Es sind deren so viele oder wohl noch mehr als diese Schrift Abschnitte zählt, wobei die speciell ärztlichen in das Gebiet der

Pathologie und Therapie gehörigen sowie alle psychologischen Fragen nicht mitgerechnet sind. Mehrere sind schon Gegenstand der Verhandlungen gewesen. Eine Zusammenstellung wäre jedenfalls interessant. Es würde sich dabei herausstellen, nach wie vielen Richtungen hin unser Fach sich erstreckt, wie viele Punkte im staatlichen und gesellschaftlichen Leben der Beleuchtung und Festsetzung bedürfen. Durch Einzelne wird dies kaum in wirksamer Weise geschehen können. Es bedarf dazu der Associationen. Nur von den aus ihrem Schooss hervorgegangenen Beschlüssen werden Regierungen und gesetzgebende Versammlungen Notiz nehmen. Es scheint, als ob dies in anderen Ländern mehr geschehen sei als bei uns. Namentlich hat die Association der nordamerikanischen Irrenärzte über mehrere Themata vollständige Programme ausgearbeitet, welche nicht ohne Wirkung geblieben sind. Wir beziehen uns auf das, was in der Vorrede hierüber gesagt ist. Wir glauben, dass, wenn wir etwas erreichen wollen, eine bestimmte Organisation der Vereine und ihrer Versammlungen nöthig ist. —

Die Versammlungen des Hauptvereins müssen jährlich einmal, die der Zweigvereine, welche durch Lährs Vermittlung in das Leben gerufen worden sind, mindestens zweimal im Jahr statt haben. Für die letzten ist ein bestimmter Ort und wo möglich auch eine bestimmte Zeit zweckmässig. Wenn es sein kann, dass sie an dem Sitz einer Regierung statthaben, so dass ein Mitglied derselben bei den Verhandlungen über Gegenstände der Verwaltung und Gesetzgebung Antheil nehmen kann, so würde dies der guten Sache nur förderlich sein. Manche Ergebnisse unseres Faches werden eben nur dann Geltung erlangen und verwerthet werden können, wenn sie zum Verständniss derer gelangen, von welchen Verordnungen und Gesetze erlassen werden. Wir können nicht verlangen, dass unsere aus den Fortschritten der Psychiatrie hervorgegangenen Wünsche und Anliegen von den Behörden befriedigt werden, wenn sie ihnen nicht nahe gebracht werden. Dies wird aber nur dann geschehen, wenn Mitglieder der Verwaltungs- und Justiz-Behörden den Verhandlungen in den Vereins-Versammlungen anwohnen und bei den Discussionen sich betheiligen.

Es darf gehofft werden, dass manche Missverständnisse, über die man sich jetzt von beiden Seiten beklagt, alsdann ausgeglichen werden. —

Die Versammlungen des Hauptvereins werden sich, wie dies seither der Fall war, am besten den Naturforscher-Versammlungen anschliessen, entweder an demselben Ort oder wenn sich in nächster Nähe eine Irrenanstalt befindet, an dem Ort derselben. Nur müsste die Versammlung der Psychiater vor der der Naturforscher statthaben. Einen bestimmten Ort für diese Versammlungen zu wählen, an welchem sie in jedem Jahr gehalten werden, wie vorgeschlagen wurde, möchte sich weniger empfehlen, weil alsdann die diesem Ort fern wohnenden Anstaltsärzte gegen die in der Nähe verkürzt sein würden. Aus Anstalten, welche sich in der Nähe des Versammlungsortes befinden, können nicht nur die einzelnen Anstaltsärzte, sondern aus einer Anstalt deren mehrere leichter Antheil nehmen, was denen, welche vom Sitz der Versammlung weit entfernt sind, nicht wohl möglich ist. Dadurch, dass dieser bald im Norden, bald im Süden, bald im Osten, bald im Westen Statt hat, wird eine wohlthätige Ausgleichung herbeigeführt. Die Städte Innsbruck, Rostock, Leipzig, Wiesbaden, wo in den letzten Jahren die Naturforscher-Versammlungen tagten, sind so gelegen, dass jede ihren eigenen Rayon hat. In jedem Jahr kommen immer wieder andere Anstalten dem Versammlungsort nah zu liegen. Sodann empfiehlt sich das Anreihen an die Naturforscher-Versammlungen auch dadurch, dass manche Anstaltsärzte an derselben Antheil nehmen möchten, aber nicht in der Lage sind zwei Reisen zu unternehmen.

Wenn die psychiatrische Hauptversammlung sich mit den auf das Anstaltswesen, auf die Irrenfürsorge und auf die Gesetzgebung in diesem Gebiet bezüglichen Gegenständen befasst, dann bedarf es keiner psychiatrischen Section auf den Versammlungen, sondern es könnte Alles, was sich auf pathologische Anatomie, auf Pathologie und Therapie der psychischen Krankheiten bezieht, in den betreffenden Sectionen der Gesammt-Medicin vorgebracht und damit dem Vorwurf der Sonderstellung wirksam begegnet werden, (s. oben Abschn. V). Den psychischen Aerzten kann es nur Gewinn bringen, wenn in solcher Weise die Gemeinschaft mit der übrigen Medicin vermittelt wird.

Die Gegenstände, welche in den einzelnen Versammlungen zur Sprache kommen, sowohl in denen des Hauptvereins als in denen der Zweigvereine, sollten jedesmal schon in der vorhergehenden Versammlung ausgemacht sein und auch der Referent sowie der Correferent bezeichnet werden, so dass die Vorträge nicht nur gehörig vorbereitet sind, sondern auch alle Mitglieder zum Voraus wissen, wovon die Rede sein wird. Es würde sich empfehlen, dass die einzelnen Zweigvereine mit den gleichen Thematen sich beschäftigen und dass diese dann in der Versammlung des Hauptvereins zur Schlussverhandlung kommen. Jedenfalls würde eine bestimmte Organisation der Vereine und ihrer Versammlungen viel dazu beitragen die Ergebnisse unseres Faches praktisch zu verwerthen. Die Stimme des Einzelnen verhallt. Vereinte Kraft wird zum Ziel führen. —

XII. Mitwirkung der Geistlichen.

Die Frage, ob Geistliche zur Mitwirkung an der Behandlung Seelengestörter zuzulassen seien, und ob und in wie weit — was mit der ersten Frage nicht verwechselt werden darf — das religiöse Bedürfniss der Kranken in den Irrenanstalten beachtet und gepflegt werden dürfe, wird verschieden beantwortet. Einfluss hierauf hat ohne Zweifel die Richtung der modernen Psychiatrie und des Zeitgeistes überhaupt. Wenn man das Wesen der Seelenstörungen damit für erschöpft hält, dass man sie für Krankheiten des Gehirns und des Nervensystems erklärt — und es ist dies nicht bloss eine isolirte Auffassung Griesinger's, auch im Vorwort zum XXVII. Band der Allgemeinen Zeitschrift für Psychiatrie ist ausgesprochen, dass die Geisteskrankheiten nur als Nervenkrankheiten ihrem Wesen nach begriffen werden können — dann wird man freilich kein grosses Gewicht auf die Mitwirkung der Geistlichen legen können, obwohl man sie an vielen Orten, selbst in gewöhnlichen Spitälern, nicht für überflüssig hält.

Mit dem Obigen soll aber keineswegs ausgesprochen sein, dass die Wirklichkeit diesen psychiatrischen Anschauungen entspreche. Der Wahrheit zur Steuer muss gesagt werden, dass das religiöse Bedürfniss der Irren in fast allen, der Werth der Mitwirkung der Geistlichen in sehr vielen Anstalten beachtet wird. Immerhin besteht in der Art, wie dies ins Leben tritt, eine grosse Verschiedenheit. In einigen Anstalten werden die Geistlichen mehr nur geduldet. Von einer deutschen Anstalt erzählt Dr. Gehewe im XXVIII. Band unsrer Zeitschrift, dass die Geistlichen den Gottesdienst im Betsaal der Anstalt halten, wo auch oder im Empfangzimmer die Unterredung mit einzelnen Kranken stattfinde. In die Kranken-Abtheilungen würden aber die Geistlichen wo möglich nicht zugelassen. In andern dagegen und zwar in solchen, in welchen der eigentlich ärztliche Standpunkt streng gewahrt wird, sieht man in der Mitwirkung der Geistlichen eine wesentliche Ergänzung der ärztlichen Leistungen. Jacobi, bei dem doch gewiss keine mystisch nebulose Auffassung der Seelenstörungen statt gehabt hat, sagt in §. 12 der Dienstanweisung für die bei der Anstalt angestellten Geistlichen: „die Theilnahme der Geistlichen an der Leitung und Behandlung der Irren bietet ihnen, als Psychologen, eine ausgezeichnete Gelegenheit zu mannigfacher Beobachtung dar, die für die Wissenschaft nicht verloren gehen darf. Denn es ist gewiss von ungemeinem Interesse, dass hier zur Seite der Aerzte, deren ganze Stellung es mit sich bringt, dass sie neben den psychischen Beziehungen vorzugsweise die somatischen bei der Behandlung dieser Kranken im Auge behalten, noch andere wissenschaftlich gebildete und zumal mit der Psychologie vertraute Männer stehen, die ausschliesslich der Anstalt gewidmet, es zu einer ihrer Hauptaufgaben machen dürfen, den Ursprung und Gang der verschiedenen Seelenstörungen durch ihre mannigfaltigen Entwicklungen und die Aberrationen aller einzelnen Seelenthätigkeiten bloss von dem Standpunkte des Psychologen aus aufzufassen und zu verfolgen, und die so im Stande sind, das Bild der Krankheit blos in dieser Beziehung und ganz abgesehen von dem somatischen

Factor in sich aufzunehmen und zum Frommen der Wissenschaft aufzuzeichnen.“ Wir konnten nicht umhin, diese Stelle aus der Instruktion für die Geistlichen abdrucken zu lassen, auf die Gefahr hin, dass sie bei den Freunden der exacten Methode Anstoss erregt, sind aber gewiss, dass es Andern grosse Befriedigung gewähren wird, einer Auffassung zu begegnen, welche nicht in enge Schulweisheit eingeschnürt, grauen Theorieen huldigt, sondern des Lebens goldenen Baum liebt und pflegt. Giebt es doch Manche, welche glauben, etwas Grosses gethan zu haben, wenn sie Alles entfernen, was nicht offen vor den Sinnen liegt, denen vor Allem bange ist, was eine Tiefe hat!

Dass es aber nicht leere Worte oder nur fromme Wünsche waren, welche in dem angeführten Paragraphen enthalten sind, davon habe ich mich selbst überzeugt, als ich einer Conferenz der Siegburger Aerzte und Geistlichen anwohnen durfte, in welcher von den letzteren recht interessante Krankheitsgeschichten vorgetragen wurden. Lebhaft erinnere ich mich des Eindrucks, welchen die Auffassung der Geistlichen auf mich hervorgebracht hat. Wie in Siegburg so wird in Winnenthal und in Klingenmünster und gewiss auch in andern Anstalten den Geistlichen in ähnlicher Weise Antheil an der psychischen Behandlung dieser Kranken gestattet.

Ein eigener Geistlicher war schon bei der im Jahr 1811 errichteten Heilanstalt Sonnenstein angestellt, aber auch bei vielen neueren Anstalten. Wir nennen nur die bei Neustadt-Eberswalde, bei Göttingen, von Privatanstalten den Schweizerhof.

In Illenau sind seit dem Beginn der Anstalt Geistliche der beiden Confessionen thätig. Dieselben versehen nicht nur den Gottesdienst, ertheilen Kranken und Wärtern religiösen Unterricht, sondern wirken in regelmässigen Besuchen gemeinsam mit den Aerzten auf die Kranken. Dass dadurch die ärztliche Wirksamkeit irgendwie gehemmt worden wäre, haben wir nicht erfahren, vielmehr das Gegentheil. Wenn die Thätigkeit der Geistlichen noch nicht in der Weise organisirt ist, wie in Siegburg, dass von ihnen Krankheitsgeschichten abgefasst wurden, so liegt die Schuld nicht an ihnen. Es ist nur im Drang der Geschäfte nicht dazu gekommen. Gewiss ist, dass in Illenau von allen Seiten die Wirksamkeit der Geistlichen als eine segenreiche anerkannt wird. Wir haben in vollem Maasse die Wahrheit erfahren, welche in dem Artikel: „Ueber die Einrichtung von Irrenanstalten“ von Jacobi (Bd. XIX des encyclopädischen Wörterbuchs) enthalten ist. Die betreffende Stelle lautet: „Wer die Unmittelbarkeit des religiösen Gefühls und seine Ansprüche anerkennt, von der Ueberzeugung und der Macht des Segens der Religion durchdrungen ist, und zugleich weiss, in wie manchen Fällen von Irresein sie mehr oder weniger ihre Rechte behauptet und von welcher unsäglichen Wichtigkeit es für viele dieser Kranken, zumal aber für die wieder zu einem helleren Bewusstsein erwachenden ist, dass ihnen die Stütze und der Trost der Religion, so wie der Schutz derselben bei ihrem Wiedereintritt in die Wirren des Weltlebens, welches bei so Vielen die Seelenstörung herbeiführte, nicht ferne sei, dem wird es schwer fasslich sein, wie man darüber zweifeln könne, ob für die Befriedigung eines solchen Bedürfnisses in einer Irrenanstalt Vorkehrung getroffen sein müsse oder nicht. Dennoch haben Viele dies nicht nur bezweifelt, sondern durchaus Alles, was auf Religion Bezug hat, von den Irrenanstalten fern gehalten wissen wollen, theils den (verkannten) Einfluss der Religion und zumal den der Geistlichen fürchtend, theils vorgebend, dass es ungeziemend und unnütz sei, Wahnsinnige zu gottesdienstlichen Uebungen anhalten oder mit religiösen Dingen beschäftigen zu wollen. Indessen hat die Erfahrung der neueren Zeit (es ist diese Stelle im Jahr 1838 gedruckt), zumal in England, so wie nicht minder in der Siegburger Anstalt, den wohlthätigen Einfluss eines regelmässigen den Umständen angepassten Gottesdienstes und einer damit verbundenen Seelsorge, unter der controlirenden ärztlichen Leitung ausser Zweifel gesetzt und unwidersprechlich dargethan, wie ein Theil der Kranken, zumal aber der der Genesung schon näher stehenden und der Reconvalescenten für den Einfluss der Religion volle Empfänglichkeit zeigt, ein diesem noch ferner stehender Theil der Kranken aber, wenn er auch augenblicklich unempfänglich für die eigentliche Bedeutung des Gottesdienstes ist, dennoch, indem er demselben beiwohnt, durch die Hervorrufung früherer Stimmungen solche günstige Eindrücke empfängt, die sich durch sein Verhalten aussprechen, während nur die geringere Zahl als durchaus unfähig für jede religiöse Einwirkung angesehen werden muss."

In einer Zeit in welcher man in unserm Fach jede andere Anschauung als die rein somatische perhorrescirt, in welcher man jede andere Untersuchung als die des Baues und der Verrichtungen des Nervensystems in das Gebiet unfruchtbarer Speculationen verweiset, in welcher man es als bedenkliche metaphysische Abschweifung erklärt, wenn man statt bloss einen Theil der menschlichen Natur diese in ihrer Totalität in's Auge fasst, in einer solchen Zeit schien es gerathen den Ausspruch über ein übersinnliches Gebiet von einem Manne mitzutheilen, der einer der ersten unter den psychischen Aerzten die somatische Natur der Seelenstörungen wissenschaftlich begründet hat und der im religiösen Leben nicht etwa einen einseitigen Standpunkt einnahm, sondern nach dem Zeugniss eines seiner verdienstvollen Mitarbeiter, Dr. Willing (ärztlicher Bericht über Siegburgs Wirksamkeit 1858) „frei war von jeglicher Parteifärbung und dieselbe Liebe für Alle im Herzen trug, absehend von jeglichem Bekenntnisse."

Wenn Jacobi sich in der obigen Stelle besonders auf die in England gemachten Erfahrungen beruft, so nennen wir hier Samuel Tuke, Burrows, Knight und Benjamin Rush, in der Voraussetzung, dass die Aussprüche dieser Fachgenossen den Kollegen der Jetztzeit schwerlich bekannt sein werden. Guislain, dessen Name in den Kreisen der psychischen Aerzte einen guten Klang hat, erklärt die Wirkungen der Religion mit Unterscheidung angewandt, in vielen Fällen für wirksamer als alle Mittel des Arztes. „Dans toute maison d'aliénés il est indispensable que le culte religieux soit observé."

Dem grössten Theil unsrer Kollegen ist es — wir werden uns nicht irren — unbekannt geblieben, wie Falret sich über diesen Gegenstand ausgesprochen hat, daher wir uns nicht versagen, aus seiner Anschauung darüber Einiges mitzutheilen. Die Frage, welche er sich vorlegt und die Antwort, welche er darauf ertheilt, lautet:

„Bis zu welchem Grade ist diese thätige Mitwirkung der

Geistlichen nützlich für die Behandlung der Seelenstörungen? Und zunächst, ist es zweckmässig ihnen freien Zugang in die Irrenanstalten zu gewähren?

Man wird nicht leugnen, dass es überall da, wo die Menschen in Gemeinschaft leben, Pflicht ist die ewigen Wahrheiten zu verkünden und zu verbreiten, aus denen die Beziehungen von Mensch zu Mensch und die des Menschen zur Gottheit fliessen. Das religiöse Gefühl ist unserer Natur eingeboren; unsere Natur selbst verlangt seine Entwickelung und Befriedigung und diese muss ihm werden, um für die Gegenwart zu beruhigen und auf die Zukunft vorzubereiten.

Sollten die Geisteskranken von dieser allgemeinen Regel ausgenommen sein? Sollte diese Ausnahme durch die Störung ihrer Intelligenz und Moral bedingt sein? Nein, wahrlich nein. Abgesehen von der Verwirrung in den Gedanken und Gefühlen sind die Geisteskranken weit davon entfernt in jeder Beziehung gestört zu sein. Keineswegs hat die Krankheit tabula rasa in ihrer intellectuellen und moralischen Natur gemacht. Bei vorurtheilsloser Prüfung der Irrenzahl findet man, dass die sehr grosse Mehrzahl der Männer und beinahe die Gesammtheit der Frauen — in verschiedenen Graden — religiöses Gefühl bewahren. Es kann natürlich verdunkelt und seine Aeusserungen können verhindert sein durch die Störung der andern Gefühle und durch die Verwirrung der Intelligenz; aber wenn man in geeigneter Weise darauf prüft, so erhellt, dass es eines der lebhaftesten der menschlichen Natur ist. Diese psychologische Beobachtung hat ausserdem die wiederholte praktische Bestätigung in gewissen Irrenanstalten gefunden. Wer an den Ausübungen des Cultus Theil genommen hat, der muss von dem durchaus passenden Verhalten, welches diese Kranken dabei beobachteten, überrascht worden sein.

Es ist daher eine Pflicht das religiöse Gefühl bei den Geisteskranken zu pflegen und ihnen gegenüber in dieser Beziehung wie in so vielen andern die allgemein massgebenden Gesichtspunkte walten zu lassen.

Aber lässt sich die Behandlung der Geisteskrankheit mit der Erfüllung dieser Pflicht vereinigen? In unsern Augen kann die Antwort auf diese Frage nicht zweifelhaft sein.

Nein, zögern wir nicht es auszusprechen, dass nicht allein die Behandlung der Geisteskrankheiten sich sehr wohl mit der Pflege des religiösen Gefühles verträgt, sondern dass vielmehr die Uebung dieses Gefühles und die Anwesenheit eines Geistlichen in einer Anstalt als werthvolle Mittel für die Heilung der Geisteskrankheiten betrachtet werden müssen. In dieser wichtigen Frage scheidet uns unsere innige Ueberzeugung völlig von der Pinels und Esquirols.

Warum in der That sollte eine Ausnahme bestehen gegenüber einem Gefühl, welches am Meisten vermag eine starke und dauerhafte Reaction zu bewirken, während doch die psychische Behandlung nichts Anderes bezweckt als die Wiederherstellung des Gleichgewichtes der Kräfte unserer Seele und während sie dafür keinen andern Hebel besitzt als die Verschiedenheit ihrer gegenseitigen Wirkung?"

Wir brechen hier ab, obwohl das Folgende ebenfalls der Mittheilung werth wäre. Gern sprechen wir bei dieser Gelegenheit dem verehrten und befreundeten Fachgenossen dem wir im XXVIII. Band unsrer Zeitschrift Worte dankbarer Erinnerung gewidmet haben, unsre innige und aufrichtige Verehrung aus, welche ihm Jeder darbringt, der es weiss, dass in allem seinem Wirken das Wohl der Kranken sein einziges Ziel war.

Uebrigens hat auch Falret, bei allem Werth, den er auf die Mitwirkung der Geistlichen legt, auf die nothwendigen Vorsichtsmassregeln aufmerksam gemacht. Nicht für alle Formen von Seelenstörung, noch für alle Stadien derselben passt die religiöse Einwirkung. Namentlich muss man im religiösen Wahnsinn damit sehr vorsichtig sein. Ebenso wird in der ersten Periode der Aufregung wenig davon zu erwarten sein. Wesentlich ist, dass die Geistlichen nicht für sich die Irren behandeln, dass es in Uebereinstimmung mit den Aerzten geschieht.

Hiezu ist nöthig, dass die Geistlichen eigens für diese Anstalten angenommen oder doch so gestellt sind, dass sie diesem Berufe die nöthige Zeit widmen können. Wenn den Geistlichen nur die Abhaltung des Gottesdienstes übertragen ist und wenn sie nur hie und da zu einem einzelnen Kranken berufen werden, so kann es leicht sein, dass sie aus Unkenntniss mehr schaden als nützen. Die Zulassung solcher Geistlichen erscheint vielen Aerzten mit Recht als bedenklich. Wir selbst würden auf die Mitwirkung von Geistlichen, wenn sie Fremdlinge in der Anstalt wären, lieber verzichten. Bei solchen wird es vorkommen, dass sie wegen Unkenntniss der eigenthümlichen Aufgabe mit den Aerzten in Competenzconflicte gerathen, von denen wir in Illenau nichts wissen. Wir haben im Gegentheil erfahren, dass durch die Geistlichen das Ansehen der Aerzte bei den Kranken nur gefördert worden ist.

Wir haben bis jetzt nur von dem Werth der Geistlichen für die Behandlung der Kranken gesprochen. Ein wichtiger Theil ihrer Wirksamkeit bezieht sich auf das, was sie für das Wartpersonal thun. Je mehr von den Aerzten die Erziehung und Heranbildung desselben als eine Grundbedingung für das Gedeihen der Anstalt erkannt wird, um so willkommener erscheint, was von den Geistlichen zu diesem Zweck geleistet wird.

XIII. No-restraint.

Nach all den zum Theil unerquicklichen Verhandlungen über das no-restraint war ich eine Zeitlang entschlossen, es nicht weiter zu berühren, sondern nur kurz meine Meinung zu sagen, zumal ich über die meisten hier vorliegenden Punkte mich auf den Ausspruch unsres verdienten Dick berufen kann, der in seiner Anzeige der Conolly'schen Schrift (Uebersetzung von Brosius) im XIX. Band der Allgemeinen Zeitschrift für Psychiatrie ein so gewichtiges und gründliches Votum abgegeben hat, aber die Erwägung, dass Manches von dem, was Dick gesagt hat, verdient wiederholt zu werden, dass in den seit jener Anzeige verflossenen Jahren doch vielleicht weitere Gesichtspunkte gewonnen worden sind, und vor Allem die hohe Wichtigkeit des Gegenstandes bestimmten mich ihn in einer psychiatrischen Zeitfragen gewidmeten Schrift nicht flüchtig zu behandeln und die Scheu zu überwinden, in Widerspruch mit den Anhängern des No-restraints zu treten, unter welchen ich hochgeachtete Kollegen und liebe Freunde zähle.

Wie Dick muss auch ich diesen Aufsatz damit beginnen, dem, was der edle Conolly für diese Angelegenheit gethan hat und dem wesentlichen Gewinn, welchen die auf Abschaffung des Zwanges gerichteten Bemühungen für die Behandlung der Irren gebracht haben die vollste Anerkennung und den wärmsten Dank darzubringen. Es ist wahr, dass auch in den Anstalten, auf welche die ergreifende Schilderung des englischen Menschenfreundes nicht anwendbar ist, noch Manches und Vieles in dieser Beziehung zu verbessern war und noch ist, dass hier eine Aufgabe vorliegt, deren Lösung fortwährend unsre Kraft in Anspruch nimmt. Wir unterlassen hier, die schweren Missstände zu schildern, welche aus einer nicht gehörig controlirten Anwendung der Zwangsmittel hervorgehen und welche das Wohl und namentlich auch die Genesung der uns anvertrauten Pfleglinge gefährden. Zahllos sind die Härten und Schädlichkeiten, welche hieraus entstehen und ich möchte gern dazu etwas beigetragen haben, dass den beredten Aufforderungen, die in Bezug hierauf ergangen sind, immer wieder neue Aufmerksamkeit zu Theil werden möge, weil der daraus hervorgehende Gewinn nicht hoch genug angeschlagen werden kann.

Für Alle, welche die Zwangsmittel abschaffen oder doch vermindern wollen, entsteht die Nothwendigkeit, die Ursachen der Aufregung oder des Zustandes zu ermitteln, weshalb man sonst zu Zwangsmitteln gegriffen hat. Es führt dies zu einer genaueren Erforschung der den krankhaften Aeusserungen zu Grund liegenden somatischen und psychischen Zustände, die sich oft leicht heben lassen. Ein kleiner, leicht zu beseitigender Schmerz vermag bei der Empfindlichkeit und Reizbarkeit dieser Kranken bekanntlich oft eine unverhältnissmässig grosse Wirkung hervorzubringen. Hier stehen zwei Wege offen. Man greift zu dem Zwangsmittel und schafft eine dauernde Verschlimmerung oder man entdeckt und entfernt den Schmerz und der Kranke wird ruhig. Oft war er gereizt, geneckt oder die Versagung eines kleinen, Andern gewährten Genusses bringt ihn in Aufregung. Wer sich nicht durch oberflächliche Erscheinungen bestimmen lässt, wer in der Beobachtung und Erforschung dieser Zustände und ihrer Ursachen eine gewisse Fertigkeit erlangt hat, wird nicht selten einen heftigen Sturm mit einem einfachen Mittel beschwören, welchen ein Andrer durch unvorsichtigen Zwang nur steigert und verlängert. Erleichtert wird dem Arzt die vorliegende wichtige Aufgabe durch tüchtige Wärter und hier gelangen wir zu einem weiteren und wesentlichen Gewinn, welchen wir den Bemühungen zur Abschaffung des Zwangs verdanken.

Man kann die Verminderung oder die Abschaffung des Zwangs natürlich nicht durchführen wollen, wenn man darin nicht durch ein tüchtiges Wartpersonal unterstützt wird. Dick stellt es als eine wesentliche Aufgabe voran, „den Geist des Wartpersonals in richtiger Abneigung gegen den Restraint zu erziehen und zu erhalten — dazu Veranlassung gegeben zu haben, ist ein wesentliches Verdienst des englischen Verfahrens." Die Wärter müssen selbst von dem Wunsch durchdrungen sein, die Lage der ihnen anvertrauten Kranken zu erleichtern, selbst darauf bedacht sein, wie man den Aufregungs-Zuständen dieser Kranken ohne Anwendung von Zwangsmitteln begegnen könne. Es setzt dies freilich eine grosse Pflichttreue und vor Allem Liebe zu dem Beruf und zu den Kranken voraus, ohne welche Eigenschaften überhaupt ein brauchbares Wärterpersonal nicht gedacht werden kann. Wo dasselbe nicht davon erfüllt ist, wo es alles Schwere fern halten und sich den Dienst so bequem als möglich machen möchte, da wird man freilich zu Zwangsmitteln auch da greifen, wo sie recht gut vermieden werden könnten. Erziehung der Wärter wird daher auch aus diesem Grunde als eine Hauptbedingung für die Wirksamkeit einer solchen Anstalt angesehen werden müssen.

Der nächste und grösste Gewinn, welchen die Sache der Irren unmittelbar aus den gegen den Missbrauch der Zwangsmittel geführten Kampf davon getragen hat, ist die Verbesserung ihres Looses. Ja, es ist wahr, nachdem schon die bessere Aera in der Geschichte der Irrenanstalten begonnen hatte, ist von den Zwangsmitteln ein weitgehender und, geben wir es zu, ein nicht selten schädlicher Gebrauch gemacht worden und nicht dankbar genug kann man es anerkennen, dass darauf aufmerksam gemacht wurde. Es ist eine heilige Pflicht, immer und immer wieder daran zu mahnen, dass die Excesse der Irren Folge von Krankheit sind, dass Alles, was entfernt nur an Strafe erinnert, hart und ungerecht, ja geradezu schädlich ist. Nur ist, was Dick ganz richtig bemerkt hat, zu betonen, dass der no-restraint und was Conolly damit in Zusammenhang bringt, nicht eine englische Erfindung ist. Vielmehr muss entschieden behauptet werden, dass der bessere Geist in der Behandlung der Irren, welcher in Conolly einen so beredten Vertheidiger gefunden hat, schon vorher in Frankreich und Deutschland der Hauptsache nach bekannt und eingeführt war. Gewiss lag es einem so edeln und wirklich bescheidenen Manne wie Conolly fern, das Verdienst Anderer zu ignoriren, seine Darstellung konnte aber doch zu dem Irrthum verleiten, als ob erst mit der Verkündigung des absoluten no-restraint der gute Geist in die Anstalten eingezogen sei. Wenn es nach Conolly's Buch den Anschein hat, als ob beide identisch seien, so müssen wir in allem Ernst dagegen protestiren, und ebenso gegen den Ausspruch Griesinger's, dass die freie Behandlung nur da eine Wahrheit sei, wo der Kranke keine Zwangsmittel sieht und wo er selbst weiss, dass ihm nie solche applicirt werden. Es ist nicht richtig, dass in einer Anstalt, in welcher noch Zwangsmittel angewandt werden, alle Härten und Missbräuche einer früheren Zeit heimisch sind, und umgekehrt werden sie nicht alle aus jeder Anstalt, die sich zum no-restraint bekennt, verbannt sein. Die Forderungen der Humanität, welche so gebieterisch für die Behandlung der Irren an uns herantreten, sind mit der Abschaffung der Zwangsmittel nicht alle erfüllt, Wir verwahren uns ausdrücklich dagegen, als ob wir diesen Ausspruch gegen Conolly und manche seiner Anhänger richten, aber hie und da mag doch die Gefahr nahe liegen, dass man mit Abschaffung der Zwangsmittel der ganzen vorliegenden Aufgabe glaubt genügt zu haben.

Für ein Unrecht müssen wir es erklären, wenn Ludwig Meyer in seinem vor zehn Jahren geschriebenen Aufsatz: „das No-restraint und die deutsche Psychiatrie“, diese in einem so zweifelhaften Licht erscheinen lässt, weil durch den ihr innewohnenden Dogmatismus die Anwendung der Zwangsmittel gerechtfertigt worden sei. Wenn auch an der Richtung unsres Faches, wie sie in den ersten Jahrzehnten unsres Jahrhunderts sich kund gab, Manches auszusetzen sein mochte, so kann es einem so scharfsinnigen Beobachter wie Ludwig Meyer nicht entgangen sein, dass die von ihm so streng beurtheilte dogmatische Psychiatrie einen nothwendigen Durchgangspunkt bildete. Wenn er sich freut, weiter gekommen zu sein als ein Langermann, Reil und Heinroth, wenn ihm die Nasse'sche Zeitschrift manche Wünsche unbefriedigt lässt, so wird ihn dies nicht hindern, das Verdienst jener Männer, welche zu weiterem Fortbau den Grund gelegt haben, anzuerkennen, wenn sie auch der naturwissenschaftlichen Methode in unserm Fach nicht huldigten, was er ja auch von dem von ihm mit Recht hochgestellten Conolly kaum wird sagen können.

Wenn damals im Gebiete der Seelenheilkunde die wissenschaftlichen Untersuchungen mehr auf die eine Seite der menschlichen Natur beschränkt waren und einen vorzugsweise psychologischen Charakter an sich trugen, so wird der Vorwurf der Einseitigkeit allerdings seine Berechtigung haben. Es wird aber nicht vergessen werden dürfen, dass durch die Männer jener Zeit ein grosser, erfolgreicher Schritt geschehen ist. Sie waren es, durch welche die Geisteskrankheiten aus ihrem mystischen Helldunkel hervorgezogen, als Krankheiten erkannt und dem Gebiet der Arzneikunde zugewiesen wurden. So viel wir wissen war es Reil, auf dessen Anregung die erste Professur für Psychiatrie in Leipzig errichtet wurde und der erste Arzt, der sie bekleidete, war Heinroth.

Wenn es auffallen sollte, dass in einem dem no-restraint gewidmeten Abschnitt historische Erörterungen allgemeiner Natur vorkommen, so wird es damit entschuldigt werden, weil auch unser Kollege Meyer in seinem oben erwähnten Aufsatz den no-restraint als Ausgangspunkt für Angriffe auf die Vorgänger in unserm Fach und überhaupt dazu benützte, die Verdienste der Engländer auf Kosten der Deutschen hervor zu heben.

Die naheliegende Erklärung, dass der Vorschlag zur Abschaffung der Zwangsmittel um deswillen von England ausgegangen ist, weil dort mit ihnen ein schwerer Missbrauch getrieben wurde, weist er zurück. Ein Gewährsmann aber, dessen Giltigkeit Ludwig Meyer nicht bestreiten wird, Jacobi erzählt in einem Reisebericht über die im Jahr 1834 von ihm besuchten englischen Irrenanstalten aus der von Lancaster Folgendes: „Einen traurigen Anblick gewährt es, in mehreren dieser Zimmer alle Wände mit einer dichten Reihe von Zwangstühlen, die zugleich als Nachtstühle dienen und durch hohe Seitenbretter von einander geschieden sind, besetzt zu sehen, in welchen allen sich Kranke befinden. Ja, in einem dieser Zimmer war vor der Wandreihe noch eine zweite Reihe angebracht, so dass man gegen dreissig Kranke auf Zwangstühlen sitzend in einem einzigen Raum erblickte, dessen Grösse zudem einer so zahlreichen und zum Theil so unreinlichen Gesellschaft, keineswegs entsprach. Nicht minder fand ich in der den weiblichen Kranken bestimmten Abtheilung in einem Zimmer, welches mir kaum zwanzig Fuss in's Gevierte zu haben schien, vierzig mit Handarbeit beschäftigte Kranke auf zwei dicht hinter einander stehende Bankreihen, ohne einen Tisch oder dergleichen vor sich zu haben, zusammengedrängt.“ Ist es da zu verwundern, wenn man Conolly's verdienstvolles Bemühen, die Zwangsmittel abzuschaffen, aus der bekannten Erfahrung, dass die Extreme sich berühren, nicht aber aus der „relativ vorgerückteren Entwicklung des englischen Irrenwesens erklärt?“ Wir wollen übrigens mit dem verdienstvollen deutschen Vertheidiger des no-restraint nicht darum rechten, wenn er sich berufen fühlt, das englische Irrenwesen auf Kosten des deutschen zu loben. Wir geben gern zu, dass wir, wenn wir auch seine Meinung nicht theilen, Manches von dort lernen können. Nur darf dabei keine Ungerechtigkeit unterlaufen. Wir haben nichts einzuwenden, wenn Meyer das hohle Rad von Hayner missbilligt, obwohl wir gewünscht hätten, dass es in einer andern Weise geschehen wäre. Wohl aber müssen wir es rügen, dass ein Deutscher, welcher der Abschaffung des mechanischen Zwanges das Wort redet, den Urheber jenseits des Kanales sucht, während doch hier ein Deutscher genannt werden muss und zwar eben dieser gering geschätzte Hayner. Schon 1817, also zwanzig

Jahre, bevor Gardiner Hill seine zuversichtliche Meinung dahin aussprach, dass die Restraint's sammt und sonders abgeschafft werden könnten (es geschah dies 1837, die Abschaffung in Hanvell unter Conolly erfolgte 1839) ist Hayner in einer von der wärmsten Theilnahme erfüllten Schrift für diese Kranken aufgetreten, die keinem Psychiater, zumal keinem, der die deutschen psychischen Aerzte einer so strengen Beurtheilung unterwirft, fremd geblieben sein sollte, nämlich in: „Aufforderung an Regierungen, Obrigkeiten und Vorsteher der Irrenhäuser zur Abstellung einiger schweren Gebrechen in der Behandlung der Irren, Leipzig 1817." Diese Flugschrift zählt nur 50 Seiten, aber es spricht aus jeder Zeile ein lebendiges Interesse, welches dem edeln Manne ein dankbares Andenken sichern sollte. Geschrieben hat er allerdings nicht viel, er hat mit dem, was er that, keinen lauten Markt bezogen, aber er hat Grosses gewirkt und hätte wohl einen ihn und seine Fachgenossen ehrenden Nachruf verdient. Dem Verfasser dieses ist es eine werthvolle Erinnerung mit dem edeln Manne bekannt gewesen zu sein und er bedauert nur, dass er nicht im Besitz der nöthigen Notizen war, um jene Pflicht gegen ihn zu erfüllen. Jedenfalls ist es eine mir sehr willkommene Aufgabe, in einem der Abschaffung der Zwangsmittel gewidmeten Aufsatz, seiner Erwähnung zu thun. Das so sehr beanstandete Rad ist nur deshalb von Hayner vorgeschlagen worden, um für den missbräuchlich angewandten Zwangstuhl als Ersatz zu dienen. Nicht zu übersehen wird sein, dass Drehstuhl und Drehbett, welche noch viel bedenklicher sein möchten, als das hohle Rad, so viel wir wissen, englische Erfindungen sind.

Dem Missbrauch der Zwangsmittel, wie er vielfach bestand und theilweise noch bestehen mag, wird Niemand das Wort reden. Der Streit besteht nur zwischen den Vertheidigern des absoluten no-restraint und denen, welche den Zwang für gewisse Fälle beibehalten wissen wollen. In diesem Streit ist viel Unrichtiges zu Tag gekommen. Namentlich haben die Ersteren die unerlaubte Taktik sich zu Schulden kommen lassen, dass sie alle Missbräuche in der Behandlung und Verpflegung der Irren in ursächlichen Zusammenhang mit der Anwendung von Zwangsmitteln brachten und den Anstalten, in welchen man sich zu ihrer gänzlichen Abschaffung bekannte, die humanere Gestaltung zuerkannten. Es verhält sich aber anders. Mit der Einführung des no-restraint in einer Anstalt ist noch keine Bürgschaft für eine humane Behandlung der Kranken gegeben und umgekehrt kann ihnen da, wo noch Zwangsmittel bestehen, ein besseres Loos bereitet sein, als da wo der no-restraint eingeführt ist. Milde Behandlung ist mit der Anwendung von Zwangsmitteln vereinbar, Härte durch ihre Abschaffung nicht abgeschafft.

Conolly's segenvolles Werk ist dadurch sehr abgeschwächt, dass er den absoluten no-restraint auf seine Fahne schrieb, dass er nicht jede thunliche Verminderung der Zwangsmittel, sondern ihre gänzliche Abschaffung für die Aufgabe erklärte, welche um jeden Preis gelöst werden müsse. Diese gänzliche Abschaffung wurde gewissermassen als petitio principii aufgestellt und in dem etwas unheiligen Eifer übersehen, dass, was so oft schon ausgesprochen wurde, aller mechanische Zwang gar nicht abgeschafft werden kann, dass er nicht nur in chirurgischen Fällen, für die man eine Ausnahme zu machen für gut fand, sondern auch bei den Kranken, die man wider ihren Willen in der Anstalt oder gar in eine Zelle einschliesst, faktisch besteht.

Wenn j e d e Anwendung der Zwangsmittel zu ihrem Missbrauch führen würde, dann wären die Bestrebungen zu ihrer gänzlichen Abschaffung gerechtfertigt. Mit den Sätzen aber, dass man die Kranken immer damit erbittere, dass jedes Zwangsmittel der Menschenwürde zuwiderlaufe, sind sie es nicht. Das erste ist einfach nicht wahr und was das zweite betrifft, so wird die Menschenwürde oft mehr durch die Nichtanwendung verletzt.

Statt der vielen glänzenden Lobreden wollen wir Ludwig Meyer's Zeugniss aus der alten Irrenanstalt von Hamburg mittheilen. Es lautet: „Seit Einführung des no-restraint in die Irrenstation bei einer Verpflegung von mehr als 500 Geisteskranken, ist ein Fall der schulgerechten furibunden Manie nicht beobachtet worden, keine Körperverletzung von irgend einer Bedeutung bei Geisteskranken oder Wärtern, keine hartnäckige Nahrungs-Verweigerung, die Zahl der Arbeiter ist in steter Zunahme begriffen und sehr bedeutend bei dem starken Verhältniss der Siechen. Weder Unglücksfälle noch Entweichungen haben zugenommen" (obwohl die Verhältnisse günstig dafür sind). Und obwohl Conolly als Bedingung für Abschaffung des Zwangs eine zweckmässige Lokalität fordert, so fügt Ludwig Meyer hinzu: „Mit der Einführung des no-restraint empfinden wir weniger die lokalen Schwierigkeiten, welche einer folgerichtigen psychiatrischen Behandlung entgegenstanden, während die Geisteskranken selbst mit mehr Geduld, zuweilen mit Humor, die Bedrängnisse ihrer jetzigen Lage überwinden."

Wir enthalten uns jeder Kritik, obwohl in Beziehung auf Unglücksfälle eine etwas unbestimmte und in Beziehung auf den Charakter des inneren Lebens keine Auskunft gegeben ist.

Wir glauben ein anderes aus eigener Anschauung gewonnenes Bild von dem durch den no-restraint geschaffenen Zustand gegenüber stellen zu sollen. Da tritt uns aus den Räumen der unruhigen Kranken ein gar unerquickliches Durcheinander entgegen. Geschrei und Aufregung steigern sich zu einem Grade, dass Jeder, der sich nähert, abgestossen wird. Einzelne Pfleglinge sind den Misshandlungen gewaltthätiger Kranken ausgesetzt. In den Einzelräumen trifft man Kranke an, kaum mehr mit Fetzen bekleidet. Der durch Zerreissen angerichtete Schaden nimmt kolossale Dimensionen an. Dabei werden die Anfälle nicht kürzer und Unglücksfälle nicht verhütet. Wohl aber wird das Wärter-Personal schwierig.

Darüber, dass es unschädlich sei, weibliche Kranke, welche keine Kleider dulden, unbekleidet zu lassen, möchten wir, obwohl es in einer psychiatrischen Versammlung behauptet worden, kein Wort verlieren. Dem Verfasser stehen Beobachtungen zu Gebot, aus denen geschlossen werden kann, dass es mit der Verletzung des weiblichen Schamgefühls nicht so leicht genommen werden darf.

Das Bestreben, den mechanischen Zwang um jeden Preis zu verbannen, hat zu allerlei gewiss empfehlenswerthen, aber durch ihren Missbrauch bedenklichen Auskunftsmitteln geführt. Flemming hat dies in dankenswerther Weise vom Morphium und Chloral nachgewiesen. Wir wissen nicht, ob dem ernst mahnenden Wort des Kollegen, welchem unser Fach so viel verdankt, überall die rechte Beachtung zu Theil geworden ist, wir wissen nur, dass es dieselbe verdient. Gross ist die Verantwortung, Mittel, welche so tief in den Organismus eingreifen, aus keiner anderen Indikation anzuwenden, als um aufgeregte Kranke ohne Zwangsmittel zu beruhigen. Auch Neumann hat hierauf aufmerksam gemacht. Wenn es wahr ist, dass in einer Anstalt, in welcher dem no-restraint gehuldigt wird, alle neueintretenden unruhigen Kranken ohne Unterschied Chloral erhalten, so wäre dies bei den ernsten Nebenwirkungen dieses Mittels ein strafbarer Missbrauch. Auch dazu sollte man sich aus der Scheu vor Zwangsmitteln nicht verleiten lassen, dass man die Kranken ohne Rücksicht auf die Jahreszeit in das Freie schickt. Die Wahl zwischen der Anlegung einer Zwangsjacke und der Gefahr durch Erkältung sollte nicht schwer sein. Und ob man einer gefährlichen Kranken, welche unter der Wohlthat des no-restraint einer Wärterin die Haare ausraufte, von dieser aber geprügelt wurde, nicht besser die Zwangsjacke angelegt hätte, wird unschwer zu entscheiden sein.

Wer wird sich nicht angezogen fühlen durch die Schilderung der heilsamen Wirkung, welche ein nie ermüdendes Wohlwollen auf das Gemüth der Kranken hervorbringt. Aber wer wird behaupten wollen, dass nur Milde und Sanftmuth und nicht auch ein von Liebe getragener Ernst wohlthätig wirke; wer es bezweifeln, dass neben dem Gewähren auch die Beschränkung angezeigt sei! Schon aus physischen Gründen kann sie nothwendig werden, um einem aufreibenden Bewegungsdrange zu begegnen.' Auch hier gilt das „Eines schickt sich nicht für Alle.“ So schlimm es in dem einen Fall wirken würde, wenn man einen solchen durch mechanischen Zwang hemmen wollte, so nöthig und so heilsam kann in einem andern die Beschränkung werden. Eine an grosser Verwirrung mit maniakalischen Bewegungs-Störungen leidende Kranke, welche mit ungünstiger Prognose aus einer andern Anstalt zu uns kam, wurde durch das Camisol, welches ihr früher nicht angelegt worden, beschränkt und ist genesen, was ohne Zwangsmittel nicht geschehen wäre. Trotz alles Spottes, den man darüber ausgegossen hat, dass man mit Zwangsmitteln Geisteskranke heilen will, könnten wir es nicht für gerechtfertigt halten, wenn man auf ein Mittel verzichten wollte, von dem wir mehr als einmal entschieden günstigen Erfolg gesehen haben und durch welches viele ärgerlichen Scenen beseitigt worden. Beruhigung, nicht bloss äusserliche, sondern auch innerliche wird trotz Griesinger's Zweifel allerdings durch die Zwangsjacke erreicht. Wir geben zu, dass es nicht leicht zu entscheiden ist, wo und wann die Anwendung statt haben soll, und dass man sich ängstlich vor Missbrauch zu hüten hat, aber dies ist auch bei andern Mitteln der Fall, die man darum doch nicht in die Acht erklärt.

Mit gänzlicher Abschaffung der Zwangsmittel ist weder etwas Zweckmässiges erreicht, noch sind damit alle Forderungen der Humanität erfüllt, vielmehr wird sie dadurch sehr oft verletzt. Nicht oft und nicht laut genug kann daran gemahnt werden, dass die verminderte Anwendung der Zwangsmittel eine heilige Aufgabe ist, dass zu ihrer Lösung aller Scharfsinn aufgeboten werden muss, aber ebenso ernst muss an die Missstände erinnert werden, welche eine principielle Abschaffung im Gefolge hat.

Als einen Missstand wird man es erklären dürfen, dass man bei dem System des no-restraint Manches hingehen lässt, wodurch die Ordnung und Reinlichkeit verletzt wird, und dass man einer vorgefassten Meinung zulieb, wegen Einzelner die Behaglichkeit, welche allen zu gut kommen soll, auf das Spiel setzt.

Die Gegner der Zwangsmittel entlehnen, um deren Verwerflichkeit recht augenfällig zu machen, ihre Schilderungen aus Anstalten, in welchen grober Missbrauch mit ihnen getrieben wird, nicht aber aus solchen, in welchen der Zwang nur selten, nur in den vom Arzt als unumgänglich nothwendig erklärten Fällen, nur mit äusserster Vor- und der pünklichsten Aufsicht und nie länger als absolut nöthig angewandt wird, in denen das was Griesinger unter dem positiven Theile der freien Behandlung versteht, schon längst heimisch ist.

Die Vertheidiger des no-restraint rühmen es als einen Vorzug ihres Systems, dass unter seiner Herrschaft kaum mehr etwas von Nahrungsverweigerung oder von Versuchen zum Selbstmord vorkomme. Wenn das wirklich wäre, wenn diese für eine Irrenanstalt so peinlichen Erscheinungen durch jenes Mittel verbannt werden könnten, wer würde es nicht begierig ergreifen? Dass ein Intimidationsverfahren Lebensüberdruss hervorrufen kann, und schon hervorgerufen hat, sei unbedenklich zugestanden, aber dass er mit der liebreichsten, mit der freiesten Behandlung überwunden werden könne, ist einfach nicht wahr. Richtig ist ferner, dass es eine ganze Reihe von Mitteln giebt, durch welche das Zwangfüttern verhütet werden kann, aber richtig bleibt gleichwohl, dass ihm manche Kranke Leben und Gesundheit verdanken. Wer es verpönt und sich damit tröstet, dass das Leben der Kranken, welche gefüttert werden, doch nicht erhalten bleibe, ladet eine schwere Verantwortung auf sich. Wenn in einer Anstalt mit dem no-restraint Selbstmordversuche und Nahrungsverweigerung einige Jahre nicht vorkommen, so wird man dies nicht dem System zuschreiben dürfen. Wessen Erfahrung weiter reicht, als nur über einige Jahre, weiss, dass diese Erscheinungen oft längere Zeit pausiren.

Nach einer, so viel wir glauben, von Dick herrührenden, treffenden Bemerkung, sind in England die Kranken vom restraint befreit worden, dagegen die Aerzte darunter zu stehen gekommen. Die öffentliche Meinung soll sich nämlich dort in dem Grad für den no-restraint ausgesprochen haben, dass keiner Anstalt Kranke übergeben wurden, in welcher er nicht eingeführt war. In Deutschland ist dies bis jetzt allerdings nicht der Fall gewesen: aber doch scheint hie und da in der Beurtheilung dieser Frage das als Aufgabe angesehen worden zu sein, wie man ohne Zwangsmittel auskommen könne, nicht aber, was den Kranken wirklich frommt. Die gänzliche Abschaffung des Zwanges ist weder durch Gründe, noch durch die Erfahrung als heilsam nachgewiesen und wird wie so manche unhaltbare Behauptungen, keinen Bestand haben. Wir verkennen die Bedeutung der Collegen, die sich dafür ausgesprochen haben, keineswegs, glauben aber doch, dass man sich dadurch nicht bestimmen lassen dürfe; dann aber ist die Zahl und die Bedeutung der Anstalten und Aerzte, bei denen die neue Lehre noch nicht zur Herrschaft gelangt ist, noch immer gross genug. Wir haben eben im Vorübergehen nur Flemming und Neumann erwähnt, wir können uns aber nicht versagen, den Ausspruch eines Collegen anzuführen, der unter denen, welche diesen Anstalten das kostbare Gut einer erleuchteten Humanität errungen haben, in erster Reihe steht. Jessen sagt: „Jemehr die Kranken bisher einer rohen und unhumanen Behandlung ausgesetzt waren, desto mehr machte sich zugleich das Bestreben geltend, die Irrenanstalten so einzurichten, dass ihre unglücklichen Bewohner mit der grössten Humanität behandelt werden könnten. Wie der Mensch aber überhaupt dazu geneigt ist, von einem Extrem in's andere überzugehen und, wie man zu sagen pflegt, das Kind mit dem Bade auszuschütten, so ist es auch hier geschehen. Man hatte, namentlich in England, Zwangsmittel im Uebermaass in Anwendung gebracht; man erkannte diesen Fehler; aber anstatt ihren Gebrauch mehr und mehr zu beschränken, soweit die Erfahrung dies als zweckmässig zeigte, wurde die Anwendung von Zwangsmitteln, obgleich sie in manchen Fällen sehr wirksame Heilmittel sind, ganz und gar proscribirt. Das Dogma des no-restraint wurde als der allein seligmachende Glaube proclamirt und die Andersgläubigen nicht mit den Waffen der Wissenschaft und Erfahrung bekämpft, sondern wie Ketzer verfolgt, indem man Hass und Verachtung gegen sie zu erwecken sich bemühte. Vor mehr als 30 Jahren, wo von no-restraint noch keine Rede war, habe ich seine Anwendung bei Tobsüchtigen versucht, durch den Gedanken geleitet, dass die Paroxysmen vielleicht gemildert oder abgekürzt werden könnten, wenn man die Kranken sich ungehindert austoben liesse. Der Erfolg war, dass Kleidungsstücke und Bettzeug zerrissen wurden, dass die Kranken nackt im Stroh lagen und nur mit Mühe die nöthige Reinlichkeit erhalten werden konnte; eine Abnahme der Tobsucht kam nicht zum Vorschein."

Soweit Jessen, dessen Wort in dieser Angelegenheit doch nicht leicht wiegen möchte.

In England selbst wird von Dr. Kellogg die strikte Durchführung des no-restraint für einen Sentimentalitäts-Humbug erklärt (Bd. XXVII unserer Zeitschrift, S. 605).

XIV. Beschäftigung und Unterhaltung.

Von der wichtigsten Beschäftigung für die Geisteskranken, von der Feld- oder Garten-Arbeit war in dem Kapitel über die Irrenkolonien die Rede. Der Werth derselben für Leib und Seele ist anerkannt. Sie eignet sich für alle Stände und für jedes Geschlecht. Ihr Werth bedarf keiner weiteren Ausführung. Eine Irrenheilanstalt ohne Garten und Feld ist ein Widerspruch. Dass Griesinger für seine Heilanstalten darauf verzichten wollte, ist geradezu unbegreiflich. Zu den wichtigsten Bedingungen, die bei der Wahl der Lokalität für eine solche Anstalt in Betracht kommen, gehört ein hinreichendes Areal.

Eine andere Beschäftigung, die in einer solchen Anstalt nicht mehr vermisst werden darf, die mit einer wohlthätigen Bewegung verbunden und in jeder Jahreszeit zulässig ist, gewährt das Kleinmachen des Holzes. Unsere Keller gestatten es, dass sie auch im Winter vorgenommen werden kann. Wir haben, als von Einführung der Steinkohlenheizung die Rede war, den hohen Werth, welchen wir auf Beibehaltung jener Beschäftigung legen, geltend gemacht. An dem Sägebock können mehrere Pfleglinge zugleich thätig sein. Eine nicht dringend genug zu empfehlende Vorsichtsmassregel ist, dass die zum Spalten des Holzes berufenen Pfleglinge, denen also eine Axt in die Hand gegeben wird, zuverlässig sind und dass das Spalten an einem von den andern Pfleglingen isolirten Orte geschieht.

Die von Griesinger für seine Asyle verworfenen Werkstätten liefern ebenfalls einen wichtigen Bestandtheil der Beschäftigung. Wir haben in Illenau solche für Schneider, Schuster, Schreiner, Glaser, Dreher, Schlosser, Schmiede, Buchbinder und Sattler. Die Arbeiten, zu welchen das Kleinmachen des Holzes und die Werkstätten Gelegenheit geben, sind leider nicht für das weibliche Geschlecht geeignet, welchem im Spinnen, Nähen und Stricken nur ein dürftiger Ersatz geboten ist.

Auch die militärischen Exercir-Uebungen, durch welche die Aufmerksamkeit geübt und eine wohlthätige Bewegung vermittelt wird, passen nicht für Frauen, obwohl Horn in der Berliner Charité einen Versuch damit machte, sie müssen aber für die Männer als sehr heilsam erklärt werden, sowohl wegen der damit verbundenen Bewegung als weil dadurch die Aufmerksamkeit in Anspruch genommen wird.

Das Wasch- und Koch-Geschäft einer Anstalt bietet für die weiblichen Kranken vielfache Gelegenheit zur Beschäftigung.

Zum Waschen selbst werden sie als zu einer der Gesundheit nicht zuträglichen Beschäftigung nicht zugelassen, wie dies schon oben Seite 24, wo von der Kolonie Fitz-James die Rede ist, bemerkt wurde. Wir wissen, dass dies in anderen Anstalten geschieht, wo man vielleicht über mehr hierzu geeignete Subjekte verfügen kann, als in Illenau, und man auch keine nachtheilige Folgen davon beobachtet. Für besser halten wir es, wenn man dies Geschäft durch eigens hierzu angestellte Waschmädchen versehen lassen kann, deren es in Illenau zehn sind. Abgesehen davon, dass das Stehen am Waschzuber leicht durch Erkältung schädlich wirken kann, wird dem Waschgeschäft die üble Nebenwirkung zugeschrieben, dass es das viele Reden begünstigt, was man für manche Kranke weiblichen Geschlechts eher vermindert sehen möchte. Dagegen bietet die Bügelstube eine erwünschte Gelegenheit für weibliche Kranke der verschiedenen Stände. Wir haben davon manche günstige Wirkung gesehen.

Auch in der Kochküche werden nur ausnahmsweise weibliche Kranke beschäftigt, namentlich ist es bei solchen aus den gebildeten Ständen geschehen, welche das Kochen lernen wollten. Von der Kochküche werden die Kranken in der Regel deshalb fern gehalten, weil dort der Genuss von Speisen nicht gehörig überwacht werden kann und weil Verschleppungen möglich sind. In der von der Küche getrennten Gemüse-Stube wird aber beständig eine grössere Zahl von weiblichen Pfleglingen mit dem Zurüsten der Gemüse, Schälen der Kartoffeln u. s. w. beschäftigt.

Für beide Geschlechter anwendbar und nützlich ist das Turnen. Wir glauben hier einige Betrachtungen aus dem „Illenauer Wochenblatt“ entlehnen zu dürfen.

„Ob das Turnen nützlich — ist wohl jetzt, da Jahrzehnte

lange Erfahrungen von allen Orten mit Ja geantwortet haben, keine Frage mehr. Wirkt es doch heilsam auf Körper wie auf Seele, befördert es doch die harmonische Entwicklung des Leibes, wie es das Herz erfrischt und die Seele mit Muth und Selbstvertrauen und Zuversicht erfüllt! Aber diese Vorzüge sind nicht die einzigen, die eine rationelle Körper-Gymnastik adeln: das Turnen beschäftigt auch den Verstand, es lehrt aufmerken und namentlich wird der Wille dabei geübt und angestrengt und so durch Uebung und Anstrengung gekräftigt. Das Turnen lehrt weise berechnende Vorsicht mit kühner rascher Entschlossenheit und Geistesgegenwart verbinden. In gesellschaftlicher Beziehung macht es manchen dadurch, dass es seinen Körper kräftigt und erzieht, für seinen Beruf, sofern dieser besondere Kraft und Gelenkigkeit erfordert, tauglich. Aber auch bei der Berufsarbeit des Gelehrten, welche einseitige Geistesanstrengung verlangt, wird das Turnen die Disharmonie zwischen dem angestrengten Geist und dem unbeschäftigten Körper in gleich segensvoller Weise lösen, indem es den Körper ebenfalls und zwar systematisch sich ausarbeiten lässt. So mit dem Leibe wieder in Harmonie gesetzt, wird der Geist nach der nöthigen Ruhe wieder auf's neue wirken können. So birgt Turnen in sich die Schutzwehr gegen alle Feinde von Bewegung, Leben und Thätigkeit für Leib und Geist. Darum bildet es, in dieser hohen doppelten Wichtigkeit erkannt, in immer wachsendem Maasse den Zielpunkt der Jugenderziehung und seit langem auch schon der Aerzte. Auch für unsere Kranken liegt eine Heilquelle reichsten Segens in dieser Geist und Körper gleich ansprechenden, in gleicher Fülle kräftigenden Uebung.

Das Turnen ist für unsere Kranken aber nicht bloss deswegen nützlich, weil es ihnen die eben hervorgehobenen Vortheile gewährt, sondern auch speciell noch deshalb, weil sie leidend d. h. gemüthskrank sind. Es wird nämlich zunächst dieselbe Einwirkung ausüben, wie auf die Gesunden, aber diese Einwirkung wird sich bei dem Kranken deshalb noch mächtiger zeigen, weil ihr bei letzterem eine grössere Aufgabe gestellt ist als bei dem Gesunden, und wird als solche auch einen um so grösseren Gewinn einbringen. Das Turnen wirkt indirect durch den Körper auf den Geist und was es für jenen auswirkt an Kräftigung und Stärkung kommt Alles in gleichem Maasse auch diesem zu Gute. In diesem Sinne nimmt es eine hervorragende Stelle unter den wichtigsten Heilmitteln ein, aber fast noch höher ist seine geistige Bedeutung anzuschlagen. Es wirkt nämlich in nicht geringerem Grade, ja vielleicht mächtiger noch, weil direct, auf den Geist. Es befördert Gemeinsamkeit, es erzeugt Verträglichkeit. Es ist der directe Feind jener in der Gemüths-Krankheit so häufig wurzelnden Eigenliebe, es schaart die Einzelnen, die im Banne ihres Leidens nur gar zu oft sich selbst leben, nur in sich und für sich zu denken gewohnt sind, unter einer gemeinsamen Fahne zusammen. Ganz besonders gross und in diesem Sinne einzig dastehend ist aber sein Vortheil, dass es aufmerken lehrt, dass es nicht gestattet, was bei den andern körperlichen Uebungen, bei Feld- und Garten-Arbeit noch hingeht, ungestört in einem müssigen innern Schmerzbehagen zu feiern, und namentlich, dass es eine systematische Leibesbewegung vorschreibt, nicht eine nachgiebig willkürliche, unregelmässige. Wer möchte, der nur einigermassen die Bedeutung einer geordneten Aufmerksamkeit, einer Methode für die Erziehung eines Geisteslebens kennt, an dem ausserordentlichen Nutzen des Turnens als Kurmittel, einzig von diesem letzten Gesichtspunkte aus, zweifeln wollen?

Vor Allem ist es nothwendig, dass Arzt und Turnlehrer Hand in Hand gehen, und dass der Arzt in dem Turnlehrer einen Heilgehilfen erblickt. Der Arzt muss den Turnlehrer im Allgemeinen mit der Krankheitsform, mit der Individualität der Kranken bekannt machen; er muss ihm Andeutungen und Winke geben, wie er den Heilplan durch das Turnen unterstützen kann.

Bei manchen Kranken werden selbst Uebungen, bei denen es einen anfänglichen Schmerz zu überwinden giebt, ein heilsames Kurmittel bilden.

Sollen dann, wenn einmal Alles in harmonischem Gange ist, nicht auch Turnfeste noch an die Reihe kommen? Diese werden sich nach und nach von selbst ergeben als heitere Belohnung zurückgelegten, ernsten, ausdauernden Strebens, und so gewiss in der Zukunft noch Glanzpunkte unserer Illenauer Feste bilden."*) —

„In dem im September 1869 ausgegebenen Programme eines verehrten und bewährten Fachgenossen, zugleich lieben und vieljährig treuen Freundes von Illenau, Dr. Focke von Coblenz, haben wir mit wohlthuender Befriedigung eine werthvolle Beurtheilung der Wirkungen des Turnens gefunden. Sie lautet unserer Erfahrung so freundlich übereinstimmend, dass wir den gütigen Lesern einen Gefallen durch die Mittheilung zu erweisen hoffen.

„„In den Kreis der psychischen Heilmittel gehört in erster Linie die unmittelbare und mittelbare Hinwirkung auf gesunde Lebensanschauungen; ich rechne dahin ferner den erfrischenden Wechsel zwischen einer den Kenntnissen, Begabungen, Neigungen und der Lebensstellung angepassten Beschäftigung mit entsprechend ausgewählten Vergnügungen; ich rechne dahin aber auch manche Kurmittel, an denen in der Regel nur, was sie leiblich und von der leiblichen Seite her auf die leiblich-seelische Einheit des Menschen wirken, beachtet wird. So galt mir u. A. damals schon das Turnen als ein zugleich psychisches Heilmittel. Doch erst nach Bekanntschaft mit der schwedischen Heilgymnastik wurde es mir recht deutlich, wie sehr eine Bewegungs-Heilmethode (Kinesitherapie, Kinesiatrik) für nervös Leidende nicht bloss durch Erregung von Stoffumsatz in den Muskelgruppen, durch Herbeiführnng einer gleichmässigeren Blutvertheilung u. s. w. Heilsames zu leisten geeignet sei, sondern dass geordnete Heilbewegungen für Manchen von diesen Kranken mehr noch als von der leiblichen Seite her durch Fesselung der Aufmerksamkeit und Ablenkung derselben von nachtheiligen Erinnerungen oder Strebungen, durch Gewöhnung an ein genaues Ausführen gegebener Vorschriften, welches das Wollen auch in andern Stücken der Erkenntniss sich zu fügen, vorbereitet und durch die physiologische Rückwirkung der peripherisch gewonnenen Selbstbeherrschung auf das Centrum einen äusserst günstigen

*) In Illenau hat Herr Jenni-Otto von Basel das Frauenturnen in wahrhaft mustergültiger Weise organisirt, wovon das Illenauer Wochenblatt 1871 Kunde giebt.

Einfluss üben.““ — Vorstehendes ist einem Artikel des Illenauer Wochenblattes entnommen, welcher ausserdem in eingehender Weise den Werth des Turnens für Athmung und Blutkreislauf bespricht.

Mit grosser Befriedigung habe ich aus dem von Schlager über die Errichtung einer Irrenanstalt entworfenen Programm ersehen, dass er dem Turnen das Wort redet und eigene Turnlokalitäten verlangt (Allg. Zeitschr. für Psychiatrie Bd. 18 S. 131). In Illenau wurde eine Turnhalle 1869 erbaut. Für einen Turnlehrer sind die Mittel bewilligt.

XV. Züge aus dem innern Leben.

Um das von Dilettanten in unserm Fach und sogar von wirklichen Fachmännern so hoch gepriesene familiale und koloniale System in ein helles Licht zu setzen, sind unsere Anstalten als wahre Zwingburgen denuncirt worden, mit denen man je eher um so besser aufräumen müsse. Man wird es daher gerechtfertigt finden, wenn wir das innere Leben dieser Anstalten, abgesehen von dem, was speciell im Gebiete der ärztlichen Behandlung geschieht, in einem flüchtigen Bilde zu schildern suchen. Wenn wir dabei Illenau ins Auge fassen, so wissen wir recht gut, dass man in vielen andern Anstalten ebenfalls redlich bemüht ist, an diesen Orten des Ernstes einen heiteren Geist walten zu lassen.

Vor Allem wird dieser dadurch gepflegt, dass die Familien der Angestellten mit den Kranken in einem freundlichen, unter ärztlicher Controle stehenden Verkehr leben. Die Frauen, Schwestern und Töchter der Beamten finden sich häufig in den verschiedenen Abtheilungen der weiblichen Kranken ein, wo sie mit ihnen sich unterhalten, arbeiten, lesen, musiciren. Oder die Kranken machen Besuche in den Häusern der Angestellten, werden dorthin eingeladen oder laden selbst ein. Auf dem Grund gegenseitiger Achtung und Zuneigung entstehen freundschaftliche Verhältnisse, welche das Zusammensein in Illenau überdauern und ein familiales Leben bilden, wie es dessen beredteste Lobredner nicht besser wünschen können. An mehreren Wochentagen kommen Herren aus der Heilanstalt zum Kaffee in den Häusern der Beamten zusammen.

Dem befreundeten Kollegen Biffi, den wir mehrmals in Illenau begrüssen durften und welchem wir mehr als einen Beweis freundlichen Wohlwollens verdanken, sind die Vortheile, welche aus den Beziehungen der Familien zur Anstalt entstehen, nicht entgangen. Da wo er in seiner Reminiscenze di un viaggio in Germania von dem gesellschaftlichen Leben in Illenau spricht, sagt er, S. 103: „Aus Allem erkennt man die Absicht, dass die Familien der Angestellten, welche in Illenau wohnen, zur Vervollständigung der Gesellschaft beitragen, dass sie mit allen ihnen zu Gebot stehenden Mitteln zum Wohlbefinden der Kranken mitwirken und dadurch einen wichtigen Bestandtheil der psychischen Kur bilden."

In freundlicher Weise öffnen frühere Pfleglinge, welche in dem nahen Achern sich niedergelassen haben, ihre gastlichen Häuser, und unterhalten mit ihren Leidensgenossen einen lebhaften, höchst wohlthuenden Verkehr. Sie statten Besuche in der Anstalt ab und werden besucht. Ueberhaupt verdanken die Illenauer mehreren in Achern wohnenden Familien heitere Stunden, was eine viel willkommene Abwechselung in das Illenauer Leben bringt.

Alle vierzehn Tage ist in den Herren-Salons ein Kränzchen, in welchem Billard, Schach, Whist gespielt und Bier gereicht wird. An demselben nehmen nicht nur die Kranken sondern auch die Angestellten Antheil.

Zahlreiche Einladungen ergehen in Illenau zu gesellschaftlichen Vergnügen von den Angestellten an Kranke und auch wohl umgekehrt. Namentlich werden Kranke der unteren Stände von denen der höheren an Gedenktagen, welche sie gerne feierlich begehen möchten, bewirthet. Viele Kranke lassen es sich nicht nehmen, dass an einem sie betreffenden freudigen Ereigniss ihre Leidensgefährten Antheil nehmen, was dann gewöhnlich von den Wortführern in gebundener und ungebundener Rede anerkannt wird. Oft ist es schon geschehen, dass zu solchen Gesellschaften die Mittel von längst entlassenen Pfleglingen eingesandt werden. Kürzlich kam ein Mädchen, das bei uns seine Gesundheit gefunden hatte und dieser recht froh geworden ist, zum Besuch, aber nicht mit leeren Händen. Sie brachte, was zur Bewirthung gehört mit, um ihre früheren Leidensgefährten zu regaliren. Solche oder ähnliche Unterbrechungen des täglichen Lebens sind nicht selten.

Aber auch das Zauberwort froher Feste fehlt in unserm Hause nicht. Zunächst sind es Illenauer Gedenktage, welche dazu Veranlassung geben. So das Anstaltsjubiläum, welches am 23. September 1867 gefeiert wurde. Fünfundzwanzig Jahre vorher, am 23. September 1842 war Geheime-Hofrath Hergt mit dem ersten Krankentransport von Heidelberg nach Illenau gekommen. Noch gar Manche, welche Zeugen jener Uebersiedelung waren, erinnerten sich der hohen Befriedigung, welche der Tausch des in die Stadt eingeengten Heidelberger Baues mit dem freien ländlichen Illenau gewähre. Und wie Manches, was in den 25 Jahren erlebt wurde, forderte zur dankbaren Feier auf! Dem Wunsch die Gemüther auf sie vorzubereiten verdankt das Wochenblatt seine Entstehung und wir glauben, dass es diese Bestimmung erfüllt hat. Freilich trug auch so manches nicht vorbereitete zur würdigen Begehung bei, vor allem die persönliche Erscheinung unsres durchlauchtigsten Grossherzogs, der nach beendigtem Gottesdienste an die versammelten Kranken beredte Worte der wärmsten Theilnahme richtete. Aus allen Blicken konnte es der edle Fürst lesen, welch tiefe und nachhaltige Wirkung sein Besuch hervorgebracht hat. Erhöht wurde sie noch durch die telegraphisch mitgetheilte huldvolle Theilnahme unserer gnädigen Grossherzogin und Ihrer Majestät der jetzigen Kaiserin. Die innigsten Segenswünsche begleiteten den erhabenen Fürsten bei seinem Scheiden.

Dass nach einem solchen Vorgange beim festlichen Mahle, welchem durch die Anwesenheit des Herrn Ministers, mehrerer höherer Staatsbeamten und vieler Freunde eine besondere Weihe gegeben wurde, eine gehobene Stimmung herrschte, welche sich in vielen Tischreden kund gab und dass die Kranken, namentlich auch die, welche in grosser Zahl auf der Festwiese versammelt waren, davon die freundlichsten Eindrücke empfingen, wird Niemand wundern. Wir übergehen hier die Einzelnheiten, an welchen dieser Tag so reich war — er hat in unserm Wochenblatt eine ausführliche Beschreibung gefunden — schon aus dieser kurzen Mittheilung wird man den Werth eines solchen Festes für das Leben der Anstalt und insbesondere für das Wohl der Kranken ermessen können.

Seit sechs Jahren wird alljährlich im Mai ein Fest gefeiert, welches der Liebe einer trauernden Gattin seine Entstehung verdankt. Eine ansehnliche Stiftung hat sie dazu bestimmt, dass der Geburtstag des theuern Lebensgefährten, welcher in Illenau gestorben, und welchem sie auf dem schönen Illenauer Friedhof ein von Künstlerhand ausgeführtes Denkmal setzen liess, für die Pfleglinge unseres Hauses ein Freudentag werden sollte. In jedem Jahr werden immer neue Festlichkeiten und Spiele der manchfachsten Art ersonnen, worauf, wenn die Preise eingelöst sind, Erfrischungen gereicht werden. Besondern Beifall findet ein für diesen Tag gemiethetes Caroussel. Noch jedesmal ist die Absicht der edeln Stifterin in Erfüllung gegangen. Es ist ein gar heiteres Bild, welches die Festwiese an diesem Tage darbietet. Auch eine Frucht des wirklichen, nicht blos fiktiven familialen Lebens.

Zu einer ganzen Reihe von Festen gab die 25jährige Dienstzeit der Angestellten Veranlassung. Bis jetzt sind es 34, welche dieses Fest gefeiert haben, 24 männliche nnd 10 weibliche. Bei den beiden älteren Aerzten hat dies Jubiläum grössere Dimensionen angenommen, indem auch höhere Regierungs-Beamte zugegen waren. Bei Allen aber waren Kranke wie Angestellte bereit den Gefeierten ihre warme Theilnahme zu bezeugen. Immer waren es freudige Tage, die eine wohlthätige Unterbrechung in das Illenauer Leben brachten. Eines der ersterwähnten Feste ist in einem eigenen Hefte geschildert, eines der letzteren, das unsres Musiklehrers Ehinger, hat im Illenauer Wochenblatt vom 6. Mai 1871 seine Beschreibung gefunden und ist besonders deswegen merkwürdig, weil hier der Dirigent der Illenauer Musik, dem die Feier galt, nicht selbst mitwirken konnte. Seine Stelle ward von Mitgliedern des Cäcilien-Vereins in Carlsruhe übernommen, welche mit dem hochverdienten Director der Hofkirchen-Musik Giehne erschienen waren. Obwohl Zeugen mancher festlichen Veranstaltungen in der Residenz, haben sie es doch ausgesprochen, dass sie noch kaum ein Fest mitgemacht hätten, bei welchem Alles so von innen heraus geworden, so wenig officiell gewesen wäre.

Das reichste und bedeutungsvollste Fest, welches in Illenau, wir dürfen es wohl sagen, eine gewisse Vollendung erreicht hat, ist das Weihnachtsfest. Wie viel auch die äussere Ausstattung dazu beiträgt, so vergessen doch manche seiner Bewohner nicht, dass es die innere Bedeutung ist, welche ihm diese Weihe verleiht. Unsere Geistlichen mahnen in jedem Jahr an das Gnadengeschenk der heiligen Nacht, so dass die Illenauer, wenn sie die Lichter des Christbaums leuchten sehen, sich daran erinnern, welche Dunkelheit durch des Herrn Erscheinung erhellt ward.

Nicht uninteressant wäre eine geschichtliche Darstellung, wie das Fest aus kleinen Anfängen sich nach und nach zu seiner jetzigen Gestalt entwickelt hat. Schon in Heidelberg hat es mit Geschenken wohlwollender Freunde begonnen. Das benachbarte Winnenthal mit seinem reichhaltigen inneren Leben hat uns ein anregendes Beispiel gegeben. Nach und nach hat das Fest seinen jetzigen Umfang gewonnen. Von allen Seiten wird dazu mitgewirkt nach des Dichters Wort:

Tausend fleiss'ge Hände regen,
Helfen sich in munterm Bund,
Und in feurigem Bewegen
Werden alle Kräfte kund.

Schon früh im Jahr regt sich der weibliche Kunstfleiss unter jener kundigen Leitung, welche sich nun schon so manches Jahr erprobt hat, um die vielen schönen Arbeiten zu Stande zu bringen. Andere Gegenstände werden eingekauft. Die Werkstätten der Schreiner, Dreher, Schuster, Buchbinder liefern ihren Beitrag. Die Krippe und Bethlehem werden nach Illenauer Erfindung plastisch dargestellt, Weihnachts-Gesänge werden eingeübt, die Zettel, worauf Weihnachtsverse, mit den einzelnen Namen beschrieben. Ist dann die Zeit erschienen, so ist Alles bereit. Die Flügelthüren des grossen Saales öffnen sich der harrenden Menge und im lichten Glanz prangen vor dem erstaunten Auge die Christbäume, welche wie Kronleuchter den Saal erhellen, und die feierlichen Gesänge einer frohen Kinderschaar dringen in das Ohr.

In Manchen wird die Erinnerung an eine schöne, längst vergangene Zeit wachgerufen, für Viele ist der Eindruck neu und nicht selten überwältigend. Noch in jedem Jahr war davon ein heilsamer, das Fest überdauernder Erfolg sichtbar. Manche fühlen sich wie in des Himmels Räume versetzt. Ein Hoffnungsstrahl dringt durch starre Schwermuth. Von fremden Zuschauern, bekannt mit allem Schönen der grossen Welt, haben wir gehört, dass sie dergleichen nie gesehen haben.

Minder glänzend aber nicht minder wohlthuend ist die Wirkung, welche der Christbaum in den Räumen der schwerer Erkrankten hervorbringt, denn an diesem Fest wird Niemand vergessen. Es dauert drei Tage bis Allen bescheert ist. Am dritten Tag kommen die armen Kinder der Umgegend an die Reihe. Gesunde wie Kranke nehmen einen reichen Schatz schöner Erinnerungen in das Leben mit.

In demüthigem Dank gedenken Viele dessen, was uns mit dem heiligen Christ bescheert, vergessen aber auch der gütigen irdischen Geber nicht. Ausser der von der Regierung zu diesem Feste bewilligten Summe erhalten wir von Angehörigen unsrer Pfleglinge und Freunden der Anstalt alljährlich Geschenke, welche es gestatten, dass dem Feste die grössere Ausdehnung gegeben werden kann. Wir möchten es um seiner heilkräftigen Wirkung willen nicht entbehren.

Zweimal, 1854 und 1868, hat der badische staatsärztliche Verein seine Versammlungen in Achern und Illenau gehalten. Im Jahr 1858 kam ein grosser Theil der in Carlsruhe tagenden Naturforscher-Versammlung nach Illenau, dessen die zahlreichen Besucher sowie wir gerne gedenken.

Die Ereignisse der letzten grossen Zeit sind in Illenau nicht spurlos vorübergegangen. Wohl hat uns, die wir der Grenze so nahe waren, der Ausbruch des Krieges mit mancher Sorge erfüllt, aber mit Dank gegen Gott müssen wir bekennen, dass der Muth nicht gesunken ist. Um so grösser war die Freude, als durch die ersten siegreichen Schlachten der Deutschen, deren Kanonendonner wir hörten, die Gefahr abgewendet wurde, als Strassburg, dessen Bombardement uns so lange erschütterte und dessen Brand so lange den westlichen Himmel röthete, kapitulirte. Freudig wurden die grossen Siege, freudig vor Allem der Friede und im Jahr darauf die Gedenktage gefeiert. Aber auch der Pflege der erkrankten Krieger war von den Illenauern manche Gabe und Sorge geweiht und dadurch ein reges Leben hervorgerufen worden.

Fürstliche Besuche, deren sich Illenau erfreuen durfte, haben sich zu wahren Festen gestaltet. Ein solches brachte uns der 22. Juli 1854, an welchem Tage Badens geliebter Fürst, unser durchlauchtigster Grossherzog, zum ersten Male Illenau besuchte und ein nicht minder erhebendes der 1. Juli 1867, als er mit seiner hohen Gemahlin, der theuern Grossherzogin Luise, zu uns kam. Man muss es erlebt haben, um das hohe Glück zu ermessen, von dem alle Schichten der Illenauer durch die fürstliche Nähe erfüllt waren. Freilich muss man auch wissen, wie huldvoll die Theilnahme ist, deren wir uns bei dem hohen Fürstenpaare erfreuen dürfen.

Eine freudige Bewegung hat die öftere Anwesenheit der deutschen Kaiserin gebracht, welche während ihres alljährlichen Aufenthalts in Baden, schon als Prinzessin von Preussen und nachher als Königin wiederholt nach Illenau gekommen ist und deren huldvolle Theilnahme in den dankbaren Herzen seiner Bewohner fortlebt.

Die vielen Besuche aus allen Kreisen der Gesellschaft finden, da sie von den Pfleglingen, weil ihnen lästig, fern gehalten werden, hier keine Erwähnung. Nur hier und da sind sie mit ihnen in Berührung gekommen, wie z. B. mit Emanuel Geibel, der einer an ihn ergangenen Einladung freundlich entsprochen hat und zweimal im Damen-Salon aus seinen Gedichten vorgelesen. Der Eindruck, welchen er hinterlassen und mitgenommen hat, spricht beredter als eine wortreiche Schilderung von dem Geiste, der in den vielangefochtenen Anstalten heimisch ist.

Eine willkommene Unterbrechung in dem täglichen Leben bilden die Vorlesungen, welche von den Geistlichen und Aerzten, in den verschiedenen Abtheilungen der Männer- und

Frauen-Seite gehalten werden, in der letzten auch von den Oberaufseherinnen.

Das Lesen unserer klassischen Schauspiele, woran männliche und weibliche Kranke Antheil nehmen, füllt manche Winterabende aus. Die Bildung der Lesenden gestattete, dass auch französische Dramen an die Reihe kamen.

Hier sind auch die Unterrichts-Stunden zu erwähnen, welche in verschiedenen Gegenständen, im Zeichnen etc., bei den untern Ständen im Lesen, Schreiben und Rechnen gegeben werden.

Was Alles die Musik in dieser Beziehung leistet, sei nur im Vorübergehen erwähnt. Durch ihre Harmonie wird allen Vorgängen auch den ernsten eine freundliche Weihe zu Theil. Im Gotteshause empfangen uns der Orgel feierliche Töne. Bergen wir in der Erde Schooss köstlichen Samen, so vernehmen wir Schmerz mildernden Grabgesang. Von allen Kreisen der Illenauer Bevölkerung werden die Concerte besucht, an welchen sich nicht selten auswärtige Künstler oder Kunstliebhaber betheiligen. Feiert das Land oder Illenau oder ein Einzelner einen Gedenktag oder soll einem Besuch Ehre erwiesen werden, so lässt sich in freundlichen Ständchen Gesang oder Harmonie-Musik vernehmen. Aber auch sonst ohne besondere Veranlassung, wie so oft im Freien fehlt sie nicht. Ohne Musik könnten wir unsere Feste, diese Glanzpunkte im Illenauer Leben, nicht feiern. Pünktlich hält der Musiklehrer die Uebungsstunden.

Dass wie einst Sauls Schwermuth durch Davids Harfenklänge gehoben ward, auch bei uns eine direkte Heilkraft von den Tönen der Musik ausgeht, mag selten sein, aber einen Beitrag zur Heilung liefert sie gewiss. Manchmal mag, vielleicht mehr als wir wissen, in das geängstete Gemüth eine Melodie Eingang finden und dasselbe für andere Mittel zugänglich machen, und warum, wenn man je von freundlichen Eindrücken etwas erwartet, wollte man es an denen der Musik fehlen lassen? Sie ergänzt den Schatz der psychischen Heilmittel, wird aber nicht ohne einen eigenen Musiklehrer, so wenig als die Arzneien ohne Apotheker zu dispensiren sein. — Manche Gesellschaften werden durch das Illenauer

Liederbuch, von welchem sich zwölf deutsche Irrenanstalten Exemplare kommen liessen, erheitert. Es sind die Anstalten in Bremen, Braunschweig, Klingenmünster, Hofheim, Frankfurt, der Sonnenstein, Eichberg, Thonberg, Schweizerhof, die Lindenburg, Colditz und Erlangen.

Die Freude des Tanzes gewähren Bälle, welche vor der Fastenzeit stattfinden, aber nur von Frauen besucht werden und damit eine für weibliche Kranke heilsame Bewegung.

Zur grossen Erheiterung zahlreicher Zuschauer wurden im grossen Saale passende Lustspiele aufgeführt, entweder von Männern (meist Wärtern), welche auch die Frauenrollen übernahmen oder umgekehrt, auch schon von auswärtigen Schauspieler-Gesellschaften.

Physikalische und naturhistorische Unterhaltungen — für jene ist ein kleines Kabinet angelegt — kommen ebenfalls vor. Sehr beliebt sind die Vorstellungen, welche im Gebiet „der höheren Magie", von fremden Künstlern gegeben werden. Einmal liess sich eine bekannte Kunstreiter-Gesellschaft auf dem Illenauer Gebiet sehen.

Zur Osterzeit legt der Haas seine Eier, im Herbst werden Trauben und neuer Wein vertheilt.

Zu manchen Spielen, die wir hier nicht näher erwähnen wollen, sind die Geräthschaften vorhanden.

Der Turnübungen ist schon oben Erwähnung geschehen.

Eine nahe Kunsthandlung sendet von Zeit zu Zeit Bilder zur Ansicht. Reichen Stoff bietet eine umfangreiche, wohlgeordnete Bibliothek, aus welcher zweimal in der Woche Bücher abgegeben werden. Von der Anstalt werden zahlreiche belletristische und politische Zeitschriften, wohl dreissig an der Zahl, gehalten. Von einem uns befreundeten früheren Pflegling werden die illustrirten London news regelmässig eingesandt.

Der grösste Theil der Pfleglinge kommt so oft es die Witterung erlaubt in das Freie, entweder auf das Feld zur Arbeit oder auf Spaziergängen, zu welchen Illenau's reizende Umgebung eine so reiche Gelegenheit bietet. Auch weitere Ausflüge an interessante Orte: zu den Wasserfällen von Allerheiligen, nach Baden etc. werden in grösserer Gesellschaft unternommen. Von Angestellten geleitet haben unsere Herren mehrtägige Excursionen in den Schwarzwald ausgeführt.

Fast dürfen wir mit den Lustigen von Weimar sagen:

Und es schlingt ununterbrochen
Immer sich der Freudenkreis
Durch die zwei und fünfzig Wochen,
Wenn man's recht zu führen weiss.
Spiel und Tanz, Gespräch, Theater,
Sie erfrischen unser Blut — —

Es sind schon Stimmen wohlmeinender Freunde laut geworden, welche hierin zum Maasshalten gerathen haben. Jedenfalls werden die, welche den Stab über unsre Anstalten gebrochen haben, wohl zusehen müssen, ob das, was an deren Stelle kommen soll, etwas Besseres ist oder ob es nur auch einen Ersatz bietet.

Zur Vollkommenheit unserer Anstalten fehlt freilich noch viel, und grosse Lücken sind auszufüllen. Geschieht dies aber von den psychiatrischen Radikal-Reformers, von den Lobrednern der mit so vielem Pomp in Kurs gesetzten „familialen Verpflegung", welche, ohne dass sie es ahnen, anderswo schon Früchte getragen hat?

Und wird es nicht auch blöden Augen klar werden, dass die Krankenhäuser für Geisteskranke doch anders organisirt sein müssen als die für die übrigen Nervenkranken, dass wenn der Heilapparat für jene vollständig sein soll, eine gewisse Sonderstellung unvermeidlich ist? Ist aber dies nicht auch in andern Gebieten unserer Heilkunde der Fall?

Durch die Umständlichkeit, mit welcher das innere Leben der Anstalt im Vorstehenden geschildert worden ist, haben wir vielleicht den Schein des Rühmens auf uns geladen. Unsere Absicht war dies nicht. In einer Zeit aber, in welcher die Behauptung aufgestellt wurde, dass für Geisteskranke gewöhnliche Spitäler ausreichen oder dass sich auch in ganz kleinen Anstalten die für eine zweckmässige Behandlung derselben nöthigen Einrichtungen treffen lassen, schien es gerathen, auf den Reichthum von Mitteln und Kräften aufmerksam zu machen, worüber eine grössere Anstalt zum Wohl der Kranken zu gebieten vermag.

XVI. Bauliches.

Den Abschnitten, die von dem innern Leben der Irren-Anstalten handeln, lassen wir einige Bemerkungen über Einrichtungen folgen, welche den Bau betreffen, ohne uns jedoch in eine Kritik der für diese Anstalten vorgeschlagenen Pläne einzulassen. Nicht weil wir diesen Gegenstand etwa für geringfügig halten oder weil wir den Ausspruch Griesinger's: „heutzutage ist es jedem tüchtigen Baumeister kinderleicht, eine Irrenanstalt nach den vortrefflichsten Mustern von England und Holland herzustellen“ für begründet erachten, sondern im Gegentheil, weil wir es für sehr schwer halten, hierfür allgemein giltige Normen aufzustellen, weil, soweit es überhaupt möglich, dies schon geschehen ist und weil, wie Lähr richtig bemerkt, die beste Form für jedes Land in seinen besondern Bedürfnissen gefunden werden muss. Niemand wird für Deutschland englische oder holländische Muster empfehlen wollen, sondern vielmehr einem andern Ausspruch Griesinger's beipflichten: „Nur auch hier keine Pedanterie und keine sogenannten Systeme, die Alles über einen Leisten schlagen sollen.“

Eine Zeitlang, als eben die Errichtung der Irrenanstalten lebendiges Interesse erregte, ist eine grosse literarische Thätigkeit auf die beste Form derselben verwendet worden, womit allerdings nur erst ein Theil dessen, was die Anstalten bedürfen, geschehen ist, aber doch ein sehr wichtiger Theil, weil er weiteres Fortbauen möglich machte. Eine Hauptsache darf die Pflege der baulichen Aufgabe freilich nicht sein, aber man darf ihr doch auch nicht vorwerfen, dass durch sie „die eigentlich ärztlichen d. h. diagnostischen und therapeutischen Angelegenheiten verabsäumt“ worden seien. Es ist vielmehr das Gegentheil der Fall.

Unter den neueren Anstalten, deren Bauplan in mustergiltiger Weise entworfen wurde, nennen wir die zu Heppenheim unter Director Ludwig.

Davon dass eine Anstalt isolirt gelegen und von dem zur Bewegung und Beschäftigung erforderlichen Gebiet umgeben sein müsse, war oben die Rede. Wir erwähnen dessen hier nur als ganz wesentlicher Bedingungen. In diese Kategorie gehört auch das Vorhandensein von Wasser. Wenn es sein kann, so ist auch (fliessendes) Wasser zu Bädern im Freien in hohem Grade erwünscht.

Was die Bauplane betrifft, — so tritt in unsern Tagen die Frage in den Vordergrund, ob die Irrenanstalt aus einem zusammenhängenden Bau oder aus einzelnen Pavillons bestehen soll. Auch dieser Punkt wurde schon oben berührt. Pavillons werden eher für Privatanstalten sich eignen. Oeffentliche Anstalten, welche eine grössere Zahl von Kranken aufnehmen sollen, würden durch getrennte, einzelne Gebäude eine zu grosse Ausdehnung erhalten. Der ärztliche Besuch, die Aufsicht, das Zusammenkommen der Kranken aus den einzelnen Abtheilungen würde, zumal in ungünstiger Jahreszeit sehr erschwert werden. Und dann wird der grosse Aufwand für Verbindungsgänge in Betracht kommen. Nur das mag in Erwägung gezogen werden, ob es nicht vortheilhaft ist, wenn man Kranke, welche durch ihr Schreien für Andere störend sind, in einiger Entfernung von den andern, ruhigen Kranken unterbringt. Dabei entsteht freilich das obenerwähnte Bedenken, dass alsdann der Dienst und die Aufsicht erschwert wird. Hiemit in einigem Zusammenhang steht die Frage über die Höhe der Irrenanstalt oder über die Zahl der für sie zulässigen Stockwerke. In dem vor etwa 50 Jahren nach Esquirol'schen Grundsätzen entworfenen Plan von Desportes werden durchweg Erdgeschosse angenommen, welche so viele quadratisch abgeschlossene Gebäude bilden, als die Anstalt Abtheilungen haben soll. Dadurch werden nun allerdings die mit mehreren Stockwerken verbundenen Uebelstände vermieden, aber dagegen andere geschaffen. Bei einer grösseren Anstalt müsste nämlich das dazu erforderliche Gebiet einen Umfang erhalten, der nicht nur sehr kostspielig sein, sondern auch den Dienst und die Aufsicht erschweren würde, wesshalb man überall von der Errichtung von Desportes'schen Erdgeschossen abgekommen ist und für diese Anstalten mehrstöckige Gebäude wählt mit der Vorsicht, dass man die Schlafräume, soweit möglich, in die obern Stockwerke, die Versammlungssäle in das Erdgeschoss verlegt.

Eine andere für den Bau dieser Anstalten wichtige Frage ist die, ob für die Unterabtheilungen die horizontale oder vertikale Scheidung gewählt, d. h. ob eine Abtheilung in dem untern und eine andere in einem obern Stockwerk untergebracht werden soll, oder ob die einzelnen Abtheilungen neben einander, d. h. in die verschiedenen Stockwerke übereinander kommen sollen. Die horizontale Scheidung ist in baulicher Beziehung leichter auszuführen, erfordert weniger Treppen und erleichtert die Aufsicht. Bei der vertikalen, welcher wir mit Cramer (Bd. XXVII der Zeitschrift) den Vorzug geben, ist es möglich, dass dem Wohnraum immer auch der Garten entspricht, dass die Kranken von ihren Fenstern nicht in die Gärten anderer Abtheilungen sehen. Schon früher hat der um das Irrenwesen hochverdiente Spurzheim sich ebenfalls für die verticale Scheidung ausgesprochen.

Zu den wichtigsten Einrichtungen für eine Irrenanstalt gehört die Heizung. Es ist hiebei so Vieles zu beachten. Zunächst die Sicherheit und soweit möglich Abwendung von Feuersgefahr. Namentlich müssen die Heizstätten in den Räumen der Kranken mit Zerstörungstrieb vor denselben sicher gestellt sein, daher hier die Luftheizung oder überhaupt eine Heizungsart zu empfehlen ist, durch welche die Wärme aus einem entfernten, im Keller befindlichen Ofen zugeleitet wird. Ein grosser Vortheil ist, dass damit die Ventilation verbunden werden kann. Anerkannt wird der Nutzen der Wasserheizung für die Tobzellen in München und Gaustad (Norwegen).

Erhöht wird die Sicherheit, wenn auch in den andern Abtheilungen einer solchen Anstalt die Heizstätten ausserhalb von jenen, an Orten, welche den Kranken nicht zugänglich sind, angebracht werden. Dagegen wird man in den Versammlungssälen die Oefen ungern entbehren. Auch die Kranken höherer Stände sind daran gewöhnt. Hiefür nun empfehlen sich die aus Backstein gemauerten s. g. russischen Oefen. Dieselben brauchen, die kälteste Zeit abgerechnet, nur einmal im Tag geheizt zu werden und wärmen die Zimmer auch während der Nacht, was für Kranke, welche sich nicht bedeckt lassen, sehr wichtig ist. Sie verbreiten eine angenehme Wärme, nicht die Jähhitze der eisernen Oefen und werden auch nicht so heiss, dass die Kranken sich leicht durch sie beschädigen können. In Illenau, wo sie seit bald dreissig Jahren im Gebrauche sind, haben sie sich vollständig bewährt und alle andern Oefen verdrängt. Nur in den Zellen der Tobsüchtigen haben wir Luftheizung. Die russischen Oefen brauchen auch viel weniger Holz als andere Oefen. Wahrscheinlich wird es auch einzurichten sein, dass sie mit Steinkohlen geheizt werden können. Sehr erwünscht ist es, wenn auch die Corridore wenigstens bis zu einem gewissen Grad zu erwärmen sind.

Die Beleuchtung wird am besten durch Gaslicht bewirkt, das jedenfalls vor der mit Oellampen einen grossen Vorzug hat und wenn die nöthigen Vorrichtungen getroffen sind, auch nicht feuergefährlich ist. Jedenfalls ist es für den psychischen Zustand dieser Kranken, ob die Räume, in welchen sie sich aufhalten, hell beleuchtet sind oder ob sie von einem düstern Halbdunkel erfüllt sind, von grossem Einfluss.

Die Ventilation ist von hoher Wichtigkeit, ist aber in einer Irrenanstalt leichter herzustellen als in einem gewöhnlichen Spital, weil hier weitaus die meisten Kranken in getrennten Tag- und Nachträumen wohnen. Dennoch dürfen die die Ventilation bezweckenden Vorkehrungen nicht versäumt werden, namentlich nicht in den Zellen, wovon oben bei der Heizung die Rede war und in den Räumen für bettlägerige Kranke. Eine zweckmässige Lufterneuerung wird namentlich in den Versammlungssälen dadurch bewirkt, dass die beiden oberen Fensterflügel eines Kreuzstocks sich nicht nach beiden Seiten öffnen, sondern indem sie ein Ganzes bilden sich nach innen umlegen lassen und dadurch nach oben einen Raum frei lassen, durch welchen eine Circulation entsteht, ohne dass die Bewohner einer Zugluft ausgesetzt sind.

Wenn in zumal kleinen Schlafräumen die Fenster durch Fensterläden geschützt und die Thüren bei störenden Kranken geschlossen werden müssen, so ist es eine, namentlich in heissen Sommernächten grosse Erleichterung, wenn die soliden Thüren offen stehen bleiben und der Verschluss der Zimmer durch Staketen-Thüren bewirkt wird.

Nicht genug kann dafür geschehen, dass die Abtritte geruchlos sind. Es wird dies aber trotz der manchfachen sinnreichen Einrichtungen, von denen hier nicht weiter die Rede sein soll, schwer in einer Anstalt zu erreichen sein, deren Pfleglinge mit und ohne Absicht so unreinlich sind. Es wird die Geruchlosigkeit begünstigt, wenn die Abtritte in einem von dem eigentlichen Wohnraum etwas hinausgerückten Gebäude angebracht sind. Aber seltsam, fast komisch scheint es, wenn man den übeln Geruch dadurch aus dem Haus wegzubringen sucht, dass man die Abtritte in grosser Entfernung von demselben in das Freie verlegt und man um sie zu erreichen den Weg durch den Garten zu gehen hat, wie Schreiber dieses in den neuen Pariser Anstalten gefunden hat!

Neben den künstlichen Vorrichtungen, deren Werth keineswegs gering geachtet werden soll, wird man ganz einfache nicht übersehen dürfen. Dahin rechnen wir statt der Senkgruben portative oder fahrbare Behälter, welche von Zeit zu Zeit weggeführt und entleert werden. In diese Wagen müssen die Abtrittröhren oder Kanäle senkrecht einmünden, d. h. sie dürfen nicht geschleift werden. Wenn nun der Sitz sich in einem Trichter öffnet, so dass der Koth durch denselben in den Behälter fällt, ohne dass an den Wandungen des Kanals etwas hängen bleibt, so wird dadurch eine häufige Ursache des übeln Geruchs beseitigt.

Das Kochen und Waschen sind so wichtige Vorgänge in einer solchen Anstalt und ihre Bedeutung macht sich an jedem Tage so fühlbar, dass jede hierauf verwandte Sorgfalt sich reichlich lohnt. Wir fügen hier nur bei, dass die Heizung durch Dämpfe sowohl für das Koch- als für das Waschgeschäft in Illenau sich trefflich bewährt hat.

Von grossem Werth sind cementirte Wände, welche abgewaschen werden können und der Zerstörungssucht der Kranken Widerstand leisten, wie sie in mehreren Schweizeranstalten getroffen werden.

Die Beschaffenheit der Fussböden ist ebenfalls ein Gegenstand von grosser Wichtigkeit. Nicht dringend genug können namentlich für die Versammlungssäle Fussböden von hartem Holz empfohlen werden. Dieselben sind allerdings viel theurer, werden aber doch nicht höher zu stehen kommen als die von Tannenholz, weil sie viel länger dauern als diese.

Dann aber fällt sehr ins Gewicht, dass die Fussböden von weichem Holz, wenn sie aufgewaschen werden, im Winter schwer trocknen und also entweder die Reinlichkeit oder die Gesundheit nothleidet. Für die Zimmer der distinguirten Kranken sind ohnehin Parquetböden, welche nicht aufgewaschen zu werden brauchen, vorzuziehen. Die Fussböden der Zellen müssen ebenfalls aus hartem Holz bestehen und mit einem Oel- oder Firnissanstrich versehen sein.

In mancher Hinsicht wünschenswerth ist, dass da, wo die Corridore mit Steinplatten belegt sind, auf dieselben ein Teppich zu liegen komme, auf welchem man leiser und wärmer geht.

Endlich berühren wir noch die Fensterverwahrung. Um Alles zu vermeiden, was an Gefängnisse erinnern kann, hat man allerlei Mittel ersonnen, um ohne die anstössigen Gitter die nöthige Sicherheit zu gewähren. Dazu dienten kleine Scheiben mit eisernen Rahmen, oder man verschloss das Fenster und öffnete nur einzelne Flügel, vor welchen eiserne Stäbe angebracht waren. Alle diese Vorrichtungen gestatten aber keine genügende Lüftung und rufen viele Unzufriedenheit hervor. Das Verlangen der Kranken mehr als nur einzelne Flügel zu öffnen, ist zumal an Abenden, wenn es nach einem heissen Tage kühl geworden, so berechtigt, dass man es kaum versagen kann und doch darf man die Vorsicht nicht ausser Acht lassen. Hier bleibt nichts übrig als zu den verhassten Gittern Zuflucht zu nehmen, welche wenn nur einige Vorsichtsmaassregeln beobachtet werden, viel weniger beengend sind und mehr Freiheit gewähren als der Verschluss der Fenster. Es ist nur nöthig, dass die Gitter nicht unmittelbar vor den Fenstern angebracht sind, sondern dass sie von der Mauer nach aussen abstehen, dass man Blumentöpfe aufstellen und den Kopf hinauslegen kann. Nöthig ist ferner, dass die einzelnen Stäbe der Gitter nicht mit der breiten Seite, sondern mit ihrer scharfen Kante dem Zimmer zugekehrt sind. Dadurch wird alles Gefängnissartige vermieden und die Kranken, welche jetzt nach Belieben das Fenster öffnen können, sind dafür recht dankbar.

Die mancherlei für Beleuchtung, Heizung, Ventilation, für das Kochen und Waschen, für die Abtritte etc. nöthigen

Apparate bedürfen einer technischen Ueberwachung durch geeignete Werkmeister. Vor Allem aber ist es nöthig, dass die Baumeister, in deren Wirkungskreis der architektonische Theil dieser Anstalten gehört, auch in technischem Gebiete Kenntnisse und Erfahrungen besitzen. Es ist dies nicht immer der Fall. Viele der genannten Vorrichtungen sind Kinder unserer Zeit. Die jetzigen officiellen Baumeister sind hierin nicht immer auch Sachverständige. Daher kommen grobe und kostspielige Missgriffe vor. Nicht selten muss man, um sie gut zu machen, Sachverständige anders woher berufen. Die Regierungen, welche sich nicht durch Schaden wollen klug machen lassen, werden für Ausbildung fähiger Architekten auch in diesen Gebieten der Baukunst besorgt sein, sie zu diesem Zweck reisen lassen und ihnen eine Stellung geben müssen, in welcher ihre Erfahrung allen diesen und ähnlichen Anstalten zu gut kommt.

Wer es weiss, wie wichtig derartige Einrichtungen für das Leben und Wirken dieser Anstalten sind, wie dadurch ihre eigentliche Aufgabe erleichtert nnd gefördert wird, wie sehr auch der financielle Punkt hiebei betheiligt ist, wird die Sache nicht gleichgiltig von der Hand weisen. Nicht nur zur Gründung neuer Anstalten bedarf man solcher Techniker, sondern auch zur Besorgung dieser Vorgänge in den schon bestehenden. Während des Baues von Illenau wurde der Verwalter der Anstalt nach England geschickt, welcher die Plane zu den trefflichen Koch- und Wascheinrichtungen brachte. Bald darauf ging wegen der neuen Strafanstalt eine Kommission nach England. Wie viel besser wäre es gewesen, wenn man einen hierin erfahrenen Techniker im Lande gehabt hätte und bei wie vielen andern Veranlassungen hat sich seither dieser Wunsch wiederholt.

XVII. Statistik.

Die Statistik hat wie fast in allen wissenschaftlichen Gebieten, auch in dem des Irrenwesens ihre Anwendung gefunden und zwar in doppelter Weise, einmal in Beziehung auf die Irren in den Anstalten und auf diese selbst, sodann in Beziehung auf die ausserhalb derselben.

A. Statistik der Irren in den Anstalten. Man ist von der richtigen Anschauung ausgegangen, dass man nur dann ein brauchbares Ergebniss von ihr zu erwarten habe, wenn man sich über ein gemeinsames Schema für die verschiedenen Länder vereinbart hat, wodurch dann ein weiter Ueberblick gestattet sei. Desshalb wurden bei dem internationalen psychiatrischen Congress, welcher zu Paris 1867 während der Industrie-Ausstellung Statt hatte, unter Lunier's Vorsitz mehrere Sitzungen zu diesem Zwecke gehalten und die dort berathenen Tabellen, da der dafür beabsichtigte internationale Congress nicht zu Stande kam, an die psychischen Aerzte der verschiedenen Länder verschickt. Dieses Project hat manche Kritik erfahren, zunächst von Tigges, der überhaupt in diesem Fache gründliche Arbeit geliefert hat. Er reducirt die zahlreichen Tabellen des Projectes von Lunier. Einer strengen Beurtheilung werden sie auch von Hagen unterworfen, der sich namentlich dagegen erklärt, dass man Tabellen, welche sich auf wissenschaftliche Anschauung gründen, allgemein einführen will und verlangt, dass man der Freiheit des Einzelnen nicht zu nahe treten dürfe.

Ein gegen die Einführung detaillirter Tabellen erhobener Einwurf, welcher, so viel wir uns erinnern, ebenfalls von Hagen geltend gemacht wurde, ist der, dass sie einen Aufwand von Zeit erfordern, welche der Arzt einer solchen Anstalt nicht aufzubringen vermag, zumal wegen der Prozent-Berechnungen und der Beziehungen zu der allgemeinen Statistik. Es hat dies seine Richtigkeit. Das Heft Statistik der Heil- und Pflegeanstalt Illenau, welches 1866 in der Müller'schen Hofbuchhandlung zu Karlsruhe erschien, würde ohne die Mitwirkung des Directionsgehilfen Robert Roller, eines früheren Professors der Mathematik und des Geheime-Legationsrathes Dr. Hardeck, Vorstandes des statistischen Büreaus im Grossherzogthum Baden schwerlich zu Stand gekommen sein.

Als die Illenauer Statistik bearbeitet wurde, fehlte es, wie dies im Vorwort bemerkt wurde, an bestimmten Normen und mustergiltigen Vorgängen. Es wurde beklagt, dass die meisten Statistiken der Irrenanstalten bei summarischen Angaben stehen blieben, nicht unter die oberflächlichen Erscheinungen eindringen, das Individuum nicht durch die verschiedenen Stadien der Krankheit verfolgen und sich mehr mit einer Darstellung der ökonomischen und äusserlich-administrativen Seite begnügen.

Der dort geäusserte Wunsch, dass dieser Gegenstand auf die Tagesordnung einer psychiatrischen Versammlung gesetzt würde, damit gemeinsame Grundsätze, Gesichtspunkte und Schemate aufgestellt werden, nach denen in den verschiedenen Anstalten und Ländern gleichmässig die Aufzeichnungen und Zusammenstellungen erfolgen, ist in Erfüllung gegangen. In mehreren Versammlungen und Schriften haben Verhandlungen stattgefunden. — Auf der Leipziger Naturforscher-Versammlung ist in der psychiatrischen Section von Nasse „über die zweckmässigste Einrichtung der allgemeinen Statistik der Irrenanstalten“ ein Antrag gestellt worden, in welchem als eine Ergänzung der von competenter Seite in Aussicht genommenen medicinischen Statistik für das ganze deutsche Reich Vorarbeiten zu einer Irrenanstalts-Statistik empfohlen werden und eine Commission vorgeschlagen wird zur Ausarbeitung von Zählblättchen mit Benützung des vorhandenen Materials. — Für die Aufgenommenen, Abgegangenen und den Bestand wurden auf der Versammlung zu Wiesbaden 3 Schemate aufgestellt, welche wir hier folgen lassen:

No.

Anstalt

Männer.
(Frauen.)

Unterscheidung derselben durch verschiedene Farbe der Karten.

Aufgenommene.
Jahrgang 187

1. **Vor- und Familienname:**
2. **Geburtsort:**
3. **Letzter Wohnort:**
   Bezirk
4. **Tag und Jahr der Geburt:**
5. **Familienstand:** zur Zeit der Erkrankung
   ledig
   verheirathet
   verwittwet
   geschieden
6. **Glaubensbekenntniss:** katholisch / evangelisch / israelitisch / andersgläubig
7. **Datum der Aufnahme:**
8. **Krankheitsdauer vor der Aufnahme:**
9. **Krankheitsform:**
   1. Melancholie
   2. Manie
   3. Sekundäre Seelenstörung
   4. Paralytische Seelenstörung
   5. Seelenstörung mit Epilepsie
   6. Imbecillität, Idiotismus und Cretinismus
   7. Delirium potatorum

10. **Erste oder wiederholte Aufnahme:**

A. Bei vorhergegangener Genesung:

Zahl der wievielten Aufnahme?

B. Ohne vorherige Genesung:

Zahl der wievielten Aufnahme?

C. Versetzt von einem andern Asyl:

11. **Erblichkeit und Familienanlage:**

a) Fanden sich bei:

I. Eltern, und zwar:
1. von Vater Seite
2. von Mutter Seite

II. Grosseltern, Onkel und Tante, und zwar:
3. von Vater Seite
4. von Mutter Seite

III. 5. Geschwistern:
1. Geisteskrankheit?
2. Nervenkrankheit?
3. Trunksucht?
4. Selbstmord?
5. Auffallende Charaktere und Genies?
6. Vergehen?

b) Waren die Eltern blutsverwandt und in welchem Grade?

c) Ist Patient unehelich geboren?

12. **Ist Patient und wodurch vor seiner Aufnahme mit dem Strafgesetz in Conflikt gerathen:**

a) Vor der Erkrankung?

b) Nach der Erkrankung?

c) Ist Patient bestraft worden?

Anstalt

No. **Männer. (Frauen.)**

Abgegangene.

Jahrgang 187

1. **Vor- und Familienname:**

2. **Datum der Aufnahme in die Anstalt:**

3. **Krankheitsform.**
   1. Melancholie
   2. Manie
   3. Sekundäre Seelenstörung
   4. Paralytische Seelenstörung
   5. Seelenstörung mit Epilepsie
   6. Imbecillität, Idiotismus und Cretinismus
   7. Delirium potatorum

4. **Erste oder wiederholte Aufnahme:**
   A. Bei vorhergegangener Genesung:
   Zahl der wievielten Aufnahme?
   B. Ohne vorherige Genesung:
   Zahl der wievielten Aufnahme?

5. **Abgang aus der Anstalt; überall mit dem Datum:**
   a) Ob genesen entlassen, und dann:
      1. Krankheitsdauer vor der Aufnahme:
      2. Erblichkeit und Familienanlage:
   b) Ob gebessert entlassen:
   c) Ob ungeheilt entlassen:
      1. in Familienpflege?
      2. in eine andere Anstalt versetzt?
   d) Ob gestorben? dann
      Todesursache?

No. **Anstalt** **Männer. (Frauen.)**

Bestand
am 31. Dezember 187

1. **Vor- und Familienname**:

2. **Letzter Wohnort**:

3. **Krankheitsform**:
   1. Melancholie
   2. Manie
   3. Sekundäre Seelenstörung
   4. Paralytische Seelenstörung
   5. Seelenstörung mit Epilepsie
   6. Imbecillität, Idiotismus und Cretinismus
   7. Delirium potatorum.

Es sind diese Zählkarten einer bei Georg Reimer in Berlin 1874 erschienenen Brochüre entnommen, welche auch eine Anweisung zur Ausfüllung der Zählkarten so wie die Formulare zu 15 Tabellen enthält. Siehe auch 6. Heft, 30. Band der Allgem. Zeitschr. für Psychiatrie.

Sehr gründlich wurde die Frage der Statistik von den Schweizer Collegen behandelt. In der 4. Jahresversammlung der Schweizerischen Irrenärzte im Sptbr. 1867 (mitgetheilt im 25. Band unsrer Zeitschr. S. 416fg.) hatten zu Münsterlingen Verhandlungen hierüber statt. Sie begannen mit einem Referat des Dr. Wille. Von demselben wurde in der Versammlung der Schweizerischen Irrenärzte zu Zürich im Jahr 1872 ein eingehender Vortrag gehalten über Einführung einer gleichmässigen Statistik der Schweizerischen Irrenanstalten. Die von ihm vorgeschlagene Zählkarte wurde mit geringen Abänderungen von der Versammlung angenommen. Sie enthält einige Fragen mehr als die, welche von Hagen für Deutschland vorgeschlagen wurde, namentlich ist die ätiologische aufgenommen, für welche ein detaillirtes Schema nach disponirenden und determinirenden Momenten beigefügt ist. Ohne im Geringsten die Schwierigkeit zu verkennen, welche mit einer Statistik der ursächlichen Verhältnisse verbunden ist, sind wir doch mit Wille über ihren Werth einverstanden. Manche der allerdings berechtigten Bedenken würden durch eine über eine längere Zeit und über eine grössere Zahl ausgedehnte Zählung beseitigt werden können. Manche für die Pathologie dieser Zustände nicht unwichtige Sätze: z. B. wie oft Kopfverletzungen der Entstehung von Seelenstörungen vorausgegangen sind, werden eben nur auf statistischem Wege auszumitteln sein. Auf das dabei aufzustellende Schema wird freilich viel ankommen und eine streng logische Durchführung schwerlich erreicht werden können. Für nothwendig halten wir, wie dies auch in der Illenauer Statistik geschehen ist, dass immer angegeben wird, ob eine Ursache allein oder ob deren mehrere eingewirkt haben.

Wir möchten glauben, dass dem Skepticismus in Beziehung auf die Irrenstatistik und namentlich auf den ätiologischen Theil ein allzuweiter Spielraum eingeräumt worden ist. —

Einige allgemeine Bemerkungen finden sich Seite IX des Vorworts zur Illenauer Statistik. Wir enthalten uns näher auf dies Thema einzugehen, da es die Grenzen dieser Schrift überschreiten würde und glauben uns auf das ebengenannte Illenauer statistische Werk beziehen zu dürfen. Es wäre zu wünschen, dass dieser Gegenstand einer gründlichen Bearbeitung — etwa von Tigges — unterworfen würde.

Was die Formen betrifft, so hat man mehrere Eintheilungen vorgeschlagen: in acute und chronische, in primäre und secundäre, in anhaltende und periodische, welche aber in der Natur nicht wirklich geschieden sind und der subjectiven Auffassung einen zu weiten Spielraum lassen, sodann epileptische, hysterische, paralytische, senile, Säuferwahnsinn und wie sie alle heissen. Wir sind aber mit Nasse der Meinung, dass man die alten Formen beibehalte, wie dies auch in der Illenauer Statistik geschehen ist, nämlich:

Melancholie.
Manie (Tobsucht).
Wahnsinn.
Verrücktheit.
Blödsinn.
Idiotie und Cretinismus.

Die Form der Verrücktheit ist nicht überall unterschieden. Wir glaubten sie aber für die Fälle aufnehmen zu müssen, wo die Einheit des Wahnsystems aufgelöst ist und sich die Persönlichkeit des Kranken nach den einzelnen ohne innigere Beziehungen neben einander fixirten Wahnvorstellungen zersplittert hat.

Unter diese Bezeichnungen würden alle Formen von Seelenstörungen unterzuordnen sein, auch die epileptischen, paralytischen etc. Die Melancholie sowohl als die Manie, der Wahnsinn, die Verrücktheit und der Blödsinn kann mit Paralyse verbunden sein, ebenso mit Epilepsie und theilweise auch mit Säuferwahnsinn. Da es nun aber von wirklichem Interesse ist zu wissen, wie viele paralytische, epileptische Seelengestörte es giebt, so könnten dieselben in einem besonderen Anhang aufgezählt werden. Wenn man anfängt, solche specielle Arten von Seelenstörung als selbstständige Formen aufzustellen, so müsste man consequenterweise das ganze Gebiet der Seelenstörungen in solche einzelne Gruppen auflösen, was seine Schwierigkeiten haben würde. — Die in der Zählkarte angenommene Aufstellung scheint gegen die Logik zu verstossen.

Wir berühren noch einen wichtigen Punkt, welchem vielleicht nicht überall die gehörige Beachtung zu Theil geworden ist: Die Methode der Procentberechnung. Wir sind in Illenau derjenigen gefolgt, welche von Bernhardi im II. Band der „Allgemeinen Zeitschrift für Psychiatrie“ Seite 264 vorgeschlagen worden ist. Er hält es nämlich für das Zweckmässigste, wenn man die Zahl der Entlassenen und Gestorbenen mit der Zahl der Aufgenommenen vergleicht.

In dem von Lunier vorgeschlagenen Project einer internationalen Statistik wird zur Gewinnung der Verhältnisszahl vorgeschlagen, die Zahl der Geheilten mit der der Aufnahmen zu vergleichen, dagegen die Zahl der Gestorbenen mit der mittleren Bevölkerung.

Herr Geheime Legationsrath Dr. Hardeck zu Karlsruhe, welcher Vorstand des Statistischen Büreaus ist, dessen erfolgreicher Mitwirkung zur Illenauer Statistik oben Erwähnung geschah, über den Lunier'schen Vorschlag der Mortalitäts-Berechnung um seine Meinung gefragt, hatte die Güte, uns im Folgenden mitzutheilen, was wir denen, welche sich für Lösung dieser Frage interessiren, nicht glauben vorenthalten zu sollen:

„Will man eine Jahresstatistik machen, so wird die Lunier'sche Methode annehmbar sein, nämlich die im Jahre Gestorbenen mit der mittleren Jahresbevölkerung zu vergleichen — weil die Zahl der Aufgenommenen (im Jahre) eine sehr verschiedene, verhältnissmässig grosse und kleine sein kann, während doch die Gestorbenen aus der Gesammtzahl kommen, bezw. die gesammte Verpflegungszeit eine nahezu constante (oder gleichmässig wachsende event. abnehmende) ist. Will man aber die Statistik über eine längere Periode und grosse Zahl von Fällen ausdehnen, wie sie ja allein wirklich und allseitig verwendbare Resultate giebt, so wird man die Gesammtzahl der Gestorbenen mit der Gesammtzahl der

Aufgenommenen zu vergleichen haben, ohne die Vergleichung mit der mittleren Bevölkerung zu unterlassen. Hierbei wird wohl eventuell der etwa bei Anfang der Beobachtungsperiode vorhandene Bestand gegen den am Schlusse derselben vorhandenen Bestand compensirt werden können. In wie weit es gerechtfertigt ist, bei diesen Berechnungen die Wiederaufnahme und die Versetzungen auszuscheiden, will mir nicht vollkommen klar werden.

Die Zugrundelegung der mittleren Bevölkerung hat in dieser Hinsicht jedenfalls den nicht zu unterschätzenden Vortheil, dass man eine derartige Ausscheidung nicht vorzunehmen braucht.

Im Allgemeinen und ganz unvorgreiflich scheint mir, dass Vergleichungen von Mortalitätsziffern verschiedener Anstalten ihr sehr Bedenkliches haben, weil die Verhältnisse derselben — bezüglich der Beibehaltung oder Abgabe der Unheilbaren, Epileptischen etc. — doch gar sehr verschieden sind und es dabei oftmals zu mit der Wahrheit collidirenden Scheinresultaten kommen würde. Ich glaube, dass man jede Anstalt für sich in dieser Hinsicht zu betrachten hat, unter klarer Darlegung der Verhältnisse und des Zahlenmaterials, wobei ja allerdings die verschiedenen möglichen Vergleichungsziffern innerhalb dieses Materials gegeben werden mögen. Vergleichungen von einer Anstalt zur anderen sind nur mit grosser Vorsicht unter Constatirung der gleichartigen oder ungleichartigen Organisation, vorzunehmen, bezw. Zusammenstellung nur nach Gruppen gleichartiger Etablissements zulässig.“

B. Die Zählung der Irren ausserhalb der Anstalten, an und für sich wichtig, um die Zahl dieser Kranken zu erfahren und namentlich um darüber Gewissheit zu erlangen, ob, wonach so oft gefragt wird, das Irresein im Laufe der Jahre zunimmt, wird noch viel wichtiger, weil mit der Zählung zugleich eine Kenntnissnahme der Art der Verpflegung verbunden, sodann weil dadurch Gelegenheit gegeben ist, gegen etwaige Vernachlässigung einzuschreiten und das Loos dieser Unglücklichen zu verbessern. Allerwärts kommen schwere Versäumnisse in der Verpflegung der Irren vor. Gewaltthätige Kranke sucht man mitten unter uns in einer aller Civilisation

Hohn sprechenden Weise unschädlich zu machen oder man giebt sie allen übeln Folgen der Unreinlichkeit Preis. Hier werden oft Zustände entdeckt, die man nicht für möglich gehalten hätte, daher es so nöthig ist, dass genaue Umschau gehalten wird. Diess geschieht oder kann wenigstens geschehen, wenn eine Zählung der Irren ausserhalb der Anstalten angeordnet wird.

Zu einer genauen Zählung zu gelangen, ist nicht ganz leicht. Es kommt viel auf die desshalb aufzustellenden Vorschriften an, sowie auf die Personen, durch welche sie vollzogen werden sollen. Von der Wahl der letzteren hängen jene ab. Wird die Zählung durch Aerzte oder auch durch Geistliche besorgt, so können natürlich mehr ins Einzelne gehende Rubriken aufgestellt werden als wenn sie den Bürgermeistern aufgetragen wird. Nun aber verursacht es einen zu grossen Aufwand, wenn die Aerzte jeden einzelnen Ort ihres Bezirks bereisen sollen. Den Geistlichen jedoch konnte wenigstens in unserm Land bei der Trennung von Kirche und Staat dieser Auftrag vom Staat nicht wohl ertheilt werden. Für die Bürgermeister aber, wenigstens für die auf dem Lande, durften keine Rubriken gewählt werden, deren Ausfüllung auf Schwierigkeiten stossen würde. Dem zu Folge wurde im Grossherzogthum Baden folgendes „tabellarisches Verzeichniss der ausserhalb der Staatsanstalten befindlichen Seelengestörten und Epileptischen“ festgestellt.

1., Name und Stand.

2., Ehelich oder unehelich geboren.

3., Ledig oder verheirathet, ob Kinder?

4., Religion.

5., Alter (Geburtsjahr).

6., Ob geisteskrank? Ob von Geburt an? Ob fallsüchtig (epileptisch).

7., Ob erblich? Von väterlicher oder mütterlicher Seite.

8., Ob ruhestörend? Sich oder Andern gefährlich.

9., a. Art und Ort der Verpflegung. Ob Zwangsmittel, ob ärztliche Behandlung, ob in Spitälern?

b., Wem die Fürsorge obliegt?

c., Vermögens-Verhältnisse?

Die hiezu vom Ministerium des Innern unterm 27. März 1863 erlassene Verordnung lautet:

„Behufs der Statistik über die ausserhalb der Staatsanstalten befindlichen Geisteskranken und der sorgfältigeren sanitätspolizeilichen Ueberwachung der Lokalverpflegung derselben wird unter Aufhebung der bisherigen Bestimmungen über diesen Gegenstand, verordnet wie folgt:

§. 1.

Alle fünf Jahre, jeweils in der zweiten Hälfte des Monats September, hat in jeder Gemeinde das Bürgermeisteramt ein tabellarisches Verzeichniss, enthaltend die persönlichen Verhältnisse, die Erkrankungsform, die Verpflegungsweise etc. der dieser Gemeinde angehörigen Geisteskranken, welche ausserhalb der Staatsanstalten sich befinden, nach dem beigelegten Muster in dreifacher Ausfertigung zusammenzustellen und zwei Ausfertigungen dieser Tabelle dem Bezirksamt vorzulegen, das dritte aber bei den bürgermeisterlichen Akten aufzubewahren.

§. 2.

Das Bezirksamt übersendet die beiden Ausfertigungen der vorgelegten Tabellen nach davon genommener Kenntniss dem Amtsarzt. Dieser prüft die einzelnen Tabellen, veranlasst deren etwa erforderliche Berichtigung, bearbeitet sodann aus denselben eine den ganzen Bezirk umfassende Tabelle nach einem zweiten beigefügten Muster und legt solche nebst je einer Ausfertigung der Specialtabellen der Grossh. Sanitäts-Commission vor.

In dem Vorlagebericht spricht der Grossh. Amtsarzt zugleich über seine weiteren Wahrnehmungen und Untersuchungen über das Vorkommen von Geisteskrankheiten und die Irrenfürsorge in seinem Bezirke sowie in dieser Beziehung getroffenen Anordnungen sich aus. Wo die eingekommenen Tabellen eine ungenügende Versorgung der Geisteskranken vermuthen lassen, wird der Amtsarzt die Verhältnisse untersuchen und in den geeigneten Fällen in Gemeinschaft mit dem Bezirksamt für die Abstellung der erkannten Mängel besorgt sein.

Das gruppenweise (endemische) Vorkommen von Geisteskrankheiten wird den Amtsarzt veranlassen, die Ursachen einer solchen Erscheinung zu untersuchen und hierüber, sowie über die etwaigen Mittel zur Beseitigung derselben der Grossh. Sanitäts-Commission Vortrag zu erstatten.

§. 3.

Die Grosshl. Sanitäts-Commission sendet die eingekommenen Special- und Bezirkstabellen, nachdem sie dieselben geprüft und benützt hat, an die Grosshl. Direction der Heil- und Pflegeanstalt Illenau.

Diese fertigt aus den ihr zugekommenen Tabellen, von welchen sie auch der Grosshl. Direction der Heil- und Pflegeanstalt Pforzheim Mittheilung machen wird, Tabellen für jeden Kreis und legt solche mit einer Uebersichtstabelle für das ganze Land und den etwaigen Bemerkungen beider Anstalts-Directionen dem diesseitigen Ministerium vor.

§. 4.

In denjenigen Jahren, in welchen keine vollständigen Verzeichnisse aufzustellen sind (§. 1) haben die Bürgermeisterämter jeweils in der zweiten Hälfte des Monats September den Bezirksämtern anzuzeigen, ob und welche Kranke der in §. 1 bezeichneten Art seit der Aufstellung des letztjährigen Verzeichnisses beziehungsweise Erstattung des letztjährigen Berichtes neu zugegangen oder abgegangen sind, und wie für deren Verpflegung gesorgt ist. Das Bezirksamt theilt diese Berichte dem Amtsarzt mit, welcher über diesen Ab- und Zugang Anzeige an die Grosshl. Sanitätscommission erstattet.

§. 5.

Den Orts- und Bezirksbehörden wird empfohlen, auch abgesehen von den Veranlassungen, welche durch das in den §§. 1 bis 4 vorgeschriebene Verfahren geboten werden, bei jeder sonst sich ergebenden Gelegenheit auf die Verbesserung der örtlichen Verpflegung Geisteskranker hinzuwirken, wobei man ihnen anheim giebt, in den geeigneten Fällen auch die Mitwirkung des Ortsgeistlichen versuchsweise in Anspruch zu nehmen.

Selbstverständlich ist hiebei sowohl, als bei Aufstellung der Tabellen alles durch den Zweck nicht gebotene Eindringen in Familienverhältnisse zu vermeiden.

§. 6.

Die in den §§. 1 bis 3 vorgezeichnete Aufstelllung und Einsendung vollständiger Tabellen hat erstmals in dem laufenden Jahre stattzufinden.“ —

Wir erwähnen nun in einem flüchtigen Ueberblick einige Zählungen aus einzelnen Ländern; namentlich aus Norwegen, aus Frankreich, aus deutschen Ländern und aus der Schweiz.

Esquirol in „Remarques sur la statistique des aliénés“ (annales d'hygiène publique et de médecine légale Band IV. Seite 332) erklärt es, wenn das Loos der Irren gründlich verbessert werden soll, für unerlässlich, dass man in jedem Land ihre Zahl und ihre Lage kenne. Nach ihm sollen in den Jahren 1806 und 1807 die ersten Versuche zu einer Zählung der Irren in England gemacht worden sein. Mit welcher Unvollkommenheit diess geschah, geht daraus hervor, dass damals in ganz Grossbritannien nur 2245 Irre und Idioten vorhanden gewesen sein sollen. Eine vom Parlament im Jahr 1812 angeordnete Zählung ergab die doppelte Zahl, die übrigens auch noch weit von der Wahrheit entfernt war. Auch was in jener Zeit in Frankreich geschah trug noch einen sehr unvollkommenen Character an sich. Das Land, von welchem wir zuerst eine Irrenstatistik erhalten haben ist — Norwegen. Der Storthing ordnete schon 1825 für das ganze Königreich Untersuchungen an über die Zahl, das Alter, Geschlecht und die Lage der Irren. Das Ergebniss wurde auf Befehl des Königs 1828 veröffentlicht. Esquirol, welcher 1830 Mittheilung davon giebt, drückt den Wunsch aus, dass auch in anderen Ländern dieselbe Sorgfalt auf diesen Gegenstand verwendet werden möchte. Im Ganzen ist die Zahl der Irren in diesem Lande sehr gross. Auf eine Bevölkerung von damals 1,051,000 Einwohnern kommen 1900 Irre oder 1 auf 550, während nach Esquirol für Frankreich damals das Verhältniss sich nur 1 auf 1000 gestellt haben soll.

In einer schon 1831 erschienenen Schrift von Pierquin „De l'Arithmétique politique de la folie“ wird das Vorkommen der Seelenstörungen mit dem der Verbrechen in Vergleich gezogen und der Satz ausgesprochen, dass sich jene in dem

Grad verringern als man sich von der Unwissenheit der früheren Zeiten entfernt, dass die Nation, welche die meisten Idioten und Geisteskranken zählt, auch diejenige ist, in welcher die Gerechtigkeit mit den meisten Verbrechen zu thun hat, und dass die Verbreitung des Unterrichts das sicherste Mittel ist, Geisteskrankheit und Verbrechen zu vermindern.

Aus Deutschland ist eine der ersten Zählungen der ausserhalb der Anstalten befindlichen Irren von der Preussischen Provinz Schlesien bekannt geworden. Aus amtlichen Nachweisungen wird über die am 1. August 1830 in der Provinz Schlesien befindlichen Geisteskranken eine tabellarische Uebersicht nach verschiedenen Rubriken gegeben. Damals sollen in der Provinz 1181 (663 männliche und 518 weibliche) Irre gewesen sein, was bei einer Bevölkerung von 2,363,105 Einwohner ein Verhältniss giebt von 1 auf 2001. — Nach einer in einer eigenen Schrift: Zustand des Irrenwesens in der Provinz Schlesien enthaltenen Mittheilung betrug bei einer Bevölkerung von 3,146,732 Einwohnern im Jahre 1852 die Zahl der Irren 2147. Im Jahre 1861 war nach einem dem Provinziallandtag eingereichten „Bericht über die Irrenzählung am Schlusse des Jahres 1861" die Zahl der Geisteskranken auf 2419 bei einer Bevölkerung von 3,349,782 Einwohnern gestiegen. Ob spätere Berichte erschienen sind, ist uns unbekannt. Jedenfalls sind die Mittheilungen über die Irrenstatistik der Provinz Schlesien, welche wir dem um das Irrenwesen derselben hochverdienten Martini verdanken, so vollständig und werthvoll, wie wir sie von wenig deutschen Ländern besitzen.

Eine der gründlichsten Arbeiten im Gebiet der Zählung der Irren ausserhalb der Anstalten ist „Irrenstatistik der Provinz Westphalen mit Hinweisung auf die medicinisch-topographischen Verhältnisse sämmtlicher einzelnen Kreise derselben von Ruer, Director der Heil- und Pflegeanstalt Marsberg; Berlin 1837" gründlich besonders dadurch, dass die Aufnahme der Irren überall persönlich durch den Arzt geschehen ist. Die Uebersicht über in der Provinz befindliche Irre bezieht sich auf verschiedene Zeiten, auf das Geschlecht, Lebensalter, Religion, Stände, Formen und Ursachen. Die Rubriken, unter welchen die Verhältnisse der einzelnen Kreise mitgetheilt werden, sind: Grösse nach Quadratmeilen, Bevölkerung, Religion, Boden, Bewässerung, Luft und Wind, Temperatur und Witterung, Nahrungsmittel, Kleidung, Beschaffenheit der Gebäude, Nahrungsstand und Erwerbsquellen, Cultur in Beziehung auf Lebensweise, Sittlichkeit und Volksbelustigungen, Erziehung und Schulunterricht, religiöser Unterricht, Beschaffenheit der Schulen und Kirchen, uneheliche Geburten, Verbrechen, Selbstmord, Krankheitsconstitutionen, Krankheiten des Hirns und Nervensystems, Irresein.

In der Provinz Westphalen verhalten sich die Irren zur Bevölkerung wie 1 zu 846, wobei eine grosse Zahl blödsinnig Geborner inbegriffen ist. Im Jahr 1834 betrug die Bevölkerung 1,283,142 Einwohner, die Zahl der Irren 1535, die der blödsinnig Geboren 728.

Eine dankenswerthe Statistik findet sich in „Beiträge zur Statistik der Geisteskrankheiten in Württemberg von Köstlin; Stuttgart 1840“, über deren Werth der Verfasser sogleich im Eingang mit Recht bemerkt: „eine vollständige Statistik der Geisteskrankheiten wäre nur zu erwarten von Einem, der mit der Wissenschaft der Medicin vollkommen vertraut, Gelegenheit hätte, sämmtliche in die Kategorie dieser Krankheit gehörende Individuen in persönlichen Augenschein zu nehmen.“ Die Zahl der Irren beträgt nach der Schätzung vom Jahre 1832 in Württemberg 1087, worunter jedoch kein Blödsinniger eingerechnet ist. Diese Zahl verhält sich zur Bevölkerung wie 1 zu 1503. Eine besondere Aufmerksamkeit ist in dieser Schrift dem Vorkommen des Blödsinns gewidmet.

Aus späteren Zeiten findet sich in den Württembergischen Jahrbüchern Jahrgang 1855. Heft 2. über die Verhältnisse der Geisteskranken in Württemberg eine grössere statistische Arbeit von Sick. Hiernach betrug die Zahl der Irren nach der Aufnahme vom 1. Januar 1853 im ganzen Land 1917 —, die der Kretinen, worunter alle von Kindheit an blödsinnigen Personen begriffen sind, 3740!

In einer der „Statistik der Heil- und Pflegeanstalt Illenau“ angehängten tabellarischen Uebersicht ist die Zahl der Irren und Epileptischen vom Jahr 1863 im Grossherzogthum zu 3498 angegeben.

Im Kanton Bern hat das Departement des Innern schon im Jahr 1839 eine Special-Commission eingesetzt, durch welche eine Zählung der Irren mit Ausnahme der Idioten und Kretinen angeordnet wurde, wovon das Ergebniss in der Berner Viertel-Jahrs-Schrift Band II. Heft 3. 1840 mitgetheilt wird. Darnach betrug die Gesammtzahl 570, welche sich zur Zahl der Einwohner des Kantons verhält wie 1 zu 733. Es wird übrigens die Vermuthung ausgesprochen, dass diese Zahl weit unter der Wirklichkeit stehe, weil die Zählung hauptsächlich nur den Unterstatthaltern der Kirchgemeinden übertragen war. Wie richtig diese Vermuthung ist, ergiebt sich aus einer späteren Zählung.

Nach dem „Bericht über die Zählung und Statistik der Geisteskranken und Idioten im Kanton Bern vom Jahre 1871 von Fetscherin“ hat sich in Folge einer durch Aerzte vorgenommenen Specialzählung die Zahl der Geisteskranken auf 1292, die der Idioten auf 1512 herausgestellt. Die Gesammtzahl von 2804 verhält sich zur Bevölkerung wie 1 zu 180; in Aargau sogar nur wie 1 zu 154. Wir müssen auf weitere Mittheilungen aus Fetscherins gründlicher Arbeit verzichten, möchten aber Alle, welche sich für diesen Gegenstand interessiren, darauf aufmerksam machen.

Wir schliessen hier den, wie wir wohl wissen, unvollständigen Ueberblick über die in den verschiedenen Ländern vorgenommenen Zählungen der Irren ausserhalb der Anstalten, aber auch diese fragmentarischen Mittheilungen werden in mehr als einer Beziehung Beachtung verdienen. Von der grössten Wichtigkeit ist es, dass man über die Punkte sich verständige, welche bei einer solchen Zählung zu berücksichtigen sind, dann darüber, durch wen und wie oft sie vorgenommen werden soll. In dem Abschnitt: „Lokalversorgung“ ist der Rundreisen der Anstaltsärzte Erwähnung geschehen, deren Wichtigkeit nicht bloss der Zählung wegen sondern noch viel mehr wegen der damit in Verbindung zu bringenden Aufsicht über das Loos der Irren, nicht verkannt werden wird. Hierauf haben wir bereits in jenem Abschnitt hingewiesen. Und wie soll man über die gewöhnliche Annahme, dass die Zahl der Irren in stetem Wachsen begriffen sei, zu einiger Gewissheit gelangen, wenn nicht durch periodisch vorgenommene Zählungen. Man wird wohl behaupten dürfen, dass diese Statistik noch viel mehr als die der Irrenanstalten Gegenstand eines gemeinsamen Uebereinkommens sein sollte, und wird wünschen, dass der psychiatrische Verein sich über eine bei dem künftigen Reichs-Gesundheitsamt einzureichende Vorlage verständigen möge. Unmöglich kann es den Regierungen entgehen, dass hier eine hochwichtige, das geistige Wohl der Menschen nah berührende Culturaufgabe vorliegt.

Das Beispiel, welches Baden gegeben, wird Nachahmung finden.

XVIII. Aufnahme-Bedingungen.

Statut, Gesetz.

Die Bestimmungen über die Benutzung der Irrenanstalten sind nach Zeit und Ort verschieden. In den ersten Zeiten, da die Anstalten mehr nur den Charakter der Verwahrung, der Detention an sich trugen, mussten sie anders lauten als später, nachdem man Heilanstalten gegründet hatte. Dieselbe Verschiedenheit besteht auch jetzt noch.

Von der einen Seite nimmt man für die Irrenanstalten dieselben Rechte in Anspruch wie für die gewöhnlichen Spitäler. Man verlangt, dass so wenig als in diese die Aufnahmen in Irrenanstalten beschränkt sein dürfen.

Dagegen macht man von anderer Seite geltend, dass die Irrenanstalten eben doch eine andere Bestimmung hätten als die gewöhnlichen Spitäler, dass die Irren in einem andern Verhältniss zur Anstalt stünden und hier Beschränkungen unterworfen seien, wie dies in Spitälern nicht der Fall ist.

Diese Verschiedenheit trat in den Verhandlungen unserer psychiatrischen Versammlungen in einer Weise zu Tag, die bis jetzt noch keine Vereinbarung gestattet hat. Wir lassen hier einen kurzen geschichtlichen Ueberblick folgen.

Von einer amtlichen Verfügung der Königlichen Regierung

zu Aachen, Abtheilung des Innern, vom 30. September 1864 nahm Lähr auf der Versammlung zu Hildesheim 1865 Veranlassung zu verlangen, dass dergleichen Verfügungen in Einklang gebracht werden mit der jetzigen Bestimmung dieser Anstalten als Heilanstalten.

Nach jener Verfügung soll nämlich keine Aufnahme eines Kranken in eine Anstalt statthaben dürfen ohne schriftliche Erlaubniss der Polizeibehörde. Ausserdem soll von jeder Aufnahme dem Ober-Procurator beim Landesgericht Anzeige erstattet werden. Die Polizeibehörde soll diese Erlaubniss nur auf Grund eines ärztlichen Zeugnisses ertheilen. Lähr suchte nachzuweisen, dass man die Verhütung unrechtmässiger und strafbarer Aufnahmen deshalb nicht als Grund geltend machen dürfe, weil dergleichen in Deutschland nie vorgekommen sei und nie vorkommen könne. Die Versammlung trat Lährs Ausführung bei und wählte zur Redaktion derselben zwei Mitglieder, Solbrig und Roller, welche (siehe Zeitschrift Band 22 Seite 347) hervorhoben, dass die für die Heilung so wichtigen beschleunigten Aufnahmen durch jene Verordnung unmöglich gemacht würden.

Bis dahin herrschte vollständige Uebereinstimmung. Der Widerspruch der Meinungen kam erst in dem Comité zu Tag, welches zum Entwurf gesetzlicher Bestimmungen über die Aufnahme in Irrenanstalten ernannt wurde. Das eine Mitglied, Roller, verlangte, unter Zugrundlegung des in Illenau eingeführten Statuts, für die Aufnahme mehrere Zeugnisse und die Genehmigung der der Anstalt vorgesetzten Behörde, wollte jedoch für dringende Fälle augenblickliche Aufnahmen gewahrt wissen. Jessen verlangte dagegen, dass man die Aufnahme, namentlich für die, welche freiwillig eintreten, ganz frei gebe und hielt ein (gerichts-) ärztliches Zeugniss nur da für nöthig, wo der Kranke wider seinen Willen aufgenommen oder in der Anstalt zurückgehalten wird.

In der in der Heppenheimer Versammlung 1867 hierauf statt gehabten Discussion fand der auf den freiwilligen Eintritt eines Kranken gelegte Werth manchen Widerspruch. Mehrere Anstaltsärzte verlangten noch weitere Zeugnisse, worauf Jessen vorschlug, dass eine definitive Beschlussfassung auf die nächste

Versammlung verschoben werde, wo er jedoch für seine Vorschläge ein noch weniger günstiges Gehör fand. Von der von Roller über die Aufnahme-Bedingungen eingereichten Vorlage war dort keine Rede. Noch schlimmer erging es derselben in dem von Jessen der Dresdener psychiatrischen Versammlung übergebenen gedruckten Aufsatz, worin mit Beziehung auf die von Roller bevorworteten Aufnahme-Bedingungen gesagt wird, dass sie nur zur Verzögerung, in manchen Fällen zur Verhinderung der Aufnahme, zur Unterhaltung der allgemeinen Vorurtheile gegen Irrenanstalten und zu unnützen Schreibereien dienen. Jessen hoch erstaunt darüber, dass seinen Vorschlägen auf der Heppenheimer Versammlung nicht zugestimmt wurde, hatte sich dieses nicht anders erklären können, als dass bei den Irrenärzten verjährte, durch Gewohnheit eingewurzelte, Vorurtheile zu bekämpfen seien, dass dieselben nur Verrückte, nicht auch Gemüthskranke zur Aufnahme fähig hielten. Hierauf ist zu erwidern, dass es in unsern Anstalten nicht so schlimm aussieht, dass sie in der erfreulichsten Entwicklung nicht zurückgeblieben sind, und ihrer manche dasselbe freundliche Bild gewähren wie Hornheim, nur dass man in ihnen nicht alle Vierteljahr einem zur Prüfung der Aufnahmen bestellten auswärtigen Physikus begegnet. Es würde dies dem verdienten Jessen, wenn er diese Anstalten hätte besuchen wollen, nicht entgangen sein. Der gewiss unanfechtbare Satz, dass Seelenstörungen Krankheiten des Gehirns und der Nerven sind, hat auch hier in seiner exclusiven Anwendung zu falschen Folgerungen geführt. Doch wir wollen die geschichtliche Darstellung der statt gehabten Verhandlungen zu Ende bringen.

Als in der psychiatrischen Versammlung zu Dresden dieser Gegenstand nochmals zur Sprache gekommen war, wurde auf die zur Einbringung von Vorschlägen für Aufnahme-Bedingungen ergangene Aufforderung, wie der Vorsitzende bemerkte, nur von Hasse das für die von ihm geleitete Anstalt Königslutter normirende Regulativ mit einigen Veränderungen, welche sich ihm aus der Praxis und für den vorliegenden Zweck ergeben haben, vorgelegt. Ausserdem wurde der Versammlung die eben erwähnte Beleuchtung von Jessen mitgetheilt, welche die Bestimmung hatte, die Gemüther für den von ihm aufgestellten Entwurf zu gewinnen. Aber auch in Dresden wie in Heppenheim scheint das Verlangen, dass der Asylarzt den Kranken gegenüber, welche sich aus eigenem Antrieb zur Aufnahme melden, keinen beschränkenden Vorschriften zu unterwerfen sei, auf Widerstand gestossen zu sein.

Ein Vorschlag, mit dem Juristentag über diese Frage und über den Entwurf einer allgemeinen Irrengesetzgebung in Beziehung zu treten, wurde gewiss mit allem Fug abgelehnt.

Von der im Eingang dieses Abschnittes erwähnten Verordnung der Regierung zu Aachen wurde gesagt, dass sie die Aufnahme der Kranken erschwere und verzögere, der Würde des ärztlichen Standes feindlich sei und das Vertrauen des Publikums zu den Anstalten schädige.

Die rheinischen Irrenärzte, voran Nasse, aufgefordert, ihre Erfahrungen über die nachtheiligen Folgen jener Verordnung mitzutheilen, erklärten, und zwar in ausführlicher Schilderung, dass ihnen keine solchen bekannt seien, dass die Einmischung der Behörden vielmehr eine förderliche und nützliche gewesen sei. Darauf — die Enttäuschung kam zu unerwartet — wurde auf Anregung des Vorsitzenden beschlossen, die Sache fallen zu lassen. In einer Note, in welcher er jede polizeiliche Einmischung verwirft, fügt der Redacteur unserer Zeitschrift die Erklärung bei, dass er bei der nächsten Versammlung diesen Gegenstand durch einen neuen hinreichend motivirten Antrag zu einer nochmaligen Discussion bringen werde. Dies ist nicht in Erfüllung gegangen. Weder in Innsbruck noch in Rostock ist, so viel wir wissen, die Sache zur Sprache gekommen. Auch in Leipzig und Wiesbaden nicht. Es ist daher einer weiteren Betrachtung Raum gelassen.

Der Verfasser, welcher es erfahren musste, dass seine über diesen Gegenstand der Heppenheimer Versammlung eingereichte Vorlage (24. Band der Zeitschrift Seite 642) mit gänzlichem Stillschweigen übergangen wurde, will sich dadurch nicht abhalten lassen, seine wenn auch missliebig aufgenommene Meinung nochmals auszusprechen.

Er wird sich wohl nicht täuschen, wenn er die Ursache, warum er so grossen Anstoss erregte, darin sucht, dass er der vervehmten Polizei einen Antheil an den Aufnahme-Bedingungen einräumt. Er verlangte nämlich ausser Zustimmung der Angehörigen und Krankheitsgeschichte die Mitwirkung des Bezirksamts und die Genehmigung der Aufnahme durch die der Anstalt vorgesetzte Staatsbehörde. Es widerstrebt dies anscheinend der Anschauung, dass Seelenstörungen Gehirn- und Nerven-Krankheiten, dass Irren-Anstalten eben nur Kranken-Anstalten seien, und dass jene ebenso zugänglich sein müssten als diese. Dies ist aber nicht der Fall und da sind die verehrten Kollegen in einem grossen Irrthum befangen. Seelenstörungen sind eben Krankheiten besonderer Art und Irren-Anstalten sind keine gewöhnlichen blossen Kranken-Anstalten. Das Verhältniss eines Irren zur Irrenanstalt ist ein anderes als das eines gewöhnlichen Kranken zum Spital. Es hängt gar nicht vom Gutdünken der Aerzte ab, den hier bestehenden Unterschied wegzudekretiren. Wenn die Regierungen die Aufnahme eines Irren durch gewisse Garantieen sicher gestellt wissen wollen, so können es die Aerzte nicht hindern. Es ist ein vergebliches Beginnen gegen polizeiliche Einmischung zu protestiren. Die Regierungen werden dadurch, auch wenn sie ein Gesetz nicht für nothwendig erachten, sich nicht abhalten lassen, die Rechtmässigkeit der Aufnahmen in Staatsanstalten durch ihre Organe prüfen zu lassen. Jessen, der so sehr gegen jedes Hemmniss bei den Aufnahmen plädirt, muss es sich gefallen lassen, dass der auswärtige Physikus vierteljährlich das Asyl besucht, um sich davon zu überzeugen, dass alle wider ihren eigenen Willen aufgenommenen oder zurückgehaltenen Kranken wirklich geisteskrank sind. Und das soll Befreiung der Aufnahmen von lästigen Formalitäten sein! Wir würden hier in Illenau mit aller Macht gegen eine solche Bestimmung protestiren. Ist es nicht besser, wenn v o r der Aufnahme die nöthige Sicherheit gewährt wird! Der dermalige Physikus in Achern, unserem Amtsort, ist früher Hilfsarzt bei uns gewesen, er geht als ein werther Kollege bei uns ein und aus. Gleichwohl würden wir das Ansehen der Anstaltsärzte für sehr geschädigt erachten, wenn wir ihm ein Urtheil abtreten müssten, welches uns allein zusteht.

Als ein Hauptargument gegen jede polizeiliche Einmischung wird geltend gemacht, dass durch dieselbe die Aufnahmen erschwert, jedenfalls verzögert werden. Eine solche Einwendung würde schwer wiegen, wenn sie wahr wäre. Vielleicht dass dies anderswo der Fall ist. Allerdings wird der Wunsch, dass die bestehenden Vorschriften möchten umgangen werden können, auch bei uns manchmal gehört und seltsamer Weise von den untern Ständen fast mehr als von den höhern, meist aber war es nicht schwer jene Bedenken zu überwinden. Davon, dass die Mitwirkung der Polizei bei Kranken aus den gebildeten Ständen wirklich nachtheilig sei, mancher Kranke dadurch an der rechtzeitigen Aufnahme in eine Heilanstalt verhindert werde und daran zu Grunde gehe, wie Lähr wiederholt erfahren haben will, weiss man bei uns zu Land nichts. Es wurde vielmehr, was Lähr übersehen haben muss, von dem Verfasser ausdrücklich bemerkt, dass in keinem Lande die Aufnahmen so rasch erfolgen als in Baden, dass die hier vorgeschriebenen Förmlichkeiten noch nie oder nur in den allerseltensten Fällen zu einem Abhaltungsgrund geworden sind, die Anstalt zu benützen. Wir dürfen versichern, dass dies auch jetzt noch der Fall ist. Der Wunsch, dass diese Angaben nicht hätten ignorirt werden sollen, wird kein unbescheidener sein.

Was nun aber die polizeiliche Mitwirkung betrifft, so würden wir keinen Anstand nehmen, dieselbe, sobald die Aufnahmen dadurch verhindert oder auch nur verzögert oder überhaupt wesentliche Rücksichten verletzt werden, vom ärztlichen Standpunkt gänzlich zu verwerfen. Dem ist aber nicht so. Dieselbe ist vielmehr, wenn ihr die rechten Grenzen angewiesen sind, der guten Sache förderlich, was nur die verkennen, welche die ganze Irrenfürsorge auf die Anstalt beschränkt wissen wollen oder welche glauben, dass mit Stellung der ärztlichen Diagnose Alles abgethan sei. Wer dagegen den weiteren Umfang der vorliegenden Aufgabe erkennt, wird die polizeiliche Mitwirkung nicht zurückweisen, sondern sie in der Art der guten Sache dienstbar machen, dass dieselbe dadurch nicht gehemmt, sondern gefördert wird. Der Polizei aber bedürfen wir in mehr als einer Beziehung.

Unter den wenigen Bedingungen, welche Hasse für die Aufnahme eines Kranken fordert, und die auch von Lähr nicht beanstandet werden, gehört eine Verpflichtung zur regelmässigen

Erstattung der Verpflegungskosten. Wie aber diese, wenn sie irgend eine Giltigkeit haben soll, ohne Mitwirkung einer obrigkeitlichen Stelle geleistet werden kann, wird schwer zu sagen sein.

Bei Kranken, die in der Heimath verwahrlost werden, und bei solchen, welche gefährlich sind, ist obrigkeitliches Einschreiten unvermeidlich. Ebenso bei denen, welche, als nicht mehr für längere Belassung in der Anstalt geeignet, der Lokalversorgung überwiesen werden. Wenn aber eine Bezirksstelle der Entlassenen sich annehmen soll, wird man sie auch wegen der Aufzunehmenden benachrichtigen müssen.

Ist einmal für eine solche Anstalt ein Statut nothwendig, so wird, wenn dasselbe auch noch so einfach ist, Jemand für Beibringung der durch dasselbe vorgeschriebenen Belege besorgt sein müssen und dies kann nur eine Polizeistelle sein. Und wenn das Statut durch die oberste Verwaltungsbehörde erlassen ist, so wird durch eine Staatsstelle geprüft werden müssen, ob seine Bestimmungen auch pünktlich vollzogen werden.

Jessen eiferte dagegen, dass man die förmliche Constatirung der Geisteskrankheit als Bedingung für die Aufnahme verlange. Man werde damit den oft gehörten Vorwurf unrechtmässiger Aufnahmen doch nicht beseitigen können. Ohne Werth ist es aber nicht, wenn der Director einer solchen Anstalt wegen der von ihm gestatteten Aufnahmen durch irgend ein legales Verfahren sicher gestellt ist. Mit der Aufnahme eines Geisteskranken in die Irrenanstalt sind Beschränkungen der Freiheit verbunden, zu denen die Anstalt in irgend einer Weise autorisirt sein muss. Da reicht es nicht aus, dass man den Satz aufstellt, es dürfe der Anstaltsarzt durchaus keinen beschränkenden Vorschriften unterworfen sein. Von den rheinischen Collegen haben wir gehört, dass die Aufnahmen, wie sie jetzt in den Irrenanstalten statt finden, jeden Augenblick als rechtlich ungiltig angefochten werden könnten. Wer wird es tadeln, wenn man sich dagegen zu schützen sucht? Wer bürgt uns dafür, dass nicht auch einmal in Deutschland eine Bewegung gegen die „durch die Anstalten geübte Vergewaltigung“ hervorgerufen wird, wie dies in Frankreich vor dem

Kriege der Fall war, wo von den Advokaten ein wahrer Kreuzzug gegen die Irrenanstalten gepredigt wurde und wo, wie schon oben Seite 3 erwähnt wurde, auf den Vorschlag der Kaiserin vom Senat eine Commission niedergesetzt werden sollte, zur Untersuchung darüber, ob in den öffentlichen und Privat-Irrenanstalten keine Personen unrechtmässig zurückgehalten werden. Wer in aller Welt wird es tadeln, wenn man diesen Verhältnissen Rechnung trägt. Besser jedenfalls wird es sein, wenn man etwaigen Bedenken gegen die Aufnahme begegnet, ehe sie vollzogen wird, als wenn nachher Fremde im Innern der Anstalt eine Untersuchung vornehmen. *)

Wenn aber auch für die Kranken, welche wider ihren Willen aufgenommen werden, eine gewisse Beschränkung als nothwendig anerkannt wird, so will sie Jessen bei denen, welche freiwillig eintreten, ganz verbannt wissen. Natürlich muss diesen auch jeden Augenblick der Austritt zugestanden werden. Ob aber damit, dass man den Eintritt und Austritt der Willkühr von Kranken überlässt, welche über ihr Wohl nicht urtheilen können, ihnen wirklich gedient ist, möchte doch die Frage sein. Auch hat Verfasser, was von Andern ausgesprochen wurde, bestätigt gefunden, dass solche Freiwillige sich Manches vorbehalten, wodurch die Kur nicht eben gefördert wird. Endlich wird es doch unumgänglich nöthig sein, dass man sich der Zustimmung der Familienangehörigen zu einem solchen Schritt versichert. Der Asylarzt, welcher den Sohn in die Anstalt aufnimmt, würde sich, wenn dessen Vater entgegen ist, schweren Vorwürfen aussetzen. Immer aber wird man in diesen Fällen, wie in vielen andern, jede thunliche Erleichterung eintreten lassen.

Dass durch das für die Aufnahme vorgeschriebene Verfahren dieselbe nicht verzögert werden dürfe, halten auch

*) Mit einer solchen Untersuchung wurden im Jahr 1848 Jessen und Flemming in Folge einer demokratischen Massen-Demonstration in Hamburg beauftragt. Es war nämlich Dr. Bülau, der Director des dortigen Allgemeinen Krankenhauses denuncirt worden, dass er auf Ansuchen der Polizei eine Anzahl geistesgesunder Demokraten in die Irrenstation eingesperrt habe, was sich aber natürlich als unrichtig erwies.

wir für eine wesentliche Bedingung. Es wäre ein greller Widerspruch, wenn man, durchdrungen von dem Werth frühzeitiger Aufnahmen, Bestimmungen treffen wollte, durch welche die zur Heilung dieser Kranken errichteten Anstalten in der für die Heilung günstigsten Zeit verschlossen sein würden. In Illenau ist dies nicht der Fall. Durch das hier giltige Statut sind für alle dringenden Fälle die provisorischen oder fürsorglichen Aufnahmen in einer Weise gestattet, die keinen Wunsch übrig lässt. Dazu kommt, dass nach der hier üblich gewordenen Praxis bei weitem die meisten Aufnahmen provisorisch geschehen. Der Director braucht nur von der Rechtmässigkeit der Aufnahme überzeugt zu sein, so kann er dieselbe gewähren. In Fällen, die ihm nicht bekannt sind, muss er nur den Nachweis für die Dringlichkeit und für die Zustimmung der Angehörigen fordern. Wir glauben nicht, dass die Aufnahmen in irgend einer Anstalt so erleichtert sind als in Illenau. Die durch das Statut vorgeschriebenen Belege können nachträglich erhoben werden.

Jessen fragt, warum, wenn man einmal provisorische Aufnahmen gestatte, noch nachher die lästigen Förmlichkeiten verlangt würden. Aber schon das Bewusstsein, dass sie nöthig sind, wird präventiv wirken, dann müssen jedenfalls, wenn es auch später geschehen kann, die zur Festsetzung des Kostenbeitrags erforderlichen Belege durch die Behörden beigebracht werden. Ferner giebt es Fälle, in welchen der Director die provisorische Aufnahme nicht für zulässig erachtet, sondern die definitive Aufnahme für passend hält. Endlich ist es etwas Anderes, ob der Director für sich allein die Verantwortung für eine provisorische Aufnahme übernimmt oder ob er dies unter dem Vorbehalt thut, dass für dieselbe die vorschriftmässigen Belege nachträglich erhoben werden und sie von allen Betheiligten gut geheissen wird.

Im Vorstehenden ist öfter des Statutes Erwähnung geschehen. Sollte man wirklich den Beweis führen müssen, dass ein solches nützlich, ja nothwendig ist? Eine Anstalt, deren die menschliche Gesellschaft so vielfach benöthigt ist, und welcher über ihre Pfleglinge so bedeutende Rechte eingeräumt sind, bedarf einer Urkunde, durch welche die Bedingungen ihrer Benützung und Wirksamkeit festgesetzt sind. Eine Irrenanstalt ist kein Gasthaus.

Man muss wissen, für wen, für welche Klasse von Hilfsbedürftigen eine solche Anstalt bestimmt ist. Die Wichtigkeit hievon tritt besonders in unsrer Zeit hervor, in welcher die Anstalten aller Länder sich des Zudranges der Kranken nicht erwehren können, in welcher die Klagen über die Noth der Ueberfüllung so allgemein sind. Es sind nicht alle Irren aufnahmefähig und es müssen hinwiederum auch andere als solche, die geheilt sind, aus ihr entlassen werden. Wie misslich würde es sein, wenn dies der Director in jedem einzelnen Fall zu bestimmen hätte, wie vielem Streit und Widerspruch würde er ausgesetzt sein!

Und dann fordert der Staat Sicherheit dafür, dass in seinen Anstalten keine unrechtmässigen Aufnahmen statt finden. Das Verlangen, dem Director die Verfügung über die Aufnahmen ohne alle Beschränkung zu überlassen, würde bei vielen Regierungen auf grossen Widerstand stossen. Es klingt überhaupt etwas naiv, wenn man einen Vorgang, für welchen man in manchen Ländern die Aufstellung eines Gesetzes für nöthig erachtet hat, von jeglicher Schranke entbunden wissen will.

Durch das Statut muss genau festgesetzt sein, für welche Klassen von Kranken die Anstalt bestimmt ist, damit die Aufnahmegesuche darnach beschieden werden können; ferner müssen in demselben die Bedingungen für die Aufnahme, für die provisorische sowohl als für die definitive, angegeben sein, sodann die Verpflegungs-Klassen und für jede einzelne die Preise, die allgemeinsten Regeln der Behandlung, die Verordnung für Verschwiegenheit, für den Verkehr mit der Aussenwelt, endlich für den Abgang, nach welchem nicht nur die genesenen sondern auch die gebesserten und unschädlich gewordenen entlassen werden müssen. Alle diese Bestimmungen und noch andere, die hier nicht namentlich aufgeführt werden, weit entfernt dem Director lästig zu sein, erleichtern seine Aufgabe. Wir in Illenau, die wir die Wohlthat eines solchen Statuts erkannt haben, finden es schwer begreiflich, warum dasselbe nicht überall verlangt wird oder warum man gar sich dagegen sträubt. Ich möchte ohne dasselbe die Anstalt nicht leiten.

Wir geben zu, dass die Erfüllung der durch das Statut vorgeschriebenen Förmlichkeiten mit einigen Umständen verbunden ist, wir haben aber erfahren, dass sie mit Ernst und Ausdauer ohne Nachtheil überwunden werden können. Wenn man zur Ueberzeugung gelangt ist, dass das Werk der Irrenfürsorge nicht auf die Anstalt beschränkt ist, dass man dazu der Mitwirkung von aussen bedarf, so wird man sich angelegen sein lassen, die Betheiligten dafür zu gewinnen. Wenn aber dies gelingt, so werden die Förmlichkeiten keine Schwierigkeiten machen. Die einzelnen Stellen werden, wenn man gewusst hat, ihr Interesse für die Anstalt zu wecken, bereitwillig Hand anlegen. Wir können versichern, dass die Erfahrungen, welche wir in dieser Beziehung gemacht haben, sehr ermuthigend sind und dass mit einiger Beharrlichkeit nicht nur die Hindernisse, welche sich der Ausführung des Statuts entgegenstellen, überwunden werden können, sondern dass man auf diese Weise Mitarbeiter für die gute Sache gewinnt, dass man sich dadurch nicht isolirt, keine Sonderstellung einnimmt, sondern vielmehr die Wohlthat vereinter Kräfte kennen lernt, durch welche allein die vorliegende grosse Aufgabe gelöst werden kann. Es gehört dies zu dem Kapitel über die Mitwirkung der Aussenwelt, von welcher oben im VIII. Abschnitt die Rede war und welche mehr und mehr als nothwendig erkannt werden wird.

Dass durch ein Statut die Aufnahmen nicht verzögert werden, dass vielmehr ihre Beschleunigung durch dasselbe vorgesehen ist, wurde wiederholt bemerkt. Ebenso wenig wird das Geheimniss verletzt, sondern vielmehr allen Betheiligten zur Pflicht gemacht. Die Krankheitsgeschichten sollen der Behörde versiegelt eingesandt werden, wofür in Baden eine eigene Verfügung erlassen ist. Dadurch ist Sorge getragen, dass die in ihnem besprochenen Verhältnisse nicht auf den Kanzleien bekannt werden.

Dass über den Aufenthalt eines Kranken in der Anstalt das Geheimniss vollständig bewahrt bleibe, wird schwer durchzuführen sein, auch wenn keine Mitwirkung von andern Stellen vorgeschrieben ist, wird aber um so weniger verlangt werden, je mehr die Vorurtheile schwinden. Uebrigens sollen die Namen der Kranken, welche in der Anstalt sind, auswärts nicht genannt werden. Wir halten es für billig, derartigen Wünschen Rechnung zu tragen, aber für viel wichtiger, dass Alle, welche in diesem Beruf arbeiten, die Bekämpfung der hier bestehenden Vorurtheile sich angelegen sein lassen, dass das vielgerühmte familiale System in den Anstalten heimisch und überhaupt nichts versäumt werde, was zur Heilung führen kann.

Die verschiedenen in ein Statut aufgenommenen Punkte sind in mehreren Ländern durch ein eigenes Gesetz geregelt. In Genf wurde ein Entwurf im Mai 1837 dem gesetzgebenden Körper vorgelegt, derselbe nach mehreren Debatten endlich im Februar 1838 angenommen und am 1. Mai desselben Jahres als Gesetz verkündigt. Ueber die Entstehung des in der neueren Zeit so vielfach angegriffenen französischen Gesetzes erfahren wir aus Du Camp's interessantem Aufsatz: les aliénés à Paris in „Revue des deux mondes“ Heft vom 15. Octbr. 1872, dass im Jahr 1835 eine Untersuchung angeordnet wurde wegen der schreienden Missbräuche, welchen die Geisteskranken preisgegeben waren und wegen der Nothwendigkeit der Abhilfe. Ein hierauf vorgelegter Gesetzentwurf vom 6. Jan. 1837 fand keine Zustimmung, worauf er umgearbeitet und von den Generalräthen begutachtet wurde. Zum Gesetz erhoben wurde er am 30. Juni 1838. Eine Vollzugsverordnung erschien am 18. Decbr. 1839. Verfügungen vom 25. November 1848, vom 18. Januar 1852 und vom 20. März 1856 bestimmen den Dienst wegen der General-Inspection der Irrenanstalten und reguliren ihre innere Organisation.

Die Agitation gegen dieses Gesetz ist in Frankreich seit zehn Jahren mit einer ungewöhnlichen, in Deutschland kaum bekannt gewordenen Heftigkeit betrieben worden, die schwersten Beschuldigungen wurden erhoben, haben sich aber als grundlos erwiesen. „Alle Welt“, sagt Foville, „sieht jetzt ein, dass der Schrecken, den man in die öffentliche Meinung gebracht hat, eingebildet war. Man räumt ein, dass für Niemand Etwas zu fürchten ist, weder moderne Bastillen, noch geheime Haftbefehle, dass die Irrenanstalten nützliche und ehrenwerthe Asyle sind, in die man nur Kranke bringt, welche der Pflege und des Schutzes gegen die Folgen ihrer Krankheit bedürfen, in denen die Behandlung oft die glücklichsten Erfolge hervorbringt und aus denen man die Kranken ohne erhebliche Schwierigkeit herausnehmen kann, selbst wenn sie nicht geheilt sind, wenn nur für ihre Existenz hinreichend gesorgt ist und dass ihre Freigebung weder die öffentliche noch die private Sicherheit gefährdet". Auch Du Camp hat die gegen das Gesetz vorgebrachten Beschuldigungen mit verdienter Schärfe zurückgewiesen.

Ausser den genannten Ländern sind auch in Belgien im Jahr 1850, in Holland im Jahr 1841, in Norwegen im Jahr 1848, in Schweden im Jahr 1858 und in Piemont Irrengesetze erlassen worden, welche im Supplement-Heft zum XX. Band der Allgemeinen Zeitschrift für Psychiatrie abgedruckt sind. In Deutschland ist dies bis jetzt nicht geschehen. Die in den einzelnen deutschen Ländern erlassenen Verordnungen finden sich im Supplement-Heft zum XIX. Band der Allgemeinen Zeitschrift für Psychiatrie zusammengestellt. Merkwürdiger Weise fehlt in dieser werthvollen Sammlung unter Baden und Württemberg das Statut. Es drängt sich die Frage auf, ob und welche Gegenstände der Irrenfürsorge sich für ein Gesetz eignen. Es ist diese Frage besonders auch deshalb an die Tagesordnung gekommen, weil das französische Irrengesetz so vielen Angriffen ausgesetzt war. Man wird wohl sagen dürfen, dass dieselben in vieler Beziehung ungerechtfertigt sind, dass das Gesetz aus anerkennenswerthen humanen Gesinnungen hervorgegangen ist, was schwerlich von den Angriffen gilt. Gleichwohl hegen auch wir Bedenken gegen dieses Gesetz, so wie gegen ein Gesetz überhaupt, weil wir der Meinung sind, dass die meisten Bestimmungen desselben auf einem andern Weg als auf dem der eigentlichen Gesetzgebung erledigt werden sollten. Wenn in Deutschland die gesetzgebenden Gewalten sich noch nicht mit diesem Gegenstand befasst haben, so hatte dies seinen guten Grund. Wir glauben, dass er dem Gebiet der Verwaltung und der Polizei anheim fällt.

Die Errichtung von Irrenanstalten wird überhaupt kein

Gegenstand der Gesetzgebung sein. In ganz allgemeiner Weise mag zwar die Verpflichtung zur Irrenfürsorge ausgesprochen werden, in welcher Weise sie aber ausgeführt werden, ob sie sich auf alle Klassen von Irren oder auf welche sie sich ausdehnen soll, wird schwerlich durch ein Gesetz festzustellen sein. Wir erinnern hier nur an die in unserer Zeit in Beziehung auf die Irrenanstalten ergangenen Reformvorschläge, an die Wandelbarkeit der hierbei sich ergebenden Anschauungen, welche in einem Gesetz keinen Raum finden können. Es fällt dies in das Gebiet der Wohlthätigkeit, deren Forderungen sich auch ohne gesetzliche Bestimmungen Geltung verschaffen werden.

Was aber die Verpflichtung zur Irrenfürsorge im Allgemeinen betrifft, so werden wir gewiss nichts dagegen einwenden, wenn dieselbe dem Staat durch ein Gesetz zugewiesen wird, müssen jedoch die Entscheidung darüber dem Urtheil der Sachverständigen überlassen. Für nothwendig halten wir es nicht, höchstens für diejenigen, welche diese dem Staat zukommende, wir möchten sagen heilige Aufgabe verkennen und sie Andern zuweisen möchten, obwohl auch sie durch ein Gesetz schwerlich werden belehrt werden. Was für die ärmsten unserer Mitmenschen zu geschehen hat, steht auf einer andern als einer steinernen Gesetzestafel geschrieben.

Im Irrengesetz sind ferner die Bedingungen und die Förmlichkeiten festgestellt, unter welchen die Aufnahme eines Irren in die Anstalt so wie seine Entlassung aus derselben statt haben soll. Dass hierfür Förmlichkeiten zu erfüllen sind — die Pfleglinge einer Irrenanstalt sind ganz anders in ihrer Freiheit beschränkt, als die in einem gewöhnlichen Spital — haben wir bereits zugegeben. Nimmermehr ist aber hierzu ein Gesetz nöthig. Durch ein solches würde der Anstalt der Charakter einer Krankenanstalt geradezu benommen, die der Heilung wegen schleunigen — provisorischen — Aufnahmen und natürlich auch die Entlassungen würden erschwert sein oder sie könnten aus andern als aus Gesundheits-Rücksichten gefordert werden. In den Ländern, in welchen ein Irrengesetz besteht, fehlt es nicht an Beispielen, dass es zur Handhabe für übelwollende Absichten missbraucht wird, zu Anklagen gegen die Aerzte, zum Nachtheil der Kranken, sogar von diesen selbst, während Verordnungen, wie sie unser Statut enthält, gegen jeden Missbrauch Schutz gewähren und doch die für den Heilzweck unerlässliche freie Bewegung gestatten.

Durchaus zu verwerfen ist — und darüber sind auch in Amerika, wo im Ganzen Werth auf die zu beobachtenden Förmlichkeiten gelegt wird, alle einig — das System, wonach die Aufnahme eines Irren in die Anstalt nur auf den Ausspruch einer Jury erfolgen soll. Im Staat Illinois, wo es seit einigen Jahren besteht, soll es die traurigsten Folgen gehabt, übrigens obwohl es bei 400 Kranken in der dortigen Anstalt zur Anwendung gebracht worden, nicht einen Fall von Missbrauch oder strafbarer Absicht zu Tag gefördert haben, wohl aber seien die Familien dadurch abgeschreckt und veranlasst worden, ihre Kranken in einem andern Staat unterzubringen. Wie früher in Deutschland so wurde auch für Frankreich ein solches Verfahren vorgeschlagen, welches aber nach Foville, welchem wir diese Notiz entnehmen, nur öffentlichen Scandal hervorrufen und die Heilung der Kranken so wie die Würde der Familien beeinträchtigen würde.

Uebrigens machen sich, was die Bestimmungen für die Aufnahme der Kranken betrifft, auch in Amerika zwei Richtungen geltend. Nach der einen soll man sich mit dem von der Familie gestellten Aufnahme-Gesuch und einem ärztlichen Zeugniss begnügen. Nach der andern hält man es für vortheilhaft, die Aerzte von der Verantwortlichkeit, die jetzt auf ihnen allein lastet, wenigstens theilweise zu entbinden und die Kontrole durch eine obrigkeitliche Person zu verlangen, welche unmittelbar vor oder in dringenden Fällen sogleich nach der Aufnahme zu leisten sei und weniger in dem Nachweis der Krankheit als in der Erklärung zu bestehen habe, dass kein Hinderniss für die Aufnahme vorhanden sei. Nach einem der gesetzgebenden Versammlung vorgelegten Gesetz-Entwurf soll diese Kontrole durch eine aus Magistrats-Personen, Aerzten und andern Notabilitäten zusammengesetzte ständige Kommission ausgeübt werden. Verlangt wird, dass, weil in Amerika die medicinische Praxis frei gegeben ist, die Ehrenhaftigkeit der das Zeugniss ausstellenden Aerzte bezeugt werde. Im Staate

Maine verlangt der die dortige Anstalt leitende Dr. Harlow ganz bestimmt, dass das Vorhandensein der Seelenstörung vor der Aufnahme durch irgend eine Behörde oder Kommission constatirt sein müsse. Im Staat Ohio ist eine gerichtliche Vernehmung der Geisteskranken, welche in eine Anstalt verbracht werden sollen, durch das Gesetz vorgeschrieben.

Jedenfalls geht aus diesen Mittheilungen hervor, dass man auch in dem freien Amerika die Aufnahme nicht von allen Förmlichkeiten zu befreien gesonnen ist.

Für die Aufnahmen gewisser Klassen von Kranken werden allerdings besondere Bestimmungen nöthig sein, namentlich für die, welche aus irgend einem Grund gegen den Willen ihrer Angehörigen aufgenommen werden sollen. Es sind dies die sogenannten polizeilichen Aufnahmen derjenigen Seelengestörten, welche für sich oder andere gefährlich, für die öffentliche Schicklichkeit anstössig oder gänzlich hilflos sind. Aber auch hiefür wird es keiner richterlichen Procedur bedürfen, sondern genügen, wenn die Vorschriften befolgt werden, welche zur Herstellung des Thatbestandes gegeben sind. Nach §. 14 des badischen Statuts hat das betreffende Bezirksamt 1., Zeugen über den Zustand des Kranken zu vernehmen, 2., die Lokalstellen darüber zu hören, ob der Kranke nicht in anderer Weise als durch die Aufnahme in die Anstalt passend untergebracht werden kann, 3., das für die Aufnahme vorgeschriebene Zeugniss und 4., eine Krankheitsgeschichte zu erheben. Sämmtliche Erhebungen werden vom Bezirksamt unter Beifügung seiner eigenen Ansicht der Direction der Anstalt zugeschickt, damit dieselbe sich darüber aussprechen kann. Hält die Direction die Aufnahme für zulässig, so hat das Bezirksamt nach Berathung mit dem Bezirksrath über dieselbe zu entscheiden. Wird dieselbe verfügt, so ist der Direction zum Vollzug Nachricht zu geben und gleichzeitig der Behörde Anzeige zu erstatten. Wenn man dieses Verfahren für umständlich erklärt, so ist zu bemerken, dass es zur Vermeidung polizeilicher Willkür nothwendig ist. Uebrigens ist es nach dem Statut gestattet, dass wo es zur Abwendung einer wirklichen Gefahr nothwendig ist, die unverzügliche Aufnahme, zu welcher die Direction zugestimmt hat, vom Bezirksamt angeordnet und das vorgeschriebene Verfahren gleichzeitig eingeleitet wird.

Manche Geisteskranke sind nicht in dem gewöhnlichen Sinn gefährlich, dennoch aber nach vielen Richtungen in einer Weise lästig und störend, dass Uebelstände sehr ernster Art daraus entstehen und die Nothwendigkeit, ihnen zu begegnen, nicht wird in Abrede gestellt werden können. Es giebt Irre, welche ihrer Person, ihrer Gesundheit, ihrem Vermögen schweren, nicht mehr gut zu machenden Schaden zufügen, oder sie belästigen Andere so empfindlich, dass dieselben vollberechtigt sind, Schutz dagegen zu verlangen. Wenn nun keine Angehörige da sind oder Niemand in der Familie einschreiten kann oder mag, so sollte es durch die zuständigen Behörden geschehen, sollten Bestimmungen getroffen sein, durch welche der Kranke sowohl als die, mit denen er in Berührung kommt, gegen schwere Beschädigungen sicher gestellt werden. Welche Maassregeln hiezu nothwendig sind, das zu bestimmen, muss den Sachverständigen überlassen bleiben. Es mag dies seine Schwierigkeit haben, doch sind sie in dem auf die Freiheit seiner Bürger eifersüchtigen England nicht unüberwindlich gewesen. Anderswo scheint man als vor Eingriffen in die Rechte der Einzelnen Scheu davor zu tragen. Die persönliche Freiheit ist allerdings ein kostbares Gut, zu dessen Schutz der Staat verpflichtet ist. Ob aber auch da noch, wo für den Betreffenden sowie für seine Umgebung daraus nur Schaden erwächst, möchte zu bezweifeln sein.

Andere Bestimmungen sind nöthig, um die Kranken, welche nicht selbst ihre Sache führen können, vor mangelhafter Verpflegung und vor Misshandlung sicher zu stellen. In dem Abschnitt über Lokalversorgung haben wir den Wunsch ausgesprochen, dass über die ihr übergebenen Pfleglinge durch die Bezirksbehörden, namentlich durch die Bezirksärzte Aufsicht geführt werde. Wir dürfen beifügen, dass durch dieselben, namentlich auf unser Anrufen Manches geleistet worden ist.

In der oben Seite 124 mitgetheilten badischen Ministerialverfügung vom 27. März 1863 ist verordnet, dass der Bezirksarzt über die Irrenfürsorge in seinem Bezirk zu berichten und da wo sie ungenügend ist, gemeinschaftlich mit dem Bezirksamt für Abstellung der vorhandenen Mängel Sorge zu tragen habe. Ebendaselbst wird den Orts- und Bezirksbehörden empfohlen, bei jeder Gelegenheit auf die Verbesserung der örtlichen Verpflegung Geisteskranker hinzuwirken, wobei ihnen anheim gegeben ist, die Mitwirkung der Ortsgeistlichen versuchsweise in Anspruch zu nehmen. Es scheint in hohem Grad wichtig, dass der Vollzug dieser aus einem menschenfreundlichen Geist hervorgegangenen Verordnungen gehörig überwacht, dass überhaupt die Sorge für die Irren ausserhalb der Anstalten als eine Aufgabe des Staats anerkannt werde.

Es wurde schon vorgeschlagen, die Familien durch gesetzliche Bestimmungen zu nöthigen, dass sie ihre kranken Angehörigen rechtzeitig der Anstalt übergeben oder die, welche schon aufgenommen sind, so lange in ihr lassen als es der Heilzweck erfordert. Wenn es aber auch in der Erfahrung begründet ist, dass manche Kranke durch Versäumniss der dargebotenen Hilfe unheilbar werden, so wird Zwang überhaupt nur da eintreten dürfen, wo der Kranke einer strafbaren Vernachlässigung preisgegeben ist. Man kann allerdings denen, welche der Anstalt einen Kranken übergeben, die Verpflichtung auferlegen, ihn nicht vor Beendigung der Kur herauszunehmen, und es sind auch schon solche Bestimmungen getroffen worden, man wird aber doch wenig damit erreichen und ganz gewiss wird die Gesetzgebung sich nicht dazu verstehen. Es bleibt hier nur Belehrung und Ermahnung übrig, die um so wirksamer sein werden, je mehr die Anstalt sich Geltung zu verschaffen weiss.

Aus der Sorge für die Angelegenheiten der Kranken während ihres Aufenthaltes in der Anstalt entspringen andere Rücksichten. Nach §. 9 des Illenauer Statuts soll angegeben sein, wer die Vertretung des Kranken in seinem Verhältniss zur Anstalt übernimmt. Es sollte aber auch Jemand aufgestellt sein, der über die Angelegenheiten des Kranken in der Heimath, über sein Eigenthum zu wachen hat und es vor Beeinträchtigungen schützt. Häufig geschieht dies durch die Familie oder wenn er entmündigt ist, durch den Vormund. Oft aber ist Niemand da, welcher sich dieser Sorge unterzieht oder es waltet böser Wille und Eigennutz oder doch gleichgiltige

Rücksichtslosigkeit. Ohne Mittheilung an die Kranken oder die Aerzte werden die Güter verpachtet und verkauft, das Handwerksgeräthe weggegeben, die Wohnungen vermiethet, was auf den Gesundheitszustand der Pfleglinge oft schlimm wirkt und so leicht verhütet werden könnte, wenn vom Gericht Jemand dafür aufgestellt wäre. Du Camp, dessen scharfem Auge diese Verhältnisse nicht entgangen sind, beklagt es, dass im französischen Irrengesetz hierüber eine Lücke gelassen ist. A. a. O. S. 815.

Die hier besprochenen Verhältnisse bedürfen sämmtlich keiner „gesetzlichen" Bestimmungen, wohl aber der Verordnungen und damit sie vollzogen werden vor Allem der Personen und Behörden, durch welche sie überwacht werden. Gesetze sind da nöthig, wo die Person der Irren mit civil- und strafrechtlichen Bestimmungen in Berührung kommt, wovon weiter unten die Rede sein wird.

Wir lassen die hier in Beziehung auf die Irrenfürsorge in England getroffenen gesetzlichen Bestimmungen folgen. Nach Salomon's öfter citirten Aufzeichnungen im 22. Bd. unserer Zeitschrift findet sich die erste Bestimmung in Beziehung auf Wahnsinnige in der s. g. Vagrant-Act und bezieht sich auf Diejenigen, welche für die bürgerliche Gesellschaft gefährlich sind. Solche sollten auf Befehl von zwei Magistratspersonen ergriffen, in Sicherheit gebracht und im Nothfall in Ketten gelegt werden. Vor dem Jahre 1774 kamen in den allgemeinen Gesetzen keine Veränderungen in Bezug auf Geisteskranke vor. Das Folgende entnehmen wir aus „Gneist, das Englische Verwaltungsrecht", Seite 1269 ff.

Man sah die Gemüthskranken als einen Gegenstand nutzbarer Vormundschaft an. Man unterschied zwischen Idiots und Lunatics, gemeinsam war jedoch der Gesichtspunkt, dass die Obrigkeit nur im Interesse der Vermögensverwaltung und wegen der Finanzen sich mit ihnen zu befassen habe; um die ärmeren Klassen bekümmerte sich Niemand. Wo ein namhaftes Vermögen Veranlassung zum Einschreiten gab, erging ein writ de lunatico inquirendo und nach Feststellung des Gemüthszustandes wurde die Verwaltung einem Commissarius (Committee) übertragen. Erst im 19. Jahrhundert hat die Einsicht in die Mangelhaftigkeit und Inhumanität des früheren Systems zur Einsetzung einer besonderen Gerichtscommission für Wahn- und Blödsinnigkeitserklärungen, einer Vormundschafts-Commission und einer Aufsichts-Commission über das gesammte Irrenwesen geführt:

1) die gerichtliche Untersuchung über den Gemüthszustand findet jetzt statt vor ein oder zwei Personen mit dem Titel Masters in lunacy und vor einer Jury. Die beiden Masters werden aus der Zahl der Sergeants at Law oder Advokaten von zehnjähriger Praxis lebenslänglich ernannt vom Lordkanzler und erhalten von ihm den Auftrag zur Untersuchung der einzelnen Fälle und zum weitern Verfahren: wobei dem Kanzler das ursprüngliche Recht der Ernennung einer Specialkommission durch writ de lunatico inquirendo vorbehalten ist.
2) die Vormundschafts-Commission, visitors of lunatics oder lunacy, besteht aus „drei" vom Lordkanzler ernannnten Personen, zwei Physicians und einem Advocaten von fünfjähriger Praxis. Demselben ist die Aufsicht und Berichterstattung über den persönlichen Zustand und die Behandlung der gerichtlich für wahnsinnig erklärten Personen übertragen. Die Visitors müssen den Curanden wenigstens einmal jährlich sehen und darüber berichten. Die Berichte sollen geheim gehalten werden. Die zwei Masters in lunacy sind ex officio Mitglieder der Vormundschaftscommission.
3) Die Aufsichtsbehörde über das gesammte Irrenwesen, Commissioners in lunacy, besteht aus fünf ex officio und sechs besoldeten Commissioners (3 Aerzten und 3 Advokaten). Schon im Jahre 1828 sind durch zwei Bills über die Errichtung der Grafschafts- und Privatanstalten, sowie über Aufnahme und Entlassungen gesetzliche Bestimmungen getroffen worden. Manche Missbräuche führten zu einer Aufwallung der öffentlichen Meinung, worauf am 5. August 1842 vorerst auf drei Jahre das neue Gesetz erlassen wurde. Die aus den Commissioners gebildete Aufsichtsbehörde er-

theilt in dem hauptstädtischen District die Concessionen zur Errichtung von Irrenanstalten mit dem Recht des Widerrufs. Die Lunatic-Asylums müssen vorgeschriebene Verzeichnisse der aufgenommenen Personen und ihrer Krankheits-Symptome einreichen und Anzeige machen von jedem Falle der Flucht, des Todes oder der Entlassung. Der behandelnde Arzt hat Journale zu führen über den Zustand der Anstalt, der Patienten und die verordneten Mittel. Je zwei Commissarien üben das Visitationsrecht mit der Befugniss zur Einsicht in alle Bücher und Schriftstücke, zur Untersuchung aller Theile des Gebäudes und der Nebengebäude und mit dem Recht einen jeden Patienten nach einem zweiten Besuch zu entlassen. Analoge Gewalten sind den Quarter Sessions in den Provinzen übertragen. Für Gemüthskranke in Privathäusern wird ein „Private Committee" gebildet, bestehend aus dem Vorsitzenden der Commission, einem juristischen und einem ärztlichen Commissioner mit analogen Aufsichtsrechten in schonender Form.

Trotz dieser administrativen Gestaltung der Departements bleibt dasselbe dem Lordkanzler als Chef untergeordnet, dem die Commissarien ihren Geschäftsbericht erstatten. Sie sollen die Privat- und Stiftungs-Irrenhäuser zweimal und die Grafschafts- und städtischen Irrenhäuser wenigstens einmal im Jahr visitiren, ebenso die Gefängnisse und Arbeitshäuser, in welchen Gemüthskranke detinirt werden. Der Lordkanzler oder auch ein Staatssecretär kann auch durch Special-Commission jederzeit untersuchen lassen den Zustand einer jeden Person, welche unter der Obhut eines Curators oder sonst unter irgend einer Beschränkung als gemüthskrank detinirt wird. Dieses Visitationsrecht erstreckt sich jetzt auch auf das königliche Hospital von Bethlehem (Bedlam), welches von den Bestimmungen der Irrengesetzgebung früher ausgenommen war.

Auch das Collegium der Wundärzte ist ermächtigt, die Concessionen für Irrenanstalten zu ertheilen und eine gewisse Aufsicht zu führen; in den Provinzen sollen dies die Quarter

Sessions. Unter Georg IV. wurde eine Aufsichtscommission unter dem Minister des Innern gebildet mit erweiterten Gewalten, namentlich auch mit dem Entlassungsrecht. Unter Wilhelm IV. wurde das Irrenwesen unter dem Lordkanzler concentrirt und nach einigen Erweiterungen die heutige Einrichtung getroffen, durch welche die Commission nun auch zu einer Visitation aller Irrenhäuser, Gefängnisse und Arbeitshäuser ermächtigt ist. Der Lordkanzler und concurrirend der Minister des Innern sind nun auch ermächtigt, selbst in Privathäusern, in welchen angeblich gemüthskranke Personen unentgeltlich detinirt werden, eine Aufsicht zu führen. Durch noch speciellere unter der jetzigen Königin erlassene Vorschriften ist diese Kontrole fortschreitend erweitert. Auch in den Provinzen sollen die Quarter Sessions die Concession erst ertheilen, wenn eine Inspection durch die Commissioners vorangegangen ist. Gegen die verweigerte Erneuerung einer Concession findet Rekurs an den Lordkanzler statt.

Da die Lokalverwaltungsbehörde für dies Gebiet die Quartalsitzungen der Friedensrichter sind, so liegt der Schwerpunkt dieser Verwaltung in dem Communalwesen. Die Parlamentsakten von 1864 enthalten den 18. Verwaltungsbericht der Behörde an den Lordkanzler.

Einem Bericht des General Board of Commissioners in lunacy of Scotland, der in der allgemeinen Zeitschrift für Psychiatrie mitgetheilt ist, entnehmen wir noch, dass die Commissioners die in Privatwohnungen untergebrachten Irren zu besuchen haben und nöthigenfalls ihre Verbringung in eine Anstalt zu veranlassen. Die Armen-Inspectoren haben über alle armen Irren, welche einem Kirchspiel Schottlands angehören, einen jährlichen Bericht einzureichen mit Angabe der Anstalten und Häuser in welchen die Irren untergebracht sind. Die Gemeinden sind verpflichtet, die armen Kranken, wenn die Commission nicht anders verfügt, den Bezirksanstalten zu übergeben.

Die vom Parlament für die Commissioners bewilligten Gehalte scheinen — jährlich 1500 Pfund — nicht unbedeutend.

Wir glaubten diese Mittheilungen den Lesern nicht vorenthalten zu sollen. Aus denselben geht hervor, dass in England zur Aufsicht über die Irrenanstalten so wie zur Wahrung der Interessen der Geisteskranken eine eigene Behörde vom Lordkanzler eingesetzt ist. Es mag dies mit den eigenthümlichen Verhältnissen jenes Landes zusammenhängen, in welchem nicht wie bei uns ein ganzer Apparat von Verwaltungsstellen existirt, wo also zur Besorgung dieser Obliegenheiten besondere Beamte ernannt werden mussten.

Immerhin möchte es der Erwägung werth sein, ob nicht auch innerhalb unserer staatlichen Organisation — vermittelst des Reichsgesundheitsamtes — Einrichtungen getroffen werden können, durch welche diesen Angelegenheiten die erforderliche Aufmerksamkeit gesichert ist. Dieselben erlangen nach und nach eine solche Bedeutung, dass man ihnen eine grössere Rücksicht als bisher wird zuwenden müssen.

Mit einer formellen Organisation ist es freilich nicht gethan, sonst möchte auch hier Wohlthat zur Plage werden. Wir dürfen es nicht verschweigen, dass über die Wirksamkeit der englischen Behörde, ja über die ganze englische Irrengesetzgebung sehr bedenkliche Urtheile laut geworden sind. Im Asylum Journal werden Misstrauen, Geringschätzung der Wissenschaft und ausserdem eine unerträgliche Weitschweifigkeit in der Gesetzesfassung als ihre hervorragenden Eigenthümlichkeiten bezeichnet und von dem gefeierten Conolly, der im Namen der englischen Irrenärzte spricht, vernehmen wir das strenge Wort: „die Tendenz eines jeden legislatorischen Antrags besteht darin, uns irgend eine neue Benachtheiligung zuzufügen oder irgend eine Schmähung oder Beleidigung auf diejenigen Aerzte zu werfen, welche sich mit der Irrenheilkunde beschäftigen.“

Man wird es als eine Grundbedingung aufstellen dürfen, dass wenn die Gesetzgebung für das Irrenwesen so wie die obere Leitung und Verwaltung dieser Anstalten ihrem Zweck entsprechen soll, dies nur auf Grundlage einer genauen Kenntniss der vorliegenden Aufgabe geschehen, diese aber nur bei den Aerzten des Faches gefunden werden kann.

Viele Aerzte haben schon werthvolle Beiträge geliefert, von welchen wir, jedoch ohne die Absicht, die hierüber entstandene Litteratur vollständig mitzutheilen, im folgenden einige Schriften anführen:

Ducpetiaux, de l'état des aliénés en Belgique et des moyens d'améliorer leur sort, suivi d'un projet de loi. Bruxelles 1832. Dasselbe deutsch mit Anmerkungen von Cannstadt. Regensburg 1834.

Falret, observations sur le projet de loi relatif aux aliénés. Paris 1837.

Schröder, de legibus et institutis in commodum mente alienatorum. Eine dem berühmten Vater Schröder van der Kolk gewidmete Dissertation 239 Seiten. Utrecht 1838.

Projet de loi sur le régime des aliénés soumis à l'avis du conseil provincial de la part de Mr. le Ministre de la Justice. Conseil provincial de la Flandre Orientale, 1845.

Charles Tissot: Des aliénés, coup d'oeil sur la loi du 5. Févr. 1838. Génève 1846.

W. Nasse, Vorschläge zur Irrengesetzgebung mit besonderer Rücksicht auf Preussen. Marburg 1850.

Schlager, Bericht über den dermaligen Stand der Ausarbeitung des Entwurfs zu einem Irrengesetz, (Abdruck aus der östreichischen Zeitschrift für practische Heilkunde VII. Jahrgang 1861.)

Wilh. Sander, über die staatliche Beaufsichtigung der preussischen Irrenanstalten, (Abdruck aus der Vierteljahrsschrift für gerichtliche Medicin N. F. III.)

Motet, les aliénés devant la loi. Paris 1866.

Cesare Castiglione, Idea per una legge sugli alienati in archiv. ital. per le malattie nervose 1866 u. 67.

Fr. Brenner, Grundzüge eines Irrengesetzes, Basel 1871.

XIX. Kosten und Arten der Verpflegung.

Wenn Bau und Einrichtungen der Irrenanstalt allen Forderungen entsprechen, wenn für die Aufnahmen die nöthigen Bestimmungen getroffen sind, dann ist noch die Forderung zu erfüllen, dass die Anstalt auch zugänglich gemacht werde, dass sie von Allen, auch von Denen, die gar nicht oder nur wenig bemittelt sind, benützt werden könne; durch Armuth sollte Niemand von der Hilfe ausgeschlossen sein.

Zu diesem Zweck hat man Freiplätze zu schaffen gesucht und vorgeschlagen, die Kosten durch Umlagen zu decken, wie dies, so viel wir wissen, in der Rheinprovinz für die in der Siegburger Anstalt Verpflegten der Fall war. Es mag dies für eine „Heilanstalt" seinen Werth haben, weniger für eine „Pflegeanstalt", weil dadurch der Hang von Familien und Gemeinden sich von der Sorge für ihre Angehörigen zu entbinden allzu sehr begünstigt wird. In der Festsetzung der Unterhaltungskosten sind zweierlei Rücksichten zu beachten: einmal die Aufnahmen der Heilbaren zu erleichtern, zu welchem Ende im §. 30 des Illenauer Statuts wenig bemittelten Gemeinden und Angehörigen eine halbjährige freie Verpflegung für heilbare Kranke zugesichert und überdies im §. 11 bestimmt wird, dass durch Ausmittlung der Vermögens-Verhältnisse die Aufnahme selbst nicht aufgehalten werden darf; sodann aber die Verpflegung der unheilbaren Seelengestörten, welche bloss lästig nicht gefährlich sind, eher zu erschweren, wenigstens nicht zu begünstigen.

Wenn die Anstalten so dotirt sind, dass die aufgenommenen Pfleglinge keine Unterhaltungskosten zu bezahlen haben, dann kann die eben angedeutete Absicht nicht erreicht werden, eine solche Dotirung besitzen aber die wenigsten Anstalten. In den meisten müssen für die einzelnen Pfleglinge Beiträge geleistet werden, welche, je nachdem sie Heilbare oder unschädliche Unheilbare betreffen, verschieden angesetzt werden können.

Wenn die Anstalten eigenes Vermögen besitzen, so werden sie dadurch für besondere Vorfälle z. B. für Zeiten der Theuerung unabhängig. Manche Anstalten müssen den Gesammtkostenaufwand aus den Beiträgen ihrer Pfleglinge bestreiten und erübrigen dabei so viel, dass sie Neubauten aufführen, überhaupt Verbesserungen bewerkstelligen können, wie in Préfargier, in Stephansfeld und andern Anstalten. Illenau erhält aus Staatsmitteln einen Zuschuss, durch welchen (so wie durch die von zahlenden Kranken geleisteten höheren Pensionen) es möglich gemacht wird, wenig bemittelte und arme Pfleglinge um einen geringen Ansatz oder ganz unentgeltlich zu verpflegen. Zu den letzteren gehörten bis zur neuesten Gesetzgebung Angehörige von vermögenslosen Staatsdienern, für welche die Gemeinden bisher nicht beitragspflichtig waren, zu den ersteren die Kranken, welche unzureichendes Vermögen besitzen oder Gemeinden angehören, welche den normalmässigen Beitrag nicht aufbringen können.

Es ist daher von der grössten Wichtigkeit, dass derselbe nicht für alle Pfleglinge gleichmässig festgesetzt, dass eine gewisse Breite gelassen wird, so dass je nach den Vermögens-Verhältnissen ein höherer oder ein niederer Beitrag aufgerechnet werden kann und zwar gilt dies ebensowohl für die Gemeinden wie für den Einzelnen.

Für die Gemeinden gelten gegenwärtig folgende Bestimmungen.

Je nach den ökonomischen Verhältnissen einer Gemeinde hat dieselbe einen Beitrag von jährlich 52 fl. bis 180 fl. zu leisten. Unter den Betrag von 52 fl. jährlich soll nur in Ausnahmefällen, wo die Verhältnisse ganz besonders ungünstig sind, herabgegangen werden. Doch wurde ganz armen Gemeinden auch schon jeder Beitrag erlassen. Früher war der höchste Gemeindebeitrag nicht 180 fl. sondern nur 140 fl.

Um die ökonomischen Verhältnisse beurtheilen und einen Anhalt für die den Gemeinden aufzuerlegenden Beiträge gewinnen zu können, müssen folgende 8 Fragen beantwortet werden:

1., Welche milde Fonds sind vorhanden, die zur Unterstützung der Armen der Gemeinde verpflichtet sind, und welche Summen können diese Fonds im Durchschnitt jährlich hiezu abgeben?

2., Wie viel Allmend und Gemeindegut besitzt die Gemeinde?
3., Wie viele Schulden hat sie?
4., Welche Bürgernutzungen beziehen die Gemeindebürger und wie viel beträgt deren Werthanschlag?
5., Welche Umlagen werden von den Bürgernutzungen bezahlt?
6., Wie viele Kreuzer wurden auf 100 fl. Steuer-Capital in den letzten drei Jahren jährlich für Gemeindebedürfnisse nach dem direkten Steuerfuss umgelegt?
7., Welches ist die Seelenzahl der Gemeinde?
8., Wie viel betragen die umlagepflichtigen Steuerkapitalien der Gemeindegenossen und wie viele jene der Ausmärker?

Von Stadt- sowie von wohlhabenden Landgemeinden wird gewöhnlich der höchste Beitrag verlangt; auch kann von solchen, falls für einen Kranken ausnahmsweise die Verpflegung in der II. Klasse angemessen erscheint, eine Vergütung bis zu 240 fl. in Anspruch genommen werden.

Für Kranke, welche unbemittelten Staatsangestellten angehören, übernahm bis jetzt der Staat, oder die Anstalt die Kosten; doch sollen in Zukunft die Gemeinden beigezogen werden.

Von vermöglichen Kranken wird die festgesetzte Aversalvergütung vollständig in Anspruch genommen.

Die Aversen betrugen früher:

Für die Classe der Pensionäre	750 fl.
Für die I. Classe	500 bis 650 fl.
Für die II. Classe	300 bis 450 fl.
Für die III. Classe	160 bis 260 fl.

Durch eine Verordnung Grossh. Ministeriums des Innern vom 14. Dezember 1871 wurden sämmtliche Aversen erhöht und betragen jetzt:

Für die Classe der Pensionäre	800 bis 1000 fl.
Für die I. Classe	500 bis 700 fl.
Für die II. Classe	350 bis 450 fl.
Für die III. Classe	180 bis 280 fl.

Die jedesmalige Festsetzung richtet sich nach dem Einkommen und Vermögen der Kranken oder der unterstützungspflichtigen Angehörigen. In der Regel wird ein mittleres oder Normalaversum festgesetzt, nämlich:

Für die Classe der Pensionäre . . . . 900 fl.
Für die I. Classe . . . . 600 fl.
Für die II. Classe . . . . 400 fl.
Für die III. Classe . . . . 180 fl.

Bei günstigen Vermögens-Verhältnissen kann in der III. Classe noch eine besondere Vergütung für Bekleidungskosten und in den höheren Classen, wo ohnehin alle Nebenausgaben besonders zu bestreiten sind, noch ein Extrabeitrag für einen besondern Wärter aufgerechnet werden. Dagegen tritt bei ungünstigen Vermögens-Verhältnissen für alle Classen die menschenfreundliche Bestimmung ein, dass nie das Capital selbst angegriffen, sondern immer nur dessen Ertrag eingezogen und die durch diesen nicht völlig gedeckte Forderung der Anstalt auf den Vermögensstock vorgemerkt wird.

Nach der definitiven Entlassung oder gewöhnlich erst nach dem Tode des Pfleglings wird vom Ministerium des Innern entschieden, ob und wie weit die Ansprüche der Anstalt auf das Vermögen geltend gemacht werden sollen.

Für die Verrechnung freilich bringt dieses Verfahren viele Arbeit mit sich, die aber nach zwei Seiten hin durch erfreuliche Erfolge belohnt wird. Denn einestheils werden manche Kranke oder deren Angehörige leichter veranlasst, sich zu einer nöthig gewordenen Aufnahme zu entschliessen, wenn sie wissen, dass das kleine Vermögen, welches öfters nur in einem Guthaben bei irgend einer Sparkasse besteht, durch die erwachsenden Verpflegungskosten nicht aufgezehrt oder verringert wird. Anderntheils kann es nicht hoch genug angeschlagen werden, wenn Pfleglinge nach überstandener Krankheit ihre kleine Habe ungeschmälert wiederfinden. Wie leicht könnte durch den Gram über den Verlust des oft sauer Ersparten ein Rückfall eintreten! Wie fördernd für die Erhaltung und Befestigung der Genesung hat schon das Wiederfinden des verloren Geglaubten gewirkt!

Unseres Wissens besteht diese humane Bestimmung in

andern Ländern nicht, und auch bei uns wird sie mitunter von den Gemeinde-Behörden statt gewürdigt, illusorisch gemacht, indem man sich an dieser durch die Güte des Ministeriums ungeschmälert erhaltenen und gleichsam wieder geschenkten Habe eines wenig Bemittelten für irgend welche aus der Gemeindekasse geleisteten Beiträge schadlos halten will.

Die Wichtigkeit der Bestimmung, dass das Kapital den Kranken erhalten bleibe, ist unserm Damerow nicht entgangen, dem für Alles, was das Wohl dieser Kranken betrifft, Aug' und Herz stets offen stand. Schon im Jahr 1846 bemerkt er in der Zeitschrift (III. Bd. Seite 23) mit aphoristischer Kürze: „Nothwendigkeit des Nichtangreifens des Kapitals zur Bestreitung der Unterhaltungskosten in Irrenanstalten aus Vormundschafts-, Humanitäts- und irrenärztlichen Erfahrungsgründen, da Angriff des Vermögens, Verkauf von Grundstücken u. s. w. bei den als geheilt nach Hause Entlassenen, häufig Ursache von Rückfällen und Unheilbarkeit wird." *)

XX. Grösse der Irrenanstalt.

Die Frage, wie gross eine Irrenanstalt sein darf, ist weder eine müssige, noch kann sie geradezu beantwortet werden. Von Vielen wird auf die Entscheidung hierüber ein grosser Werth gelegt. Mit vieler Wärme wurden die kleinen Anstalten empfohlen, weil in ihnen am besten und ohne das Dazwischentreten störender Verhältnisse der Heilzweck verfolgt werden könne. Andere wieder machen geltend, dass nur in grossen Anstalten die für die Heilung nöthigen Bedingungen gegeben sind. Es kommen hier verschiedene Umstände in Betracht, durch welche das Urtheil modificirt wird. Nur das wird als allgemein gültig ausgesprochen werden dürfen, dass weder zu

*) In der für Illenau genehmigten Hausordnung, welche im Büchlein „Illenau" abgedruckt ist, findet sich in den §§. 101 bis 105 die Bestimmung wegen der Zimmereinrichtung und in den §§. 130 bis 133 wegen der Kostarten der einzelnen Verpflegungsklassen.

kleine noch zu grosse Anstalten ihren Zweck erfüllen, dass nach keiner Seite hin ein gewisses Maass überschritten werden darf. Aber welches dasselbe sein soll, hängt von der Bestimmung der Anstalt ab. Eine Anstalt, welche nur Kranke aus den untern Ständen aufnehmen soll, kann grösser sein als eine, welche zugleich für Kranke aus den höheren Ständen bestimmt ist; eine Anstalt, welche ausser heilbaren auch unheilbare oder nur solche aufnehmen soll, grösser als eine reine Heilanstalt.

Sodann kommt die Grösse des Bezirks (des Landes, der Provinz etc.) für welchen die Anstalt bestimmt ist in Betracht. Ist dieser nur klein, so wird eben auch die Anstalt klein sein müssen, auch wenn dadurch manche für ihr Gedeihen erforderlichen Bedingungen ausgeschlossen sind. In diesem Fall wird man, was freilich sonst nicht zu empfehlen ist, die Irrenanstalt in Beziehung auf die Verwaltung mit einem Spital in Verbindung bringen müssen. Dagegen wird da, wo der Bezirk grösser, für zwei Anstalten aber nicht gross genug ist, die eine Anstalt etwas grösser sein dürfen. Einer gewissen Abhängigkeit von äusseren Verhältnissen wird man sich nicht entschlagen können.

Gegen grosse Anstalten sind viele und wenn ihr Umfang allzugross ist, gewiss auch wohlbegründete Bedenken laut geworden. Männer, deren Namen schwer ins Gewicht fallen, haben sich für kleine Anstalten entschieden, so Autenrieth, welcher grosse Irrenanstalten nur für Unheilbare und Gefährliche gelten lassen will. Nach Jos. Frank soll keine Anstalt mehr als hundert Kranke enthalten. Diese und andere Urtheile rühren von einer Zeit her, da die Irrenanstalten noch im Argen lagen. Später, als deren manche bessere bestanden, war es besonders Richarz, der mit vielem Scharfsinn für kleine Heilanstalten auftrat, aber ihre praktische Durchführung nicht erlangen konnte. Später hat auch Delasiauve für kleine Anstalten gesprochen.

Im Publikum kursiren über diesen Gegenstand manche irrthümliche Anschauungen. Man denkt sich, dass es in einer kleinen Anstalt viel ruhiger zugehe, als in einer grossen, dass dort zwischen den Kranken und dem Arzt ein viel freundlicheres Verhältniss gepflegt werden könne. Es kann zugegeben werden, dass mit der grösseren Zahl der Angestellten ein harmonisches Zusammenwirken schwieriger wird, dass in einer kleinen Anstalt der leitende Arzt eine vollständigere Aufsicht zu führen vermag; was aber die Meinung betrifft, dass dort die Kranken mehr Ruhe finden als in einer grossen, so ist wohl eher das Gegentheil wahr.

Bei Abwägung des Werthes grosser oder kleiner Anstalten wird der Kostenpunkt nicht ausser Acht gelassen werden dürfen. Entscheidend oder allein gültig ist er freilich nicht, aber er hat seine Berechtigung. Wenn es fest stände, dass nur in kleinen Anstalten der Zweck erreicht werden kann, dass dies in einer grossen nicht möglich ist, dann freilich müsste man die Errichtung kleiner Anstalten fordern, selbst wenn sich der Aufwand, wie dies wirklich der Fall ist, bedeutend steigern sollte. Da aber dem nicht so ist, da der Beweis geliefert ist, dass grosse Anstalten dem Zweck vollständig entsprechen, so wird man statt eine grössere Zahl kleiner Anstalten zu forden, mit einer oder wenigen grösseren zufrieden sein müssen. Der Unterschied in den Kosten ist freilich bedeutend. Eine Anstalt für 300 Kranke erfordert gewiss nur die Hälfte von dem was drei Anstalten jede zu 100 kosten, und zwar stellt sich der Unterschied nicht nur in dem einmaligen Aufwand für den Bau sondern auch in dem laufenden für die Verwaltung heraus. Eine Menge Posten, welche in der grossen Anstalt nur einmal nöthig sind, müssen in kleinen mehrfach besetzt und bezahlt werden. Es werden so viele Forderungen für diese Anstalten aufgestellt, dass schon die Klugheit gebietet, ihre Befriedigung denen, welche dazu verpflichtet sind, so viel als möglich zu erleichtern.

In kleinen Anstalten fehlen manche für die Heilung nöthigen Bedingungen. Die Scheidung in Unterabtheilungen ist so wichtig, aber wo es an der entsprechenden Zahl von Pfleglingen fehlt, nicht durchführbar. Es werden dann Kranke beisammen wohnen, welche getrennt von einander sein sollten. Man scheidet in kleinen Anstalten wohl ruhige und tobsüchtige Kranke, aber es wird vorkommen, dass für störende Kranke des leichteren Grades keine besondern Abtheilungen eingerichtet sind, dass man sie bei den ruhigen lässt, während in einer grösseren Anstalt die Absonderung viel vollständiger und das Quartier der ruhigen Kranken von störenden Elementen viel freier gehalten werden kann.

Wenn die Hausordnung einer solchen Anstalt den Heilzweck fördern soll, was allerdings von ihr erwartet werden darf, so müssen auch Träger derselben vorhanden sein, was nur in einer grösseren Anstalt der Fall sein kann. Auf die Abwechslungen, die kleinen Feste, wodurch das Einerlei des täglichen Lebens in so willkommener Weise unterbrochen wird, wird man in einer kleinen Anstalt verzichten müssen. Jedenfalls wird es eine schwere Aufgabe sein, die Einförmigkeit, welche hier so leicht Platz greift, zu unterbrechen.

Manche Einrichtungen zu directen Heilzwecken, welche einen grösseren Aufwand erfordern, wie manche Instrumente und Apparate oder andere, welche zur Unterhaltung dienen, wie Bibliotheken, musikalische Instrumente etc. wird man wohl einmal für eine grössere aber nicht mehrfach für mehrere kleine Anstalten anschaffen.

Besonders macht sich dieser Umstand bei den Personen fühlbar, deren die Anstalt bedarf. In einer grösseren Anstalt kann neben dem Director ein zweiter selbständiger Arzt fungiren, welcher ihn in Fällen von Abwesenheit vertritt, während in einer kleinen Anstalt neben dem Director meist nur ein jüngerer Arzt angestellt ist, der häufig wechselt.

Eigene Geistliche wird man nur in einer grösseren Anstalt finden. In den kleineren werden Geistliche aus der Nachbarschaft aushelfen. Die, welche auf ihre Mitwirkung keinen Werth legen, werden dies freilich nicht beklagen. Wir sind selbst der Meinung, dass der Gewinn, welchen die Anstalt von ihrer Mitwirkung zu hoffen hat, nur dann eintritt, wenn sie der Anstalt ganz angehören. Nur in seltenen Fällen, wird es sich treffen, dass Geistliche, welche nur nebenbei an der Irrenanstalt zu fungiren haben, sich vollständig in diesen Beruf einarbeiten.

Grössere Anstalten erregen grössere Aufmerksamkeit. Was der verdiente Häberl für grössere Spitäler und gegen ihre Zersplitterung in kleine Anstalten geltend macht, passt zwar nicht ganz auf Irrenanstalten, mag aber doch hier eine Stelle finden:

„Da kleine vereinzelte Etablissements wegen ihrer Unbeträchtlichkeit die Aufmerksamkeit der Regierungen und des Publikums nicht auffordernd genug auf sich ziehen, werden sie vernachlässigt und sind allen den Nachtheilen ausgesetzt, welche Vernachlässigung nach sich zieht. Die Erfahrung hat gelehrt, dass sie allenthalben und zu allen Zeiten aus dieser Ursache zu Beneficien der Administration geworden sind. Diese Beeinträchtigung des Krankenfonds hat man bei ihrer Generalisirung nicht zu befürchten, weil eine allgemeine Institution feierlichst unter die Auspicien der Regierung gesetzt, die Aufmerksamkeit des Publikums beschäftigen und die Regierung erinnern würde, ihre Verpflichtungen zu erfüllen."

Der Punkte, wegen welcher grosse Irrenanstalten vor kleinen den Vorzug verdienen, liessen sich noch viele anführen. Es darf aber daraus nicht gefolgert werden, dass mit der Grösse der Irrenanstalten ihre Vorzüge zunehmen. Auch hier besteht eine Grenze, welche nicht überschritten werden darf, wenn die Vortheile nicht durch grosse Nachtheile überwogen werden sollen. In zu grossen Anstalten wird die Leitung erschwert. Wenn auch die Zahl der Hilfsärzte entsprechend vermehrt werden kann, so muss doch die Zahl der Kranken noch immer einen Ueberblick gestatten. In einer grösseren Zahl von Aerzten, welche an einer Anstalt thätig sind, liegt zwar allerdings ein Vorzug vor den kleinen Anstalten, an welchen nur etwa zwei Aerzte wirken. Das Zusammensein mehrerer Aerzte und die Pflege eines kollegialischen Verhältnisses unter ihnen muss als ein grosser Gewinn angesehen werden. Ein mit so grosser Verantwortung verbundener Beruf macht es dringend nöthig, dass die, welche seiner zu warten haben, nicht auf sich allein angewiesen sind, dass sie Kollegen um sich haben, mit welchen sie sich berathen können. Es ist oben der ärztlichen Conferenzen in Illenau Erwähnung geschehen, welche auf die Visite in den einzelnen Abtheilungen folgen. Wir werden sagen dürfen, dass alle, welche Theil genommen haben, sich gerne daran erinnern und manchfachen Nutzen daraus gezogen haben. Aber auch hier wird eine gewisse Grenze nicht überschritten werden dürfen. Es lässt sich nicht läugnen, dass die Einheit und

Einigkeit, welche für die an einer solchen Anstalt thätigen Angestellten so wünschenswerth ist, kaum gewonnen werden kann, wenn die Zahl derselben zu gross wird.

Aehnliches gilt von den Wärtern. Auch hier wird der gute Geist, von welchem das Wartpersonal belebt sein muss, eher in einer grösseren Zahl zur Entfaltung kommen, als in einer kleinen, aber auch hier sind bei einer allzu grossen Zahl mancherlei Uebelstände zu besorgen.

Was die ökonomische Seite betrifft, so unterliegt es keinem Zweifel, dass in einer grossen Anstalt besser und wohlfeiler gewirthschaftet werden kann. Man wird sich schwerlich entschliessen, die für das Kochen und Waschen so wichtigen Dampfapparate für kleine Anstalten mehrfach anzuschaffen und doch wird man da, wo man ihre Vorzüge kennen gelernt hat, ungern darauf verzichten. Ebenso ist es mit einer eigenen Bäckerei, welche der Anstalt ein so wichtiges Bedürfniss sichert und wohl schwerlich in jeder kleinen Anstalt eingerichtet werden wird. Doch würde es ebenfalls seine Nachtheile haben, wenn die Koch- und Waschküche zu gross angelegt werden müsste.

Hieraus ergiebt sich, dass eine Irrenanstalt weder zu gross noch zu klein sein soll. Da wo man freie Hand hat, glauben wir, dass eine Heil- und Pflegeanstalt für beide Geschlechter ihrer Bestimmung vollständig kaum wird nachkommen können, wenn sie für weniger als hundert Kranke bestimmt ist, dass dagegen eine solche für vierhundert und mehr Kranke — wenn nämlich Kranke höherer Stände in grösserer Zahl darunter sind, — schon das Maass überschritten hat. Zu dem letzten Ausspruch halten wir uns nach den in Illenau gemachten Erfahrungen berechtigt. Wir möchten aber für diesen Ausspruch nach keiner Seite hin absolute Geltung fordern. Pelman hält in seinen Reise-Erinnerungen (Bd. 27 der Zeitschrift S. 332) gemischte Anstalten für 6 bis 700 Kranke nicht zu gross. Wenn es die Verhältnisse nicht anders gestatten, wird auch in einer kleinen Anstalt Gutes gewirkt und werden in einer grösseren die damit verbundenen Nachtheile überwunden werden können. Für Beides sind Beispiele aufzuweisen.

XXI. Heil- und Pflege-Anstalten.

Für welche Klassen von Irren die Anstalten errichtet werden sollen, ob für heilbare und unheilbare besondere, oder ob für beide gemeinschaftliche, sind Fragen auf deren Beantwortung einst grosser Werth gelegt wurde, und über welche noch immer verschiedene Meinungen bestehen. Man wird mit der Annahme, dass dieselben ihre geschichtliche Begründung haben, nicht irre gehen.

Als der Blick der Menschenfreunde auf das schwere Geschick der Geisteskranken fiel, da erhoben sie ihre Stimmen für die, welchen noch geholfen werden kann. Wer hätte damals gewagt, die Hilfe für Alle zu fordern und wer möchte seine Anerkennung den Leistungen der für die heilbaren Irren errichteten Heilanstalten versagen, von denen wir nur den Sonnenstein, Siegburg, Leubus, Winnenthal nennen. Von diesen Anstalten sind wie von leuchtenden Vorbildern die Mahnungen zur Verbesserung des Looses dieser Kranken ausgegangen. Die Gemüther wurden auf den Hilferuf für Alle vorbereitet. Man sah bald, dass der Begriff einer reinen Heilanstalt, welche zur Aufnahme von nur heilbaren Kranken bestimmt sein sollte, eine Fiction sei, dass die Bestimmung, die Kranken schon nach einem Jahr an die Pflegeanstalt abzugeben, für manche Kranke ein zu früher, für andere ein zu später Termin, jedenfalls für viele eine harte Massregel sei: da gewann der Vorschlag, relativ verbundene Heil- und Pflege-Anstalten zu errichten, an welchem der Verfasser sich einigen Antheil zuschreiben darf, einen immer grösseren Anklang. Ausführlich hat Damerow diesen Gegenstand beleuchtet. Es sollen dabei zwei wichtige Aufgaben gelöst werden: einmal sollen heilbare und unheilbare Irren nicht in zwei verschiedenen, sondern in einer Anstalt untergebracht werden, dann aber sollen sie in der einen Anstalt von einander geschieden sein.

Die Heilbarkeit und Unheilbarkeit in einem gegebenen Fall festzustellen, ist sehr schwierig. Ein Kranker kann schon im ersten Beginn der Krankheit unheilbar sein, ein anderer ist es nach langer Zeit noch nicht. Bestehen für Heilbare und

Unheilbare verschiedene Anstalten, so wird die Frage, in welche von beiden ein Kranker gehöre, oft sehr schwer zu beantworten sein. Keine Schwierigkeit wird es bieten, wenn beiderlei Kranke in einer Anstalt und nur in verschiedenen Abtheilungen derselben ihre Unterkunft finden.

Den Unterschied zwischen Heilbaren und Unheilbaren ganz verwischen zu wollen, wie auch schon vorgeschlagen, würde manche Nachtheile oder wenigstens den Verlust mancher Vortheile im Gefolge haben. Wenn auch unbestreitbar ist, dass die Einrichtung für beide Klassen von Kranken und ihre Behandlung ganz dieselbe sein soll, so würde es nicht immer gut sein, wenn die frisch eintretenden Kranken mit denen zusammen leben müssten, welche schon lange in der Anstalt sind. Wenn auch Einige unter ihnen sich als Träger der Hausordnung nützlich erweisen mögen, wesshalb Gudden keine Trennung der Heil- und Pflege-Anstalt will, so giebt es doch Andere, welche gelernt haben, das Anstaltsleben sich zu Nutzen zu machen und auszubeuten, was auf frische Ankömmlinge nicht gut wirken kann.

Dazu kommt, dass wenn die relativ verbundene Heil- und Pflege-Anstalt einen grössern Umfang hat und desshalb eine grössere Zahl von Unterabtheilungen nöthig ist, die Scheidung in Heilbare und Unheilbare sich von selbst ergeben wird.

Wir enthalten uns hier, die für relativ verbundene Heil- und Pflege-Anstalten sprechenden Gründe zusammen zu stellen, da soweit uns bekannt die Meinung der Anstaltsärzte in ihrer grossen Mehrzahl und in den meisten Ländern dafür ist. Ausführlich ist dieser Gegenstand in Parchappe's verdienstvollem Werk behandelt. Man wird es als einen durch die Erfahrung bestätigten Satz aufstellen dürfen, dass nicht die ausschliesslich für Heilbare bestimmten Anstalten, die sogenannten Heilanstalten im engeren Sinn, sondern die relativ verbundenen Heil- und Pflege-Anstalten dem Zweck entsprechen.

In dem Reichslande sollen zufolge dieser Erfahrung drei vereinigte Heil- und Pflege-Anstalten, für Lothringen eine, für Ober- und Unter-Elsass je eine errichtet werden.

Dieselbe Anschauung ist bei der Organisation des Irrenwesens in der Preussischen Rheinprovinz massgebend gewesen.

Dort bestand eine Centralheilanstalt und dann für jede der fünf Regierungsbezirke eine Pflegeanstalt. Künftig wird jeder Regierungsbezirk eine eigene Heil- und Pflege-Anstalt besitzen.

Nun entsteht die Frage, ob mit diesen Anstalten dem vorliegenden Gesammtbedürfniss vollständig genügt, ob nicht noch eine weitere Klasse von Anstalten erforderlich sei.

Wenn nämlich in der Pflegeabtheilung der Anstalt die Unheilbaren sich anhäufen, bei welchen die geistige Abstumpfung in einem höheren Grad eingetreten oder die Seelenstörung seit lang stationär geworden ist, dann wird ihre Entfernung und Unterbringung in einer andern Anstalt sehr wünschenswerth erscheinen. Ihr längeres Verbleiben in einer Anstalt, welche nicht nur Pflege- sondern auch Heil-Anstalt ist, müsste nachtheilig wirken. Sodann giebt es eine Klasse von Geisteskranken oder eigentlich Geistesdefecten, welche durch die Statuten von jener Anstalt ausgeschlossen sind und doch der Pflege einer Anstalt bedürfen.

Somit würde sich neben der relativ verbundenen Heil- und Pflege-Anstalt eine weitere Anstalt, eine eigentliche „Pflegeanstalt“ als nothwendig erweisen, welche sich von den Pflegeanstalten älteren Datums dadurch unterscheidet, dass ihr die Unheilbaren erst in einem späteren Stadium zugeführt werden, nachdem sie schon durch die Pflegeabtheilung der ersten Anstalt durchgegangen sind, wesshalb auch ihre Versetzung nicht so peinlich ist, als wenn sie nach einem nur kurzen Aufenthalt statthaben würde.

Eine solche Pflegeanstalt besteht in mehreren Ländern. In unserm Lande zu Pforzheim, wo sie, was wir nur billigen können, ebenfalls „Heil- und Pflege-Anstalt“ heisst. Dieselbe soll nicht nur unheilbare Geisteskranke, sondern auch Epileptische und körperlich Sieche aufnehmen. Die Zahl der letzten ist nur gering, es unterliegt aber keinem Zweifel, dass sie am besten nicht in eine solche Anstalt aufgenommen werden. Auch für die Epileptischen, wenigstens für die, welche nicht zugleich an Seelenstörung leiden, würde sich die Errichtung einer eigenen Anstalt empfehlen, weil die Epileptiker wegen ihrer Zornmüthigkeit für Geisteskranke sehr lästig sind, und weil, wenn sie in einer eigens dazu bestimmten Anstalt von einem dafür aufgestellten Spezialarzt behandelt werden, ein günstiger Erfolg zu erwarten ist. Noch bestehen wenige solcher Anstalten, aber es darf gehofft werden, dass das Bedürfniss hierfür in der Zukunft erkannt werden wird.

Wir glauben die Irrenfürsorge eines Landes nur dann für vollendet erklären zu dürfen, wenn neben den Heil- und Pflege-Anstalten auch solche Pflegeanstalten wie die ebengenannten bestehen, in welche aus jenen von Zeit zu Zeit veraltete Fälle abgegeben werden. Sie erfüllen einen hochwichtigen Zweck. Man glaube nur ja nicht, dass sie blosse Bewahranstalten seien, in denen nur für Obdach und Nahrung der Insassen gesorgt werde.

Wir möchten hier einen Punkt berühren, über welchen noch gar manche Irrthümer zu berichtigen sind. Es ist die Meinung verbreitet, als ob die „Unheilbaren" kein Gegenstand mehr der ärztlichen Kunst seien, als ob die Kranken, die voraussichtlich nicht mehr genesen, keiner Behandlung mehr bedürfen, und übersieht, welche grosse Aufgabe hier zu lösen, wie werthvoll es ist, wenn der schwach glimmende Funken des Menschengeistes vor dem Erlöschen bewahrt, wenn die Menschenwürde, welche in der Nacht des Wahnsinns unterzugehen droht, noch erhalten bleibt. Es erfordert dies freilich viele und grosse Arbeit, aber was hier auf dem Spiele steht, ist auch der Mühe werth. Entschieden muss der Meinung entgegen getreten werden, als ob man irgend eine der Einrichtungen, welche für Heilanstalten gefordert werden, in den Pflegeanstalten entbehren könne. Man will nicht einsehen, dass hier kein wesentlicher Unterschied besteht. Als der badischen Kammer das Project einer statt der Pforzheimer neu zu erbauenden Pflegeanstalt vorgelegt wurde, ist in dem darüber erstatteten Commissionsberichte die Meinung ausgesprochen, dass man mit der Humanität Luxus treibe. In Wahrheit aber muss eine Anstalt für Unheilbare ebenso eingerichtet sein, wie eine für Heilbare. Was an den Unheilbaren geschieht, um das tiefere Sinken zu verhüten, ist nicht minder ein Heilen als Dasjenige was bei den Heilbaren die Genesung zur Folge hat.

Die Aerzte einer Pflegeanstalt finden in dem Erfolg ihrer Leistungen, in der freundlichen Gestalt des innern Lebens der Anstalt, gewiss einen reichen Lohn. Dennoch ist zu wünschen, dass frische Fälle nicht gänzlich ausgeschlossen seien, dass es den Bewohnern der Umgegend gestattet werde, ihre kranken Angehörigen einer solchen Anstalt zu übergeben, damit die Aerzte von der Beobachtung und Behandlung heilbarer Kranker nicht ganz ausgeschlossen seien. Die Zahl derselben müsste natürlich eine beschränkte sein.

Was die Verbindung der Irrenanstalt mit einem gewöhnlichen Spital betrifft, so ist derselben, nachdem sie glücklich an vielen Orten beseitigt war, noch neuerlich das Wort geredet worden. Wir glauben aber, gestützt auf vielfache Erfahrung, aussprechen zu dürfen, dass die Irrenanstalt um so eher ihren Zweck erfüllen kann, je weniger getheilt ihre Aufgabe ist, je ausschliesslicher sie der zweckmässigen Verpflegung und Behandlung der Irren nachzukommen vermag. Hat die Irrenanstalt den Anhang zu einem Spital gebildet, so ist sie gewöhnlich verkürzt worden, war mehr nur Nebensache, wie dies schon oben S. 18 bemerkt wurde. Eine solche Verbindung erscheint nur da zulässig, wo das Land oder der District zu klein ist für eine selbständige Stellung zweier Anstalten. Noch neuerlich hat man in Bremen wegen der aus einer solchen Verbindung hervorgehenden Nachtheile ihre Trennung verlangt.

Wir haben oben die Ausscheidung der körperlich Siechen und wenn es sein kann, auch der Epileptiker aus der Irrenpflegeanstalt verlangt. Als Resultat bleibt somit, dass in die Irrenanstalten keine andern Kranken als Irre oder Geisteskranke aufgenommen werden, dass sie mit keinen andern Spitälern zu verbinden sind und dass in Beziehung auf Heilbarkeit und Unheilbarkeit ausschliessliche Heilanstalten einer früheren Periode angehören, dagegen für die „erste“ Zeit der Krankheit relativ verbundene Heil- und Pflege-Anstalten, für eine „spätere“ aber Pflegeanstalten zu empfehlen sind und dass die Bedingungen für beiderlei Anstalten der Hauptsache nach dieselben sind.

XXII. Staats- und Privat-Anstalten.

Die Irrenfürsorge ist im grossen Ganzen Sache des Staats und zwar ebensowohl in Beziehung auf die Errichtung und Beaufsichtigung der Irrenanstalten als auf die Ueberwachung der ausserhalb befindlichen Irren. Es ist nicht unsere Aufgabe, diesen Ausspruch juristisch zu begründen. Wir möchten nur geltend machen, was sich vom geschichtlichen und Utilitätsstandpunkt dafür anführen lässt.

Die Sorge für Irre wie für alle Kranken ist zunächst Sache der Familie oder wo diese fehlt, der Gemeinde. Nur, wenn die Mittel der Gemeinde oder der Familie nicht zureichen, tritt subsidiarisch der Staat ein. Eine einzelne Gemeinde oder auch mehrere vermögen die für die Behandlung der Irren nöthigen Einrichtungen nicht zu treffen. Ueberall ist es der Staat gewesen, welcher die Irrenanstalten errichtet hat, sei es nun, dass sie für das ganze Land oder für einzelne Kreise desselben, wie in Baiern, oder für Provinzen und Regierungsbezirke wie in Preussen bestimmt waren. Damit ist aber nicht ausgesprochen, dass nicht auch nichtstaatliche Körperschaften, wie grosse Städte: Berlin, Cöln etc. eigene Anstalten errichten oder dass Privatpersonen (Aerzte), Privatanstalten für zahlende Kranke herstellen dürfen, immer wird es der Staat sein, welcher die Concession zur Errichtung dieser Anstalten zu ertheilen hat und sie unter den im Gesetz vorgesehenen Bedingungen wieder entziehen kann, welcher Aufsicht führt und die Aufnahmen zu prüfen hat. In Frankreich ist es durch das Gesetz bestimmt, dass keine zur Aufnahme von Seelengestörten bestimmte Anstalt ohne Genehmigung der Regierung errichtet werden darf. Aber auch ohne dass es durch einen eigenen Gesetzesparagraphen festgesetzt ist, wird es in der Berechtigung oder vielmehr in der Verpflichtung des Staates liegen, dass er den Geisteskranken, welche ihre Sache nicht selbst führen können, Schutz und Aufsicht angedeihen lässt, dass er Anstalten überwacht, deren Insassen in so bedeutender Weise ihrer Freiheit beraubt sind.

Eine weitere Frage ist, ob die Errichtung und Leitung dieser Anstalten von anderer Seite ebenso gut übernommen und der vorliegende Zweck ebenso gut erfüllt werden könne als vom Staate. Unter gewissen Voraussetzungen glauben wir dies bejahen zu dürfen. Grosse Städte repräsentiren grosse Körperschaften und es ist auch anzunehmen, dass in ihrer Mitte so viele Einsicht und Humanität besteht, als zu zweckmässiger Einrichtung von Irrenanstalten erforderlich ist, ebenso bieten Aerzte, wenn sie überhaupt für den psychiatrischen Beruf sich eignen und wenn die für Errichtung solcher Anstalten aufgestellten Bedingungen gegeben sind, ebenfalls die nöthigen Garantien dar.

Anders ist es mit den Anstalten, welche von den bürgerlicher Leitung untergeordneten Kreisen, wie solche im Grossherzogthum Baden bestehen, errichtet werden sollen. Man hat nämlich in unserm Lande, als es sich um Errichtung einer zweiten grossen Staatsanstalt handelte und Zweifel vorhanden waren, ob die dazu nöthigen Mittel aufgebracht werden könnten, als Ausweg an Kreisanstalten gedacht, so zwar dass etwa 2 bis 3 Kreise, deren es in Baden 11 giebt, zusammen eine ausschliesslich für Irre bestimmte Anstalt errichten, wozu der Staat einen Zuschuss geben könne, wobei von massgebender Seite ausgesprochen wurde, dass Irrenanstalten nicht nothwendig Staatsanstalten sein müssen, dass dieser Zweck ebenso gut durch Kreise erfüllt werden könne.*)

Wir stehen hier einer durchaus fehlerhaften, geradezu verwerflichen Anschauung gegenüber. Einmal wird dadurch die Befriedigung eines wichtigen und dringenden Bedürfnisses des öffentliches Wohles dem guten Willen einer Körperschaft oder von Personen anheimgegeben, auf welche der Staat keinen oder nur einen sehr indirekten Einfluss ausüben kann.

Dann gehört zur Würdigung der für das Gedeihen einer Irrenanstalt aufgestellten Bedingungen ein anderes Verständniss, wir möchten sagen, eine andere Befugniss als sie den aus den bürgerlichen Kreisen hervorgegangenen Bezirks- und Kreisräthen zu Gebot steht. Diese sind verpflichtet, die ihnen

---

*) S. zu dem Folgenden auch d. Abschn. IV.

zufallenden Aufgaben stets nur mit Rücksicht auf Sparsamkeit zu erledigen, ohne die aus der Sache fliessenden Forderungen zu beachten, während die Ansprüche für Anstalten dieser Art nur vom Standpunkt einer humanen Liberalität gewürdigt werden können und vor Allem der Berathung durch Sachverständige bedürfen, welche von bürgerlichen Kreisen gern fern gehalten werden.

Wenn diesen die Fürsorge für unheilbare Geisteskranke zufallen sollte, so würden sie ohne Zweifel von der im vorigen Abschnitt gerügten irrthümlichen Meinung ausgehen, dass dieselben keiner besonderen Einrichtung bedürfen.

Ferner würden daraus, dass der Staat und die bürgerlichen Kreise auf einem und demselben Gebiet sich Concurrenz machen, mancherlei Uebelstände entstehen. Wir wollen davon nicht reden, dass in Beziehung auf das Aufnahmeverfahren und die Ansätze für die Verpflegungskosten bei derselben Klasse von Pfleglingen ganz verschiedene Bestimmungen getroffen sein können, dass es seine Schwierigkeit haben würde, das Statut, welches der Staat für die von ihm errichtete Anstalt eingeführt hat, auch in der Kreisanstalt zur Geltung zu bringen — aber das möchte doch wohl ernstlich zu erwägen sein, ob die Versetzung aus einer Anstalt in eine andere, wenn sie beide verschiedenen Behörden unterstehen, nicht lästigen Hemmungen unterworfen sein könnte.

Geradezu des Staates unwürdig wäre es, wenn er desshalb für Kreisanstalten wäre, weil sie wohlfeiler sind. Im Kostenpunkt wird nichts gewonnen, wenn Irrenanstalten von bürgerlichen Kreisen errichtet werden. Wie ein Redner in der badischen I. Kammer bemerkt hat, ist es ganz gleich, ob die Ausgaben durch eine Kreis- oder eine Staats-Steuer gedeckt werden.

Zu der Irrenfürsorge, welche dem Staat obliegt, gehören nicht allein die Anstalten, sondern auch die Ueberwachung der ausserhalb derselben befindlichen Irren und wenn auch ein Theil hiervon von Kreis- und Bezirks-Räthen besorgt werden kann, ganz kann doch der Staat dieser Verpflichtung sich nicht entäussern. Aber nur schwer oder fast gar nicht würde er sie üben können, wenn die Irrenanstalten seiner unmittelbaren Leitung entzogen wären.

Endlich wissen wir in Deutschland kein Land, in welchem die Errichtung von Irrenanstalten, Kreisverbänden, wie sie in Baden eingeführt sind, überlassen wäre.

Es ist also nur der Staat oder es sind nur einzelne Staatsbezirke, welchen die Versorgung der grossen Zahl unvermöglicher oder wenig vermöglicher Irren obliegt, und es sind nur die wohlhabenden Irren, meist die aus höheren Ständen, in deren Verpflegung Privatanstalten mit Staatsanstalten concurriren können.

Dass die zahlenden Kranken aus höheren Ständen stets den Privatanstalten verbleiben und die Staatsanstalten nur die übrigen Kranken aufnehmen sollen, wurde von gewichtigen Autoritäten verlangt. Wir glauben diese Meinung nicht theilen zu können. Es ist zwar richtig, dass die Verwaltung einer grösseren Anstalt durch die Anwesenheit zahlender Kranker aus den höheren Ständen complicirt, dass namentlich auch der ärztliche Dienst bedeutend erschwert wird, dass in den ärmeren Kranken, wenn sie die reichere Verpflegung wohlhabender Kranker sehen, manche Gelüste entstehen, gleichwohl aber möchten wir diese von den öffentlichen Anstalten nicht ausgeschlossen wissen.

Wenn dem Staat die Pflicht der Irrenfürsorge zukommt, so ist nicht abzusehen, warum nur die Armen daran Antheil haben sollen.

Die durch die Pensionen der Reichen eingehenden Beträge decken einen Theil der Kosten, welche der Staat für Verpflegung der Armen aufwenden muss. Die Forderungen, welche für Einrichtung solcher Anstalten an den Staat gemacht werden, sind so gross und umfangreich, dass es nur billig ist, wenn er einen Zuschuss erhält.

Das Leben einer solchen Anstalt, welches, wenn sie nur ärmere Kranke aus den untern Ständen aufnimmt, leicht etwas einförmig wird, erhält durch die Anwesenheit der Reichen eine grössere Abwechselung. Manche Annehmlichkeiten und Unterhaltungen kommen den ärmeren Kranken durch die Mittel der Reichen zu gut. Kleine Stiftungen, welche diese oft noch nach ihrer Entlassung jenen zu Theil werden lassen, geselligen Vergnügen und kleinen Festen dienend, werden auf solche

Weise verwendet. Auch kam es schon mehr als einmal vor, dass arme Kranke durch reiche, welche sie in der Anstalt kennen lernten, eine Versorgung gefunden haben. Die Beziehungen, welche sich hier entwickeln und von denen unser Wochenblatt Kunde bringt, sind nicht wesentlich, nicht unentbehrlich, aber wir möchten sie doch nicht missen. Es scheint uns eine Sonderung der Armen und Reichen nicht gerade ein Bedürfniss unserer Zeit.

Wenn für die Kranken der höheren Stände, welche wohlhabend sind, besondere Anstalten bestehen, so frägt es sich, wo die Kranken, welche den höheren Ständen angehören und unvermöglich sind, verpflegt werden sollen. Es ist ein unbestreitbares Verdienst Griesinger's, auf diesen Punkt aufmerksam gemacht zu haben. In den Privatanstalten finden sie keine oder nur selten Aufnahme, weil sie die höheren Pensionen nicht bezahlen können. In den öffentlichen Anstalten, welche nur Kranke der untern Stände aufnehmen, wird man grosse Mühe haben, die für sie nöthigen Einrichtungen zu treffen, während dies da, wo man auch Reiche verpflegt, viel leichter geschehen kann.

Wenn wir nun der entschiedenen Meinung sind, dass die öffentlichen Anstalten zur Aufnahme auch zahlender Kranker der höheren Stände eingerichtet sein sollen, so soll damit keineswegs dem Werthe, welcher Privatanstalten zukommt, entgegengetreten werden. Der Verfasser, welcher früher eine gegentheilige Ansicht geäussert hat, spricht sich jetzt dahin aus, dass auch Privatanstalten, unter gewissen Bedingungen, eine wichtige Aufgabe zu erfüllen haben. Viele von den Aerzten, welche Privatanstalten vorstehen, gehören zu den Zierden des Standes, die Leistungen mancher dieser Anstalten sind denen der besten öffentlichen Anstalten gleichzustellen. Wir unterlassen eine namentliche Aufzählung derselben, um nicht dadurch, dass wir eine oder die andere übergehen, einen unabsichtlichen Tadel auszusprechen. Gern erkennen wir es an, dass sie in der grossen vorliegenden Aufgabe ihre Bestimmung haben, und nie und nimmer möchten wir der Errichtung von Privatanstalten, welche die Bedingungen des Gedeihens in sich vereinigen, irgend welche Schwierigkeiten bereiten; dies hindert uns aber nicht, diesen Gegenstand einer objectiven Prüfung zu unterwerfen.

Vor Allem glauben wir, dass Privatanstalten, wenn ihre Wirksamkeit gesichert sein soll, einen gewissen Umfang haben, dass sie für eine grössere Zahl von Kranken eingerichtet sein müssen. Es kann dieselbe, weil die Kranken nur einer Klasse, nur einem Stande angehören, allerdings geringer sein, als in andern Anstalten. Es gilt hier, was oben von dem Werth grosser und kleiner Anstalten gesagt ist. Wo die Gesammtzahl der Kranken sehr gering ist, wird es an den Elementen für Einführung einer Hausordnung, für gesellige Zusammenkünfte fehlen, wogegen auf der andern Seite der Arzt mit einer kleineren Zahl von Kranken in nähere Beziehungen treten und dadurch nicht selten günstig wirken kann. Wenn die Pfleglinge einer Privatanstalt in einem Zustand von Abstumpfung sich befinden, in welchem sie des Verkehrs mit Andern weder bedürftig, noch fähig sind, kommt wenig darauf an, ob ihrer nur wenig oder mehr beisammen sind. Sodann werden Privatanstalten sich für solche Kranke eignen, denen man das Zusammenleben mit einem oder mehreren Familiengliedern gestatten kann, was in einer grösseren s. g. öffentlichen Anstalt entweder gar nicht oder nur in beschränktem Masse zulässig ist. Hierzu eignen sich besonders die nach dem Pavillonsystem erbauten Privatanstalten.

In der Nähe grosser Städte, wo die Zahl dieser Kranken sehr gross ist, wird sich das Bedürfniss von Privatanstalten mehr fühlbar machen.

Der Widerwille oder wirkliche Abscheu, welcher früher gegen öffentliche Anstalten bestand, wird kaum mehr als Grund für Errichtung von Privatanstalten angeführt werden können. Wenn man früher glaubte, dass ein Kranker in einer Privatanstalt mit andern, namentlich mit störenden Kranken weniger in Berührung komme, so weiss man jetzt, dass dafür in einer grösseren Anstalt viel vollständiger gesorgt werden kann, weil bei der grösseren Zahl von Abtheilungen eine Ausscheidung der unruhigen Elemente eher möglich ist, als in einer kleinen Privatanstalt. Die grösseren stehen hierin, wie wir wohl wissen, den öffentlichen Anstalten nicht nach.

Auf die Mitwirkung von Geistlichen, auf manche Einrichtungen zur Unterhaltung und Erheiterung, worüber man in grösseren öffentlichen und auch Privatanstalten verfügen kann, wird man in kleineren mehr oder minder verzichten müssen.

In manchen Staatsanstalten ist die Pensionsfähigkeit der Wärter ausgesprochen, was zur Gewinnung eines guten Personals von grossem Werth ist.

Es ist nur erfreulich, wenn die Privatanstalt ihrem Besitzer einen Gewinn abwirft. Er ist dem Arzte, dessen Beruf so verantwortungsvoll ist, gewiss zu gönnen. Wenn er aber nicht selbst Eigenthümer wäre, so würde dadurch seine Stellung den Kranken so wie deren Familien gegenüber sehr erleichtert sein.

Sodann wird die Frage, auf wen nach dem Tod des Besitzers einer Privatanstalt die Leitung übergehen soll, von manchen Schwierigkeiten begleitet sein. Wird der Erbe die hierzu nöthigen Fähigkeiten besitzen, wird er ein Institut, in welchem ein so grosses Kapital angelegt ist, übernehmen können? Zur Besetzung der erledigten Directorstelle an einer Staatsanstalt steht die Auswahl aus den Aerzten des Landes frei.

Einen eingehenden Vortrag über die Beziehungen der Privatirrenanstalten zum Gewerbegesetz des Norddeutschen Bundes hat Lähr in einer Sitzung des Vereins deutscher Irrenärzte auf der Leipziger Naturforscher-Versammlung gehalten. Im §. 30 dieses Gesetzes heisst es: „Unternehmer von Privat-Kranken-, Privat-Entbindungs- und Privat-Irrenanstalten bedürfen einer Concession der höheren Verwaltungsbehörde, welche ertheilt wird, wenn nicht Thatsachen vorliegen, welche die Unzuverlässigkeit des Nachsuchenden in Beziehung auf den Gewerbebetrieb darthun.“ Lähr hebt das Ungenügende dieser gesetzlichen Bestimmung hervor, namentlich wie schwer es ist, durch Thatsachen die Unzuverlässigkeit einer Person nachzuweisen, und ist der Meinung, dass der Schutz, welcher bei der Freigebung der Praxis in der genaueren Aufsicht des Staates gefunden werden solle, ungenügend sei. Grosse Bedenken erhebt Lähr gegen die von der Verwaltungsbehörde erlassene „Instruction für die Vorsteher von Privatanstalten" im Berliner Verwaltungsbezirk, wonach nur mit Zustimmung der Polizei Aufnahmen und Entlassungen erfolgen sollen. Auf Lährs Antrag wurde eine Commission gewählt, welche jährlich über den Stand dieser Angelegenheit Bericht zu erstatten habe. In der Versammlung des psychiatrischen Vereins der Rheinprovinz im Juni 1873 wurde beschlossen, den Vorstand zu beauftragen, an das hohe Reichskanzleramt im Namen des Vereins eine motivirte Petition zu richten, dahin gehend: „dass das hohe Reichskanzleramt auf eine Ergänzung des §. 30 der Gewerbeordnung durch ein Spezialgesetz betreffend die Kranken- und Irrenanstalten Bedacht nehme resp. eine aus Juristen, Aerzten und Bautechnikern zusammenzusetzende Commission mit der Ausarbeitung eines entsprechenden Gesetzentwurfes beauftragen wolle." Es wird hierbei die Vorfrage entstehen, welche von den hierher gehörigen Punkten sich für ein Gesetz eignen. (Vgl. d. Abschn. XVIII.) Sodann, ob die Berathung im Schooss einer aus so verschiedenen Fachmännern zusammengesetzten Commission — ein Verwaltungsbeamter dürfte auch nicht fehlen — zum Ziele führen wird. Wir möchten die im XI. Abschnitt ausgesprochene Ansicht wiederholen, dass nämlich die Berathung über die in Betracht kommenden Gegenstände in den Versammlungen der psychiatrischen Zweigvereine so wie schliesslich des Hauptvereins möchte vorgenommen werden. Das Ergebniss könnte dann dem Vertreter der Psychiatrie im Reichsgesundheitsamt zu weiterer Verwerthung mitgetheilt werden.

XXIII. Obere Leitung, Generalinspectoren.

Obere Leitung.

Es sind mehrere Punkte, welche hier in Betracht kommen.

Einmal muss die mit der Leitung der Staatsirrenanstalten

beauftragte Behörde eine Stellung einnehmen, in welcher sie nicht von den Beschlüssen einer andern Stelle abhängig ist.

Sodann müssen die Staatsanstalten centralisirt, d. h. ihre Leitung darf nicht unter mehrere Behörden vertheilt sein.

Endlich muss dem mit der Leitung dieser Anstalten speciell beauftragten Mitglied der Behörde hierzu die nöthige Zeit gestattet sein.

In Baden sind die Irrenanstalten einer Mittelstelle, früher der Mittelrheinkreisregierung, jetzt dem Verwaltungshof untergeordnet. Der Wirkungskreis dieser Stelle ist aber ein beschränkter, das Ministerium des Innern hat sich über viele Punkte die Entscheidung vorbehalten. Dadurch, dass die meisten, jedenfalls die wichtigsten Gegenstände der Entscheidung durch zwei Behörden unterliegen, wird der Geschäftsgang ein schleppender. Keiner Stelle kommt der volle Ueberblick zu. Dann aber ist nöthig, dass die Behörde, von welcher die Bedürfnisse einer solchen Anstalt gewürdigt werden sollen, so weit möglich frei gestellt, nicht an enge Formen gebunden ist. Erst seit wenigen Jahrzehnten kennt man die Forderungen für diese Anstalten. Noch sind keine feststehenden Vorschriften dafür aufgestellt. Wer sie mit Erfolg überwachen und leiten soll, muss freie Hand haben. Daher es nothwendig ist, dass die über diese Anstalten gesetzte Behörde mit den nöthigen Vollmachten ausgerüstet sei. Dieselben sind erst durch die Humanität unserer Zeit in das Leben getreten und würden, wenn diese nicht ferner hier walten würde, verkümmern. Wir sind weit entfernt, Mittelstellen für inhuman erklären zu wollen, sie dürfen aber die ihnen gezogenen engen Schranken nicht überschreiten, während einer höheren Stelle ein freierer Spielraum gestattet ist. Je näher die Anstalt der höchsten Staatsgewalt steht, um so besser ist es.

Es ist daher in Baden vielfach der Wunsch laut geworden, dass die Anstalten unmittelbar unter das Ministerium zu stehen kommen möchten, welches sich ohnedies die wichtigsten Angelegenheiten vorbehalten hat. In einem grössern Lande wird dies freilich nicht angehen, es werden dort die mit den gehörigen Vollmachten ausgerüsteten Provinzial- oder Kreis-Regierungen genügen.

Uebrigens erklärt Foville in seiner werthvollen Schrift über das Nordamerikanische Irrenwesen die Decentralisation der Irrenfürsorge in Frankreich durchaus nicht für wünschenswerth, sondern vielmehr für wesentlich, dass die Centralisation aufrecht erhalten und Alles, was das Verwaltungs- und ärztliche Personal betrifft, wo möglich in der Hand des Ministers des Innern concentrirt werde. Der von mir ausgesprochene Wunsch wird also auch von Andern getheilt.

Die Aufgabe der diesen Anstalten vorgesetzten Behörde ist, dass sie deren Bedürfnisse kennen lernt und für Befriedigung derer, welche sie für berechtigt erkennt, Sorge trägt. Wenn es als eine unerlässliche Bedingung aufgestellt wird, dass die auf Vervollkommnung dieser Anstalten gerichteten Bestrebungen realisirt werden, so muss die Behörde der Art organisirt sein, dass ihr diese Bestrebungen nicht bloss bekannt werden, sondern dass sie auch zu ihrer Befriedigung zu wirken vermag. Sodann muss sie in genauer Scheidung der aufsichtführenden von der ausübenden Gewalt die letzte den Anstaltsbeamten überlassen und nur die erste für sich in Anspruch nehmen. Eine von einer kundigen Behörde geführte Aufsicht, welche sich nicht in die Ausführung der gegebenen Vorschriften einmischt, kann denen, welche der Anstalt zunächst vorgesetzt sind, nur willkommen sein. Die beiden hier berührten Punkte: freie Stellung der Staatsbehörde und ihr Verhältniss zu der der Anstalt unmittelbar vorgesetzten Stelle sind in einer von Häberl aus „Coquéau Essay sur l'Etablissement des hôpitaux dans les grandes villes, Paris 1787“ so treffend abgehandelt, dass der Abdruck der betreffenden Stelle gerechtfertigt sein wird:

„Zwei fundamentale Principien müssen stets bei der Verwaltung von Hospitälern zur Geltung kommen: erstens, dass die aufsichtführende und die ausführende Stelle nicht allein getrennt, sondern dass sie sogar bis zu dem Grade einander entgegengesetzt sein müssen, dass kein Einverständniss unter ihnen möglich ist, zweitens ist es unerlässlich, dass sich dabei kein Missbrauch verbergen, vernachlässigt werden oder unbestraft bleiben könne. Die Verwaltung der Hospitäler zerfällt in zwei wohl unterschiedene Theile: die leitende und die ausführende Verwaltung. Die erste gehört dem Fürsten. Mag er sie nun selbst ausüben, mag er sie einem Minister, einer Commission, einem Büreau anvertrauen — daran liegt wenig, vorausgesetzt, dass er mit seiner ganzen Macht die Kraft ausstatte, die er dazu verwendet, dass diese Kraft direct und unmittelbar von ihm ausgehe, vorausgesetzt, dass sie der ausführenden Verwaltung fremd und ausser Beziehung mit ihr sei, dass die Formen der Untersuchungen, der Prüfung und der Bestrafung klar, bestimmt, einfach, rasch und unumgänglich seien, dass die ausübende Stelle niemals vor der aufsichtführenden mit der Unterstützung eines Ansehens erscheine, dessen sie niemals geniessen darf. Auf Grund dieser Vorkehrungen, welche leicht durch ein wohl abgefasstes Reglement festgestellt werden können, wird die Ueberwachung leicht, sicher und wirksam sein können."

Aus der Natur der Irrenanstalt als einer Krankenanstalt haben Manche die Forderung abgeleitet, welche auch an mehreren Orten zur Ausführung gekommen ist, dass die Leitung dieser Anstalten Medicinal-Behörden zu übertragen sei. Die Regierung hat aber zunächst die administrativen, ökonomischen und finanziellen Verhältnisse der Anstalten zu überwachen und wird hierzu besser eine Verwaltungsbehörde berufen. Es genügt, wenn ein ihr beigeordnetes Mitglied der Medicinalbehörde Notiz von dem ärztlichen Wirken nimmt und darüber der Regierung Bericht erstattet, wie dies durch das Illenauer Statut festgesetzt ist. Die Aerzte einer Staatsanstalt müssen es sich gefallen lassen, dass ihre Wirksamkeit der Aufsicht und Prüfung unterworfen wird, nimmer aber würde es gute Früchte tragen, wenn sie in der freien Ausübung ihrer Kunst gehemmt und einer lästigen Kontrole unterworfen wären. Das der obern Anstaltsbehörde beigegebene ärztliche Mitglied ist übrigens in der Lage, die Interessen der Anstalt mächtig zu fördern.

Nach dem zweiten im Eingang zu diesem Abschnitt erwähnten Punkt sollen die Staatsanstalten centralisirt, d. h. ihre Leitung in einer Behörde vereinigt, nicht unter mehrere vertheilt sein.

Wir glauben nämlich hervorheben zu sollen, dass zur obern Leitung dieser Anstalten specielle Kenntnisse gehören, dass man mit den allgemeinen Grundsätzen der Verwaltung nicht ausreicht, dass sich in Beziehung auf diese Anstalten ein eigenes Fach gebildet hat, welches man kennen muss, wenn man ihrer Leitung mit Erfolg vorstehen soll. Kennen lernen kann man es aber nur dann, wenn Gelegenheit hierfür geboten ist. Dazu ist nöthig, dass man die Erfahrung nicht an einer, sondern an mehreren Anstalten sammelt, dass man die verschiedenen Anstalten, die man als solche Staatsanstalten bezeichnet: Irren-, Siechen-, Blinden-, Taubstummen und Straf-Anstalten einer Behörde unterordnet.

Wenn auch die specielle Aufgabe dieser Anstalten sehr von einander abweicht, wenn der Zweck einer Irren- von dem einer Strafanstalt wesentlich verschieden ist, so besteht doch für die Verwaltung viel Gemeinsames. Wir nennen hier nur die verschiedenen Aufgaben des Haushalts in Beziehung auf Wohnung, Betten, Wäsche, Kost, Kleidung, Reinlichkeit, auf Ankauf und Aufbewahrung der verschiedenen Stoffe, auf den Betrieb der verschiedenen Gewerke, auf die Haus- und Gesundheits-Polizei, auf die Verhältnisse des Dienst-Personals, dessen Zucht und Heranbildung. Dazu kommen die manchfachen bautechnischen Aufgaben, deren oben im XVI. Abschnitt Erwähnung geschah und die sich in allen diesen Anstalten sehr ähnlich sind. Wenn sie aber verschiedenen Personen und Behörden untergeordnet sind, dann fehlt es an einem zur Sammlung dienenden Mittelpunkt.

Aus diesem Grunde haben wir es für keinen Vortheil angesehen, dass die Straf-, Irren- und andern Anstalten unter verschiedenen Behörden stehen. In einem Lande, wie Baden, giebt es der Anstalten so wenig, dass bei einer zersplitterten Leitung der Gewinn nicht gezogen werden kann, wie da, wo sie centralisirt ist. Von den Erfahrungen, welche bei dem Bau von Illenau gemacht wurden, konnte nicht eine bei dem des grossen Zellen-Gefängnisses in Bruchsal verwerthet werden. Wegen der wichtigen Koch-, Wasch- und Heiz-Einrichtungen wurde ganz unabhängig von einander eine Kommission vom Ministerium des Innern und später eine vom Justizministerium nach England geschickt. Ein Grund dafür, warum diese Anstalten nicht alle unter dem Ministerium des Innern stehen sollen, ist nicht vorhanden Mit abgeurtheilten Verbrechern hat die Justiz Nichts mehr zu thun und was in dieser Beziehung übrig bleibt, wird ganz gut von einem dazu abgeordneten Mitglied des Justizministeriums besorgt werden. Ueberdies sind auch in Preussen, wo man Etwas von der Verwaltung versteht, die Strafanstalten dem Justizministerium nicht untergeordnet. Und in Preussen würde es bei der grossen Zahl der Straf- und andern Anstalten Nichts zu sagen haben, wenn die Leitung getrennt wäre. Die Visitationen dieser Anstalten werden einen um so grössern Werth haben, je mehr der, welcher sie vorzunehmen hat, darin geübt ist, was natürlich bei vielen Anstalten mehr der Fall sein wird, als bei wenigen.

Wichtig ist auch die dritte Forderung, dass dem mit der Leitung dieser Anstalten speciell beauftragten Mitglied der Behörde die nöthige Zeit gestattet sein müsse. Die Behörde kann natürlich als Kollegium diese Aufgabe nicht besorgen, sie wird die Geschäfte einem Mitglied übertragen. Wenn nun dasselbe nur eine oder zwei Anstalten zu beaufsichtigen hat, so ist dessen Zeit damit bei Weitem nicht ausgefüllt. In seinen Wirkungskreis werden viele andere Gegenstände fallen und für die Anstalten nur ein kleines Partikelchen Zeit übrig bleiben, daher wir die Centralisirung dieser Anstalten verlangt haben, so dass sie für den damit beauftragten Staatsbeamten keine Neben-, sondern die Hauptsache bilden. Ohne den Wirkungskreis eines solchen näher bezeichnen zu wollen, möchten wir nur folgende Punkte zusammenstellen:

Die Bedeutung, welche diese Anstalten in unserer Zeit gewonnen haben, ist so gross und so umfassend und die Aufgabe, welche sie zu lösen haben, für die menschliche Gesellschaft so wichtig, dass für ihre Vertretung in den höheren Regionen der Staatsregierung gesorgt sein muss.

Der damit beauftragte Rath, welcher in unserm Land als Referent bezeichnet wird, muss zum Besuch der Anstalten die nöthige Zeit haben. Ihre Angelegenheiten müssen zur Vermeidung zeitraubender Schreibereien an Ort und Stelle besprochen werden können. Eine einmal im Jahr vorgenommene Visitation, so wichtig sie ist, wird nur dann ihren vollen

Werth haben, wenn ihr öftere, wir möchten sagen, nicht eigentlich officielle, Besuche vorausgegangen sind.

Um zu wissen, ob die Anstalten des Landes nicht hinter den Forderungen der Zeit zurückgeblieben sind, wird der Referent die Anstalten anderer Länder kennen lernen und mit deren Leistungen bekannt sein müssen.

Die Aufgabe eines solchen Referenten ist nicht bloss auf die Anstalten beschränkt, sie erstreckt sich — um nur speciell unser Gebiet zu berühren — auch auf die Irren ausserhalb der Anstalten, vor ihrer Aufnahme und nach ihrer Entlassung. Es bestehen hierüber zwar einzelne Verordnungen, aber der Wunsch, dass ihr Vollzug überwacht, dass die vorhandenen Lücken ausgefüllt sein möchten, wird kein überflüssiger sein. Den commissioners in lunacy sind in England durch eine Parlamentsacte Befugnisse übertragen, mit welchen bei uns, so viel wir wissen, Niemand betraut ist. Vielleicht, dass in dieser Beziehung, wenn nur erst die Aufgabe, welche zu erfüllen ist, am rechten Ort bekannt wird, wichtige Bestimmungen getroffen werden können.

Der Ueberblick, welcher einem solchen Referenten gestattet ist über die Ursachen, welche zu Seelenstörungen und Verbrechen führen, und welcher bei einer zersplitterten Leitung gänzlich verloren gehen würde, wird manche Momente erkennen lassen, welche für die Regierung in mehr als einer Beziehung zu verwerthen sein werden. Man sieht heutzutage in der Statistik ein wichtiges Hilfsmittel für die Gesetzgebung und wird darum die Kenntniss der Lebenswege, welche zu Seelenstörung oder Verbrechen führen, nicht gering anschlagen.

Durch die Fortschritte im Fache der Psychiatrie entstehen gar manche Beziehungen zu andern Lebensgebieten, welche geltend zu machen, Aufgabe dieses Referenten sein wird.

Allen diesen Obliegenheiten nachzukommen, wird nur dann möglich sein, wenn dem Referenten hierzu die nöthige Zeit gestattet ist.

Manche Angelegenheiten lassen sich schriftlich nicht gut vorbringen, daher es den für das Wohl der einzelnen Anstalten verantwortlichen Vorständen von so grossem Werth ist,

Jemanden zu haben, welchem sie dieselben mündlich vortragen können.

Für die Sache wird es ein grosser Gewinn und auch für den Staat kein Schade sein, wenn er dem vorliegenden Bedürfniss Rechnung getragen hat. Wer aber dasselbe aus eigener Anschauung kennen gelernt hat, wird die Ausführlichkeit, mit welcher es hier behandelt worden ist, nicht tadeln.

Generalinspectoren.

Mehrfach hat man den Wunsch vernommen, dass neben den über die Irrenanstalten gesetzten Staatsbehörden in jedem einzelnen Lande Generalinspectoren über sämmtliche deutsche Irrenanstalten von Reichswegen eingesetzt werden möchten, welche analog den Inspectionen, wie sie in der deutschen Armee eingeführt sind, in gewissen Zeiträumen diese Anstalten zu besuchen und zu untersuchen hätten.

Solche Generalinspectoren sind schon längst für die Anstalten in Frankreich, Holland und Belgien ernannt. Die commissioners in lunacy sind durch eine eigene Parlamentsacte eingesetzt.

Wir haben die Aufgabe, welche wir solchen Generalinspectoren zugewiesen sehen möchten, näher zu bezeichnen. In Frankreich, Holland und Belgien sind denselben, wie wir vermuthen — Näheres ist uns darüber nicht bekannt — Regierungsbefugnisse übertragen. Von England wissen wir dies gewiss. Dort sind die commissioners mit grosser Machtvollkommenheit und vollziehender Gewalt ausgestattet. Wir möchten diese den Anstaltsbehörden ungeschmälert und ungetheilt erhalten wissen und den Generalinspectoren durchaus keine Regierungsbefugnisse übertragen, sondern ihre Aufgabe darauf beschränkt sehen, dass sie in das Gebiet der Irrenfürsorge gehörige Fragen, besonders solche, welche einer Controverse unterliegen, zum Gegenstand ihrer Beobachtung machen und dass die Leistungen in den verschiedenen Ländern übersichtlich zusammengestellt werden.

Wir rechnen hierher, ohne jedoch auf Vollständigkeit Anspruch zu machen, die Entscheidung über den Werth und die Bestimmungen der Irrenanstalten, der familialen und colonialen Verpflegung, über die Grösse der Irrenanstalt, über Verbindung und Trennung der Heil- und Pflegeanstalten, über öffentliche und Privatanstalten, über die verschiedenen Pläne und die beste Form, über einzelne bauliche Constructionen: Fensterverwahrung, Böden, Abtritte, Luftreinigung, Bäder, Heizung, Beleuchtung, Koch- und Wascheinrichtungen etc. über Beschäftigung, Unterricht, no-restraint, Mitwirkung der Geistlichen, Einrichtung des ärztlichen Dienstes, über Gewinnung und Bildung von Wärtern, überhaupt über Wärterverhältnisse, über Statistik, über Irrenfürsorge ausserhalb der Anstalten und was der für das Wohl der Anstalten und ihrer Pfleglinge wichtigen Fragen mehr sind.

Zu den wichtigsten Aufgaben für die Generalinspectoren gehören unstreitig die Bestimmungen über Aufnahme und Entlassung der Pfleglinge, ob hierüber ein Statut oder ein Gesetz zu erlassen ist, sodann die Beziehungen der Irren zum Civil- und zum Criminalrecht. Am ersten wird man über diese Punkte durch eine Centralisation der Leitung, worauf Foville mit Recht einen grossen Werth legt, zu einer richtigen Anschauung gelangen. Wenn wir nun auch in Deutschland eine Centralbehörde über diese Anstalten nicht erhalten werden, so kann doch vielleicht das Institut der Generalinspectoren einen erspriesslichen Mittelpunkt abgeben.

Unserer Ansicht nach würde das Amt der Generalinspectoren darin bestehen, dass sie über diese in ihrer Instruction näher zu bezeichnenden Punkte an den einzelnen Anstalten Erkundigungen einziehen und das Ergebniss den den Anstalten vorgesetzten Staatsbehörden mittheilen. Dem Ermessen derselben bleibt es anheimgegeben, in wie weit sie das Mitgetheilte practisch verwerthen wollen.

Durch Veröffentlichung der Berichte der Generalinspectoren würde eine Uebersicht über den Zustand des deutschen Irrenwesens gewonnen und es möglich gemacht, dass, was sich an einer Anstalt als gut und nützlich bewährt hat, in den andern benützt werden könnte.

Punkte, welche ferner in Betracht kommen, sind die Zahl der Visitatoren, der Zeitraum, innerhalb dessen die Visitation vorgenommen werden soll, ob alle 3 oder 4 oder 5 Jahre, sodann ob sie auch auf die Privatanstalten ausgedehnt, ob den Visitatoren ein Techniker aus dem Baufach beigegeben werden soll. Das Schwierigste wird die Wahl passender Persönlichkeiten sein, da die sonst hierzu geeigneten Anstaltsärzte ihren Posten nicht wohl so lange verlassen können.

Sachverständige werden entscheiden, welche Wege einzuschlagen sind, um ein solches Institut in das Leben zu rufen, ob die Initiative von den einzelnen Regierungen ausgehen und ein Antrag von ihnen an das Reichskanzleramt gelangen soll. Ohne Zweifel wird eine solche Aufgabe zu den wichtigsten Obliegenheiten des Reichs-Gesundheitsamts gehören.

XXIV. Das Studium der Psychiatrie.

Benützung der Irrenanstalten zum Lehrzweck.

Eine grosse und glänzende Autorität in unserm Fach hat Allen, die keine Docenten der Psychiatrie sind, die Berechtigung abgesprochen, über das Studium der Psychiatrie ihre Meinung abzugeben und dann hat man mich, weil die meinige von der von Andern angenommenen abweicht, als einen „absoluten Gegner der Verbindung der Irrenanstalt mit der Universität“ bezeichnet, während ich doch öffentlich den Werth dieser Verbindung anerkannt habe; man hat weiter von mir gesagt, dass ich keinen psychiatrischen Unterricht wolle, wegen schädlicher Einwirkung auf die Kranken, was ebenfalls unrichtig ist. Richtig ist nur, dass ich über Verwendung der Irrenanstalten zum Lehrzweck und über Verlegung dieser Anstalten in die Nähe der Universitätsstädte ohne gleichzeitige Beachtung der Bedürfnisse dieser Anstalten Bedenken geäussert und verlangt habe, dass ihr nächster Zweck nicht gefährdet werden dürfe, dass um diesen Preis der psychiatrische Unterricht allzu theuer erkauft sei und man zu erwägen habe, ob derselbe nicht auch noch auf andere Weise erreicht werden könne. Wenn ich die, welche jene Nähe bei der Universität ohne alle Bedingungen fordern, auf die damit verbundene Gefahr aufmerksam mache, so bin ich darum noch kein Gegner des psychiatrischen Unterrichts. Ich trage vielmehr das Bewusstsein in mir, dass er mir stets am Herzen lag und leite daraus das Recht ab, in der Sache mitreden zu dürfen, wenn auch meine Vorschläge sich bis jetzt keines allgemeinen Beifalls erfreuen. Den Werth und die Nothwendigkeit des Studiums der Psychiatrie für die Mediciner habe ich bei vielen Gelegenheiten und schon längst anerkannt, schon zu einer Zeit, da Vielen der jetzigen Wortführer das Studium der Psychiatrie noch in ferner Zukunft verborgen war.*) Das Sichrühmen ist meine Sache nicht, aber ich werde von mir sagen dürfen, dass die Bedeutung dieses Studiums von Niemand mehr anerkannt worden ist als von mir. Ich war stets davon überzeugt, dass kein Arzt im Gebiet der Psychiatrie ein Fremdling sein dürfe, schon deswegen nicht, weil ihm in der Praxis Geisteskranke zur Behandlung vorkommen können. Man hat eingewendet, dass dies Sache der Specialisten sei, aber einmal sind diese nicht überall zur Hand, es kommen auch nicht alle Geisteskranken in Anstalten. Sodann bleiben den Aerzten ausserhalb der Anstalten zwei wichtige Aufgaben, zu welchen specielle Kenntnisse in diesem Fach erforderlich sind: „die Erkenntniss und Behandlung der Seelenstörungen in ihren ersten Anfängen und dann die Beurtheilung der in gerichtliche Untersuchung gekommenen Seelengestörten.“

Schon im Jahr 1853 habe ich in dem erwähnten Aufsatz: „das Studium der Psychiatrie“ darauf hingewiesen, wie nothwendig dasselbe nicht nur für die Aerzte überhaupt, sondern insbesondere für die Gerichtsärzte ist, und in einem 1858 in der Versammlung der Aerzte und Naturforscher zu Karlsruhe gehaltenen Vortrag: „Ueber die Seelenstörungen in ihrer Beziehung zur Strafrechtspflege“, wird die Sorge für eine gründliche psychiatrische Bildung der Aerzte als der alleinige Ausweg aus den hier vorliegenden Schwierigkeiten, empfohlen. Man wird die Frage aufwerfen dürfen, warum die Justizbe-

*) Man sehe: „die Irrenanstalt nach allen ihren Beziehungen“ 1831. S. 34ff. „Grundsätze für Errichtung neuer Irrenanstalten“ 1838. S. 31ff. „Das Studium der Psychiatrie.“ In der Allgem. Zeitschrift für Psychiatrie Band X. 1853. „Das Project des Neubaues“ 1865.

hörden, welchen doch so viele mangelhafte Gutachten vorkommen, nicht auf jene Bildung gedrungen haben. Damit soll jedoch nicht gesagt sein, dass es den badischen Aerzten überhaupt an den zur Abgabe solcher Gutachten nöthigen Kenntnissen fehle. Manche dieser Gutachten lassen vielmehr nichts zu wünschen übrig, wohl aber giebt es Fälle von schwer erkennbaren Formen von Seelenstörung, welche eine gründliche Bildung in diesem Fach sehr wünschenswerth erscheinen lassen. Wir erinnern nur an den Fall Chorinsky.

Endlich ist das Studium der Psychiatrie nicht allein um ihrer selbst willen nöthig, sondern wegen ihrer Rückwirkung auf die übrige Medicin. Manche Krankheiten in der somatischen Sphäre werden von dem Arzt, welcher zugleich Psychiater ist, eher erkannt und geheilt werden, was schon vor 20 Jahren ausführlich von mir erörtert worden ist.

Man wird sagen dürfen, dass es vorzugsweise die Irrenärzte waren, welche auf Einrichtung des psychiatrischen Unterrichts gedrungen haben. Wir werden zu den Psychiatern auch Reil zählen dürfen, auf dessen Vorschlag die erste Professur für Psychiatrie in Leipzig errichtet und mit Heinroth besetzt worden ist.

Auch jetzt werden Professuren auf den Universitäten gefordert, zugleich mit einem psychiatrischen Klinikum, entweder in der nahen Irrenanstalt selbst, oder indem ein solches mit Kranken aus ihr versehen wird.

Damit schien Alles abgethan. Zum Ueberfluss hatte man dafür, als es sich um Errichtung einer Irrenanstalt bei Heidelberg handelte, die Gutachten von auswärtigen Autoritäten eingeholt, von welchen aber, wenigstens mir, nicht bekannt ist, ob sie auch etwas von dem Erfolg jener Einrichtung enthalten. Von einem solchen etwas zu erfahren scheint man überhaupt kein Verlangen verspürt zu haben. Wozu auch? Es durfte Niemand einen Zweifel äussern, dass nur allein eine psychiatrische Klinik, welche aus dem reichen Material einer grossen Irrenanstalt schöpfen kann, allen Forderungen für den Unterricht in diesem Fach vollständig genüge. Ich will mich dabei nicht weiter aufhalten, dass an mehreren Orten die psychiatrischen Kliniken nicht haben in Fluss kommen wollen, dass

Berichte über den Erfolg derselben so wenig als über die dabei befolgte Methode bekannt geworden sind. Ich habe das viele Werthvolle einer solchen Einrichtung rückhaltlos anerkannt. Wer möchte zweifeln, dass die Mediciner in den psychiatrischen Kliniken eines Ludwig Meyer und Gudden trefflich in diesem Fach unterrichtet werden. Nur ist es auffallend, dass in den über diesen Gegenstand geführten Discussionen von den Lobrednern jener Kliniken nicht auf die Erfolge hingewiesen wird, dass in den Ländern, wo psychiatrische Kliniken seit Jahren bestehen, nichts von den verheissenen glücklichen Kuren, überhaupt nichts von dem verbesserten Loos der Seelengestörten bekannt wird, dass man für die, welche Gerichtsärzte werden wollen, ausser den psychiatrischen Kliniken den Besuch einer Irrenanstalt für nöthig erklärt. Liegt darin nicht ein Zugeständniss dafür, dass die psychiatrischen Kliniken auf den Universitäten für dieses Studium nicht ausreichen? Wenn der Mediciner dort die Psychiatrie nicht bis zu dem Grad sich aneignen kann, dass er die in dieses Fach einschlägigen Gutachten abzugeben vermag, so möchte es mit seiner Erkenntniss dieser Zustände und folglich auch mit der Fähigkeit sie zu behandeln, doch etwas bedenklich aussehen. Den trefflichen Lehrern der Psychiatrie soll damit kein Vorwurf gemacht werden. Sie trifft keine Schuld. Man kann nicht verlangen, dass sie die in der Sache liegenden Schwierigkeiten überwinden sollen.

Diese liegen vor allen Dingen in der Natur dieser Krankheiten. Man hat wohl die Forderung aufgestellt, dass auf den Universitäten für Kliniken der psychischen Krankheiten ebenso gut gesorgt sein müsse wie für die der andern Krankheiten, aber man hat dabei übersehen, dass die Natur der psychischen Krankheiten eine andere ist, als die der übrigen.

Psychische Krankheiten sind Krankheiten der Person, nicht eines Organs oder Systems, wenn auch ein solches dabei betheiligt ist, sie müssen darum an der Person des Kranken aufgesucht werden. Ein Krankheitsfall aus dem Gebiet der übrigen Medicin kann von dem Practikanten untersucht werden und in allen Symptomen ihm zur Beobachtung gelangen. Es sind nur einzelne psychische Krankheitsformen, welche sich in gleicher Weise dem Auge des Practikanten kund geben. Von den meisten sieht er in der für die Klinik bestimmten Stunde nur ein Fragment, und zwar nicht blos ein Fragment des Verlaufes, sondern des gegenwärtigen Zustandes, welcher mit allen seinen Vertiefungen, Seitengängen oder Verzweigungen und verschiedenen Schattirungen der Stimmung, der Reizbarkeit, der Reaction eine vielfache Umgestaltung der Persönlichkeit darbietet. Das Uebrige muss von dem Lehrer mündlich ergänzt werden, was gewiss sehr instructiv sein kann, nur aber kein klinischer Unterricht in dem gewöhnlichen Sinn ist. Dazu kommt, dass zur gründlichen Beobachtung dieser Krankheiten eine geistige Sammlung nöthig ist, wie sie dem Studenten innerhalb des Universitätsstudiums nicht zu Gebot steht. Wenn er nur zwei oder auch dreimal in der Woche und mitten in der Beschäftigung mit einer Menge wichtiger Aufgaben dazu kommt, Geisteskranke zu beobachten, wird er dazu, namentlich für die schwer erkennbaren, zweifelhaften Formen die nöthige Aufmerksamkeit mitbringen? Manche Vorgänge, welche sich auf die Beobachtung und Behandlung der Geisteskranken beziehen, lassen sich gar nicht in dem engen Rahmen des psychiatrischen Klinikums erledigen. Der Practikant sollte den Kranken bei den verschiedenen Vorgängen des täglichen Lebens beobachten können, um zu wissen, was zu thun ist, wenn er das Essen, die Arzneien verweigert, nicht im Bad bleiben will, wenn er den Hang hat, sich zu beschädigen, damit er, wenn ihm solche Fälle in der Praxis vorkommen, weiss, wie er sich dabei zu verhalten hat. Er sollte überhaupt lernen können, wie das Benehmen des Arztes und der Pflegenden nach den verschiedenen Zuständen des Kranken einzurichten ist.

So viel von den Schwierigkeiten, die in der Natur dieser Krankheiten in Beziehung auf die Verhältnisse der Studenten liegen. Es sind aber nicht die einzigen. Den Erfolg der mit einer Irrenanstalt verbundenen Kliniken stört hauptsächlich die Entfernung, in welcher die Irrenanstalten von den Städten, also von den übrigen Lehrinstituten angelegt werden müssen.

Man hat zwar gefordert, dass die Irrenanstalten um der Kliniken willen in der Nähe und zwar in der unmittelbaren

Nähe der Universitätsstädte errichtet werden. Dagegen wird von giltigen Autoritäten und zwar von ganz andern als die sind, denen gegenüber ich in der Minorität sein soll, die Isolirung als eine Grundbedingung für das Gedeihen dieser Anstalten aufgestellt. Man hat auch in der That für die Irrenanstalten, die des Lehrzwecks wegen in der Nähe der Universitätsstädte errichtet wurden, eine gewisse Entfernung von den Städten für nöthig erachtet; so bei Göttingen und Bonn, noch mehr bei Halle, München und Zürich.

Ueberall zeigten sich die Folgen in einem mangelhaften Besuch der Studirenden. Es lässt sich nun einmal nicht erreichen, dass sie dafür viele Stunden aufwenden. Es ist ein academischer Docent der Psychiatrie, dem man also das Wort nicht wird versagen dürfen, welcher sich hierüber in folgender Weise ausspricht: „Fasst man in erster Linie das Bedürfniss der Studirenden ins Auge, so kann es keinem Zweifel unterliegen, dass ein möglichst enger Anschluss der psychiatrischen Klinik an die übrigen medicinischen Anstalten im höchsten Grad wünschenswerth ist. Die noch immer zunehmende Zersplitterung der Medicin in zahllose Specialfächer bringt nothwendig eine Ueberbürdung der Studenten mit Kollegien und practischen Cursen mit sich und es ist der erfolgreiche Besuch derselben nur dann möglich, wenn jeder unnöthige Aufwand von Zeit und körperlicher Ermüdung dabei vermieden wird. So wenig der interne oder chirurgische Kliniker beanspruchen wird, dass man auf den Besuch seiner Klinik halbe Tage verwendet, so wenig kann dies der psychiatrische Kliniker thun und überall da, wo es nach den bestehenden Verhältnissen nothwendig wurde, da haben sich die Folgen in mangelhaftem und unregelmässigem Besuch der Klinik gezeigt.“

Dass sich dies in den oben genannten Universitätsstädten, bei welchen Irrenanstalten errichtet worden sind, wirklich so verhält, davon hat sich Jolly theils durch eigene Anschauung überzeugt, theils ist es ihm aus mündlichen Mittheilungen bekannt geworden. Er verlangt daher, dass man die grossen Irrenanstalten, welche eines ausgedehnten Areals und einer ruhigen, isolirenden Umgebung bedürfen, am besten auf dem Lande lässt. Gudden, welcher von Zürich her weiss, welche

Bewandtniss es mit dem Studentenbesuch einer entfernten Anstalt hat, verlangte bei Uebernahme seiner neuen Stellung in München vom Magistrat der Hauptstadt, dass man ihm zur Abhaltung der Klinik die im städtischen Krankenhaus aufgenommenen Geisteskranken und den Hörsal in demselben überlasse.

Eine weitere Schwierigkeit endlich für das Project, die psychiatrische Klinik mit einer grossen Irrenanstalt zu verbinden liegt darin, dass alsdann der Director derselben zugleich Professor sein soll. Von der Versammlung der psychiatrischen Section zu Eisenach, auf deren Ausspruch die Heidelberger medicinische Facultät sich beruft, wurde verlangt, dass er zugleich Mitglied der Facultät sein soll, was an mehreren Orten zur Ausführung kam. Dass dabei nicht mehr Nachtheile zu Tag getreten sind, mag der reichen Begabung der betheiligten Persönlichkeiten zu verdanken sein. Eine derselben hat mir übrigens ausgesprochen; dass der Director einer grösseren Irrenanstalt nicht zugleich Professor sein könne. Ich will hier die Obliegenheiten eines Directors, die sich bekanntlich über die Grenzen der Anstalt erstrecken und die ich anderswo zusammengestellt habe, nicht noch einmal aufzählen. Sie sind, wie Niemand bestreiten wird, von denen eines Universitäts-Professors wesentlich verschieden. Wer ein solches Arbeitsgebiet in seiner ganzen Ausdehnung bewältigen soll, kann Medicinern, welche die Anstalt besuchen, wohl Anleitung geben, er darf aber nicht noch mit einer Professur belastet sein. Wenn es schon schwer ist für den Directorposten an einer solchen Anstalt geeignete Persönlichkeiten aufzufinden, so wird man die Schwierigkeit nicht noch dadurch erhöhen wollen, dass ein solcher auch noch die Stelle auf einem Katheder ausfüllen müsse. Bei jeder neuen Besetzung würde man sich der grössten Verlegenheit aussetzen.

Wer nun Angesichts aller dieser Schwierigkeiten immer wieder darauf zurückkommt, die Irrenanstalten an die Universitäten zu verlegen, der ladet eine grosse Verantwortung auf sich, weniger freilich die Professoren, als die welche berufen sind die Anstalten vor Schaden zu sichern. Ich kann hierin verehrte Kollegen von dem Vorwurf, dass sie das Wohl der

Anstalt nicht genügend gewahrt haben, nicht freisprechen. Es liegt am Tage, dass die Anstalten nahe bei den Städten ihre Bestimmung verfehlen und fern von ihnen nicht zum Lehrzweck dienen können, sowie dass sie zu ihrer Leitung einer ungetheilten Kraft bedürfen. Ist es da nicht Pflicht, Umschau zu halten, ob diese hochwichtige Aufgabe nicht in anderer Weise gelöst werden kann?

Wir glauben, dass sich dafür ein zwiefacher Ausweg darbietet: einmal dadurch, dass man zum klinischen Unterricht in anderer Weise Geisteskranke zu bekommen sucht und dann, dass man die Irrenanstalten für die Mediciner nach ihrem Examen zum Unterricht verwendet.

Geisteskranke, wenn nicht in grosser aber doch in hinreichender Zahl, wird man zu klinischen Demonstrationen dadurch erhalten, wenn man im academischen Hospital eine Abtheilung zu ihrer Aufnahme einrichtet. Wenn solche in der Stadt und Umgegend erkranken, werden sie ja doch in das Spital gebracht. Wenn nun weiter die Anordnung getroffen wird, dass aus der nächsten Irrenanstalt die Kranken an die Irrenstation abgegeben werden, welche sich zum Unterricht eignen und denen dies keinen Nachtheil bringt, so wird eine kleine Zahl genügen und manchen Einwendungen begegnet sein.

Wo das academische Hospital keinen Raum für eine solche Irrenstation hat, wurde die Errichtung kleiner Irrenanstalten vorgeschlagen von Flemming, Jolly und Andern für 20 bis 50 Kranke — für störende Kranke wird in jedem Falle ein abgesondertes Gebäude nöthig sein — aber auch für diese kleinen Anstalten müssen die Kranken aus grösseren Irrenanstalten ausgewählt und können dann zeitenweise durch andere ersetzt werden. Es würden eine Menge Uebelstände entstehen, wenn man einen Rayon bestimmen würde, aus welchem die Aufnahmen stattfinden sollen und es möchte sehr die Frage sein, ob man auf diese Weise die Fälle erhalten würde, deren man für den Unterricht bedarf. Wo die Stadt, welcher die Universität angehört, gross ist, da mag dies eher der Fall sein.

Nach dem von der badischen Regierung auf dem Landtag von 1874 vorgelegten Project sollen für die beiden Universitäten des Landes in nächster Nähe bei den übrigen Kliniken also in oder bei den Städten Irrenanstalten jede für 60 bis 70 Kranke errichtet werden, so dass einer Zahl von etwa 150 Geisteskranken nicht nur die nöthige Isolirung, sondern bei dem geringen Umfang dieser Anstalten der ganze Apparat von Heilmitteln und Einrichtungen abgehen würde, durch welche in grösseren Anstalten so Vieles erreicht wird.

Wer grössere Irrenanstalten zum Lehrzweck verwenden will, wird sich zwei Forderungen gegenüber sehen. Die eine ist, dass den Irrenanstalten eine zweckmässige Lage und selbständige Entwicklung gesichert sein soll und die andere, dass die Geisteskranken, welche zum klinischen Unterricht dienen sollen, sich in der Nähe der übrigen klinischen Lehranstalten befinden sollen. Beide Forderungen sind vollberechtigt. Keine wird verletzt werden dürfen. Der Verfasser ist wegen seiner Anschauung als ein Gegner des psychiatrischen Unterrichts ausgegeben worden, hat aber die Genugthuung erhalten, dass man sie jetzt als die richtige erkannt. Man ist in Baden zur Ueberzeugung gelangt, dass die Verwendung grösserer Irrenanstalten zu Unterrichtszwecken nicht ohne grossen Nachtheil für den einen Theil der beiden Aufgaben geschehen kann. Eine nicht allzugrosse Entfernung der Irrenanstalt von der Universität wird abgesehen von andern Vortheilen die Abgabe von Kranken zu klinischen Zwecken erleichtern.

Der andere Ausweg, welcher sich für das Studium der Psychiatrie darbietet, liegt in der auf das Universitätsstudium folgenden Benützung der Irrenanstalt.

Mit voller Ueberzeugung sprechen wir es aus, dass der Aufenthalt an einer Anstalt den Medicinern dies Fach in einer Weise nahe zu bringen vermag, wie es sonst nicht wohl möglich ist. Es kann ja nicht anders als günstig wirken, wenn der Mediciner frei von allen Sorgen und Mühen, welche ihm das bevorstehende Examen bringt, mit frischer, freier Kraft an diese Aufgabe herantritt, und ihr, sei es auch nur kurze Zeit, diese aber ausschliesslich, seine Aufmerksamkeit widmet. Jetzt erst werden die jungen Aerzte von der Anstalt, zu welcher ihnen in anderer Weise als den Studenten der Zutritt gestattet werden kann, den rechten Nutzen ziehen. Nur unter diesen Verhältnissen wird eine Beobachtung Geisteskranker, wenigstens der Mehrzahl derselben, möglich sein. Wenn die Practikanten diese Beobachtung mit eigenen Augen vornehmen können, und sich dieselbe nicht durch den Vortrag des Lehrers ergänzen lassen müssen, wenn sie dieselbe nicht blos auf eine beschränkte Zeit, sondern auf das Verhalten der Kranken bei den verschiedenen Vorgängen des täglichen Lebens ausdehnen, und wenn sie zugleich gewissermassen die Handgriffe lernen können, deren man sich bei den Kranken zu bedienen hat, dann werden sie ganz anders vorbereitet in die Praxis treten als jetzt. Auch werden Kranke innerhalb ihrer Abtheilungen ein richtigeres Bild geben als ausserhalb derselben.

Aber die Anstalt soll nicht blos Gelegenheit zur Beobachtung der Kranken darbieten. Es sollen auch Vorträge gehalten werden, durch welche die auf der Universität ergänzt werden und die gewissermassen die Quintessenz dessen, was für die Praxis brauchbar ist, zusammenfassen und sich aus dem ergeben, was in den Anstalten beobachtet wird. Diese Vorträge können von dem Director oder einem andern Arzt der Anstalt gehalten werden. Er braucht darum kein eigentlicher Professor zu sein. Es werden also die gegen eine solche Doppelstellung oben geäusserten Bedenken nicht zutreffen.

Wenn nun hierfür der Aufenthalt an der Anstalt auf sechs Wochen festgesetzt wird, wenn innerhalb derselben 30 Vorlesungen gehalten und täglich zwei oder auch drei Visiten, also deren über 80 gemacht werden, ausser den Besuchen bei besondern Veranlassungen, so wird man nicht über den Mangel einer genügenden Vorbereitung Klage führen können. In einer kurzen aber ausschliesslich und anhaltend auf einen Gegenstand verwendeten Zeit wird mehr gewonnen, als in einer drei bis viermal so langen, in welcher noch viel Anderes nebenbei seine Erledigung finden muss, und in welcher doch nur Bruchstücke geboten werden können. Es prägt sich hier Manches von selbst ein, was man sonst nur mit Mühe sich aneignen kann. Es wird gewissermassen psychiatrische Luft eingeathmet.

Nicht gering anzuschlagen wird sein, dass der Aufenthalt in einem Spital manche Dinge lehrt, wie die Bestimmung der Diät, die Anwendung mancher Heilmittel, was denen, die nicht etwa Assistenten waren, vielleicht weniger bekannt ist.

Ein Schaden wird es nicht sein, wenn die Mediciner, welchen der Zutritt zur Anstalt gestattet ist, die Kräfte kennen lernen, denen diese ihr inneres Leben verdankt. Sie gehören zu den mancherlei Dingen, die nicht auf dem Katheder gelehrt werden und doch ihren Werth haben.

Von Seiten der Universitäten hat der Vorschlag, die Anstalt in dieser Weise als Mittel für das Studium der Psychiatrie zu benützen, keinen Anklang gefunden. Nach einer in unserm Lande ergangenen höchsten Verfügung ist den Aerzten, welche sich durch einen dreimonatlichen Aufenthalt in einer Irrenanstalt mit den Geisteskrankheiten und deren Behandlung vertraut gemacht haben, Berücksichtigung bei Besetzung von Physikatsstellen zugesichert worden. In Folge derselben haben sich wohl 50 Aerzte bei uns aufgehalten. Weitaus die meisten haben den Werth dieser Einrichtung anerkannt und die Krankheitsberichte, welche wir von ihnen erhalten, liefern den erfreulichsten Beweis einer gediegenen Tüchtigkeit in diesem Fach.

In einer für uns werthvollen Weise hat der berühmte Kliniker in Freiburg schon vor Jahren des Nutzens dieses Aufenthalts Erwähnung gethan, ohne jedoch denselben zu Unterrichtszwecken vorzuschlagen.

Nachahmung hat diese Einrichtung in England gefunden, wo von der Ostindischen Compagnie verordnet worden ist, dass die Aerzte, welche in ihren Dienst treten wollen, sich vorher drei Monate an einer Irrenanstalt aufgehalten haben müssen.

Magnan, ein in der litterarischen Welt bekannter Arzt, an dem Bureau d'admission in der grossen Irrenanstalt St. Anne zu Paris, der so viel mir bekannt ist, Psychiatrie docirt, hat sich im Winter 1868/69 gegen meinen Sohn dahin ausgesprochen, dass der Unterricht in diesem Fach am besten gegeben werden kann, wenn sich die Practikanten an der Anstalt aufhalten.

Das gewichtigste Zeugniss hierfür hat der kürzlich gestorbene Dr. Czermak, Director der Irrenanstalt zu Graz, welcher an der dortigen Universität Psychiatrie docirte, geliefert.

Unser College Neumann hat uns hierüber (s. Illenauer Wochenblatt 1872 No. 14.), Folgendes mitgetheilt:

„Nachdem sich Czermak in zweijähriger Praxis von der Unzulänglichkeit und den Inconvenienzen des psychiatrischen Unterrichts überzeugt hat, so wie er an den Universitäten betrieben wird, hat er im Auftrag der Landstände mit dem Cultusministerium einen Vertrag abgeschlossen, wonach jeder Doctorand verpflichtet ist, drei Monate in der neuen Anstalt zu wohnen, daselbst wöchentlich zwei Vorlesungen zu hören, die Morgen- und Abendvisite mitzumachen, Krankheitsgeschichten, Aufnahmen (welche ganz ohne einleitende Förmlichkeiten stattfinden) zu besorgen, Sectionsberichte anzufertigen. Je zehn solcher Doctoranden wohnen zusammen in der Anstalt, haben sich der Hausordnung zu fügen, werden aber auf Kosten des Studienfonds verpflegt. Je nach der Zahl der Studirenden, die übrigens schon zwei Examen absolvirt haben, wenn sie diesen Curs machen, findet derselbe zwei bis drei Mal im Jahre statt."

Einem Docenten der Psychiatrie wird, wie das mir geschieht, das Wort nicht versagt werden können. Ob schon andere Docenten zu derselben Ansicht gelangt sind, ist mir nicht bekannt. Jedenfalls wiegt dies eine Zeugniss schwer. Dem Werth desselben benimmt es nichts, wenn die erwähnte Einrichtung nach dem Tod ihres Urhebers wieder aufgegeben wurde.

Die Einwendungen, welche man gegen den Aufenthalt der Mediciner an einer Anstalt geltend macht, sind verschiedener Art. Man könne, heisst es, nach dem grossen Aufwand an Zeit und Geld, welchen das medicinische Studium erfordere, nicht noch ein neues Opfer verlangen. Aber die von uns in Vorschlag gebrachten sechs Wochen sind für ein so wichtiges Fach doch nur eine kurze Zeit und die Kosten sind gering. Unvermöglichen wird, wie dies schon jetzt geschieht, gar nichts aufgerechnet.

Von mehr Gewicht ist die Einwendung, dass der Staat, wenn der Aufenthalt an der Anstalt erst nach dem Examen statt haben soll, keine Mittel hat, denselben obligatorisch zu machen oder höchstens für die, welche auf eine Staatsanstellung aspiriren. Vielleicht lässt sich dieser Anstand dadurch beseitigen, dass man den Medicinern die Zeit zum Besuch der Anstalt unmittelbar nach dem letzten Examen festsetzt, die Licenz ihnen aber erst dann ertheilt, wenn sie sich über diesen Besuch durch ein giltiges Zeugniss ausgewiesen haben. Wenn der Regierung das Zeugniss nicht genügen sollte, so könnte auch ein Examen, nöthigenfalls in Gegenwart eines dazu abgeordneten Kommissärs vorgenommen werden.

Die Anstalten unseres Landes würden ausreichen, die jährlich zu examinirenden Mediciner aufzunehmen. Nur werden Bestimmungen zu treffen sein, was geschehen soll, wenn wie dies gestattet ist, das Examen in einem andern deutschen Land gemacht wird. Der Gegenstand ist fürwahr wichtig genug, dass die deutschen Regierungen sich hierüber zu einem Beschluss vereinigen. Wenn so viel von der psychiatrischen Ausbildung der Aerzte abhängt, wenn namentlich wegen der von ihnen zu erstattenden Gutachten die Rechtspflege in so hohem Grad interessirt ist, so werden die Regierungen die Frage nicht von sich weisen dürfen, in welcher Weise die Aerzte jene Ausbildung sich am sichersten aneignen können. Sollte es sich herausstellen, dass dies auf der Universität allein nicht zu erreichen ist, dass auf das Studium der Psychiatrie Zeit und Aufmerksamkeit ausschliesslich hierauf und zwar in einer Anstalt verwendet werden muss, so wird man es an den nöthigen Anordnungen nicht fehlen lassen dürfen. Vorausgehen muss freilich, was bis jetzt versäumt ist, dass die Psychiatrie zum obligatorischen Lehrfach erhoben wird. Wenn auch ein hierauf bezüglicher Antrag unseres Vereins durch das Reichskanzleramt abschlägig beschieden worden ist, so wird die endliche Gewährung nicht ausbleiben. „Es kann dies“, bemerkt Lähr ganz richtig, „nur eine Frage der Zeit sein, denn was jetzt in Preussen für den beengten Kreis der Augenheilkunde geschieht, indem auf allen Universitäten für sie Lehrstühle errichtet werden, kann auf die Dauer dem weit umfassenderen Wirkungskreis der Irrenheilkunde nicht versagt werden.“

Die Inconvenienzen, welche, wie nicht in Abrede zu stellen ist, aus der Anwesenheit einer grösseren Zahl jüngerer Aerzte für die Anstalt und die an ihr wirkenden Aerzte entstehen, werden dadurch gemindert werden, dass in einer grösseren Anstalt der Besuch sich auf mehrere Abtheilungen vertheilen lässt. Zu wünschen ist immerhin, dass nie zu viele Aerzte zu gleicher Zeit die Anstalt besuchen. In Baden würde diese Aufgabe nicht einer Anstalt, nicht Illenau allein zufallen, sondern auch die andere Anstalt, oder wenn es deren zwei sein werden, auch diese sich darein zu theilen haben. An instructiven Fällen wird es auch in den Anstalten, welche vorzugsweise zur Aufnahme sogenannter Unheilbarer bestimmt sind, nicht fehlen, zumal dann nicht, wenn die Aufnahme heilbarer Fälle nicht ganz ausgeschlossen ist.

Sicherer und leichter als auf dem vorgeschlagenen Weg werden die Mediciner wohl schwerlich in das Studium der Psychiatrie, namentlich in den Theil eingeführt werden können, welcher ihnen für ihre practische Laufbahn von Werth sein muss.

Gleichwohl halten wir es für eine nicht abzuweisende Forderung, dass es auf der Universität an einer Anleitung zu diesem Fach nicht fehlen darf, dass diese den ersten und der Besuch der Anstalt den zweiten Theil des psychiatrischen Unterrichts zu bilden hat.

Wenn ich mir nun auch hierfür Vorschläge erlaube, so geschieht dies mit allem Vorbehalt, da ich wohl weiss, dass ich für solche Facultätsangelegenheiten nicht competent bin. Ich unterwerfe meine Ansichten der Beurtheilung derer, die es sind.

Was den Lehrer betrifft, von welchem der psychiatrische Unterricht ertheilt werden soll, so könnte dieser von dem Professor der medicinischen Klinik übernommen werden. Wenn die Psychiatrie, wie dies wirklich der Fall ist, einen Theil der speciellen Pathologie bildet, wenn man von den Medicinern fordert, dass sie dies Fach eben so gut studiren als die übrige Medicin, so werden die Professoren derselben auch verpflichtet sein, es zu dociren. Es ist dies früher auch von manchen klinischen Professoren geschehen. Wir nennen hier Joseph Frank in Wilna, Autenrieth in Tübingen, Conradi in Heidelberg, Nasse in Bonn. Wenn dies jetzt weniger geschieht, so sind die Anstaltsärzte nicht Schuld daran, nicht sie haben Lust, wie man ihnen dies vorgeworfen hat, einen Separatmarkt mit ihrer Waare zu beziehen, sie würden es vielmehr gerne sehen, wenn geübte Practiker die Seelenstörungen und die mit ihnen verbundenen somatischen Krankheiten ihrer Beobachtung unterwerfen würden.

Wenn aber, weil Theilung der Arbeit an der Tagesordnung ist, ein besonderer Docent für dies Fach gewünscht wird, so wird wohl am besten eine eigene Professur für Psychiatrie errichtet und der dafür aufgestellte Lehrer ausser den Geisteskrankheiten auch die andern Nervenkrankheiten wie Epilepsie, Katalepsie, Lähmungen und andere Störungen des motorischen und sensiblen Nervensystems in den Bereich seiner Aufgabe zu ziehen haben, wie dies in Berlin der Fall ist.

Freilich müsste dann auch für diese Kranken eine eigene Abtheilung eingerichtet sein, was, da die Epilepsie oft mit Seelenstörung verbunden ist, dem psychiatrischen Klinikum zu gut käme.

Früher wurde vorgeschlagen, dass das Fach der Psychiatrie, wegen der darin vorkommenden wichtigen Lehre von der Zurechnungsfähigkeit, dem Professor der Staatsarzneikunde zugewiesen werden könnte.

Was aber auch hierin von denen, welchen die Entscheidung zusteht, angeordnet wird, immer wird es als eine Grundbedingung für die Wahl eines Docenten der Psychiatrie angesehen werden müssen, dass er dieselbe nicht aus Büchern, sondern aus lebendiger Anschauung kennen gelernt, dass er sich hierzu längere Zeit an einer Anstalt aufgehalten haben müsse und auch später noch mit derselben in Kontact bleibe. Ist die Anstalt nahe bei der Universität, so unterliegt dies keiner Schwierigkeit, kann aber auch bei einiger Entfernung leicht bewirkt werden. Es darf ein solcher Docent nur alle Jahre, nach längerer Zeit auch seltener, auf einige, etwa zehn Tage an eine Anstalt gehen. Für den Ersatz der Kosten könnte leicht Sorge getragen werden.

Es kann nicht hoch genug angeschlagen werden, wenn der Lehrer der Psychiatrie aus dem frischen Leben schöpfen kann. Für ihn ist dies noch wichtiger als für seine Zuhörer. Wenn diese die einzelnen Formen der Seelenstörung durch einen geübten Beobachter treu und wahr geschildert erhalten, so können sie dem Verständniss der Anfänger näher gebracht werden, als wenn sie sich dasselbe aus eigener Anschauung bilden müssen. Nur nebenbei sei des Gewinns gedacht, der aus der zeitweisen Anwesenheit eines academischen Lehrers an der Anstalt für die Anstaltsärzte hervorgeht.

Was nun die Nähe einer Universität betrifft, so hat eine solche, wenn die Irrenanstalt auch nicht selbst zu Unterrichtszwecken dient, ihren unbestrittenen Werth, vorausgesetzt, dass alle Bedingungen ihrer Lage erfüllt sind, einmal weil dadurch die Irrenabtheilung des academischen Hospitals eher mit Kranken versehen und solche an die Anstalt abgegeben werden können, sodann weil dem Docenten der Psychiatrie der Besuch der Anstalt erleichtert ist und endlich, weil den Anstaltsärzten dadurch ein wissenschaftlicher Verkehr mit der Universität gestattet ist, ein Vortheil, welcher gewiss alle Beachtung verdient und auch von mir anerkannt worden ist.

Noch sei erwähnt, dass man gegen jeden klinischen psychiatrischen Unterricht das Bedenken erhoben hat, dass er den Geisteskranken schädlich sei, eine Ansicht, welcher so allgemein vorgebracht, widersprochen werden muss. Beachtung verdienen jene Bedenken allerdings. Es giebt Kranke, welche, wenn ihnen nicht bleibender Schaden zugefügt werden soll, nicht zu klinischen Demonstrationen verwendet werden dürfen, und es ist in keiner Weise zu billigen, wenn man hier, wie dies geschehen ist, keine Unterscheidung für nothwendig hält. Dagegen wird bei gehöriger Auswahl grösserer Schaden verhütet werden können. Einigen Nachtheil wird man, wie dies auch bei andern Kliniken der Fall ist, nicht scheuen dürfen.

Wir sprechen den Wunsch aus, dass der besprochene Gegenstand einer unbefangenen Würdigung begegnen möchte, dass die hier gemachten Vorschläge nicht so leichthin als ungenügende Nothbehelfe verworfen werden. Man will eben — und zwar nicht blos um des psychiatrischen Studiums willen — eine ganze Irrenanstalt zur Verfügung haben. Man glaubt die Schwierigkeiten durch ein reiches Material überwinden zu können, während sie nicht in dem Mangel eines solchen, sondern vielmehr darin zu suchen sind, dass die Studirenden während der Universitätsjahre die Zeit und Aufmerksamkeit nicht aufzubringen vermögen, welche zur gründlichen Auffassung dieser Krankheitsbilder nöthig ist. Nicht die Menge wird es ausmachen, sondern die richtige Benützung. Sollte man nicht in dem Eifer für die gute Sache zu weit gegangen sein? Seelenstörungen bilden, wenn auch eine hochwichtige, doch immerhin nur eine Abtheilung der Krankheiten, von welchen klinischer Unterricht ertheilt werden soll. Das Spital, welches dem Klinikum Kranke zu liefern hat, müsste gross sein, wenn alle andern Krankheitsformen in gleicher Weise repräsentirt sein müssten, wie man dies jetzt für die Seelenstörungen verlangt. Man wird sich eben auch bei diesen mit einzelnen Fällen begnügen müssen, selbst wenn man zur Auswahl über eine Anstalt verfügen könnte. Wenn ein Lehrer sein Wissen aus lebendiger Anschauung geschöpft hat und es auf die rechte Weise mitzutheilen weiss, wenn er sich durch erneute Beobachtung frisch zu erhalten sucht, so wird er mit wenigen Fällen, die er zu verwerthen weiss, ausreichen. Wir glauben nicht, dass Etwas gewonnen würde, wenn man dem Anfänger im Studium der Psychiatrie für jede einzelne Form einen eigenen Fall vorführen wollte. Es wird gut sein, wenn man nur das Erreichbare anstrebt.

Wenn dann dem psychiatrischen Cursus auf der Universität, für welchen gesorgt sein muss, ein solcher in der Anstalt folgen wird, so wäre damit den Forderungen für dieses Studium vollständig genügt. Wer an dem Zeitaufwand von sechs Wochen Anstoss nimmt, wird den Beweis beizubringen haben, dass die Mediciner auch ohne denselben in dieses Fach eingeführt werden können, dass die Erfolge der seitherigen psychiatrischen Kliniken allen Erwartungen entsprochen haben. Der Universität bleibt immer eine hochwichtige Aufgabe zu erfüllen. Sollte es denn zu verwerfen sein, wenn dazu noch ein anderes Institut zu Hilfe genommen wird?

Uebrigens ist der directe psychiatrische Unterricht nicht der einzige Weg, auf welchem psychiatrisches Wissen in die Reihen der Aerzte gelangt. Es sei uns gestattet, hier noch einen anderen vielleicht mehr nur mittelbaren, aber dennoch sehr wirksamen zu erwähnen. Wir meinen die durch die Anstalt vermittelte Berührung mit den Aerzten ausserhalb derselben. Wir werden keinen Widerspruch erfahren, wenn wir die Behauptung aufstellen, dass durch Illenau, durch den manchfachen Verkehr, in welchem dessen Aerzte mit denen des Landes stehen, mancher Satz der Seelenheilkunde Verbreitung gefunden hat. Unsere Kollegen besuchen die Anstalt, sie correspondiren mit uns und erhalten Nachricht über die uns übergebenen Kranken. Manches theilen die Entlassenen mit. Dazu kommt, dass die Hilfsärzte, welche an der Anstalt thätig waren, ärztliche Stellen im Lande übernehmen. Die Mission, welche Illenau in dieser Beziehung erfüllt hat, wird nicht gering anzuschlagen sein. Dass es aber dies konnte, wird man dem Umstand zu verdanken haben, dass man bei seiner Errichtung die Bedingungen zu erfüllen bemüht war, welche für die gedeihliche Wirksamkeit dieser Anstalten aufgestellt worden sind, dass es sich aus seinen nächsten und eigentlichen Bedürfnissen heraus entwickelt hat. Wenn man es auf Kosten seiner Selbständigkeit zu einem Anhang der Universität hätte machen wollen, so wäre dies nicht möglich gewesen. Wer dafür wirkt, dass bei Errichtung von Irrenanstalten die zweckmässige Behandlung der Kranken als die erste und wichtigste Aufgabe in das Auge gefasst wird, der hilft mehr zur Verbreitung von psychiatrischem Wissen, als wer diesem zu lieb jene Aufgabe vernachlässigt. Die Irrenanstalten, in welchen alle Kräfte, welche das Wohl der Kranken zu fördern vermögen, zur freien Entfaltung kommen, werden auch gute psychiatrische Lehranstalten sein.

XXV. Beziehungen der Geisteskranken zu dem Civilrecht.

Wir erwähnen hier zunächst die Entmündigung und das für dieselbe vorgeschriebene Verfahren.

Nach dem in Baden bis jetzt giltigen französischen Recht wird der Kranke, welcher entmündigt werden soll, vor den Richter geladen, damit dieser entscheide, ob der Vorgeladene wirklich geisteskrank sei. In einem Zusatz wird verordnet, dass auch der Gesundheitsbeamte und der Geistliche gehört werden müsse.

Ausgesprochen soll die Entmündigung werden da, wo ein bleibender Zustand von Gemüthsschwäche, von Wahnsinn und Raserei vorhanden ist.

Der betreffende Landrechtsatz 489 lautet:

Dem Volljährigen, der sich in einem bleibenden Zustand von Gemüthsschwäche, Wahnsinn oder Raserei befindet, soll die eigene Verwaltung seines Vermögens entzogen werden, selbst wenn er lichte Zwischenzeiten hätte.

Nach dem Preussischen Landrecht soll der Richter mit Zuziehung (zweier) sachverständiger Aerzte prüfen, ob der zu Entmündigende für wahnsinnig oder blödsinnig zu achten ist. Es wird desshalb wohl auch das Blödsinnigkeitsverfahren genannt. Bedenklich erscheint die Definition, dass Rasende und Wahnsinnige diejenigen heissen, welche „des Gebrauchs ihrer Vernunft gänzlich beraubt sind.“

Zunächst geht aus diesen Bestimmungen hervor, dass sie zu einer Zeit erlassen wurden, in welcher man unter Geisteskrankheit nur deren auffallendste, jedem Laien erkennbare Form vor Augen hatte. Man wusste damals noch nicht, dass es Seelenstörungen giebt, welche nur durch sachverständige Aerzte und auch von diesen erst nach längerer Beobachtung als solche erkannt werden, hatte offenbar noch Nichts von verborgenen, schwer erkennbaren Geisteskrankheiten gehört, zu deren Beurtheilung das vorgeschriebene einmalige Vorführen natürlich nicht ausreicht.

Auf viele Geisteskranke, namentlich auf Melancholische würde es nachtheilig wirken, wenn sie zu einer gerichtlichen Einvernahme auf die Amtsstube vorgeladen würden. Dieser Besorgniss sind wir gegenwärtig durch die freundliche Rücksichtnahme des Herrn Oberamtsrichter Himmel in Achern überhoben, der zur Vernehmung der Kranken nach Illenau kommt, sich dort die Kranken vorführen lässt oder sich zu ihnen auf ihr Zimmer bemüht und mit dem Einzelnen auf geeignete Weise zu verkehren weiss.

Sodann ist die Aufzählung der Formen von Seelenstörung,

welche zur Entmündigung berechtigen, einem früheren Zeitpunkt entnommen, in welchem die Klassification dieser Krankheiten noch viel mangelhafter war, als sie es jetzt ist. Gemüthsschwäche und Raserei sind keine wissenschaftlichen Bezeichnungen und Wahnsinn und Blödsinn sind nicht die einzigen Formen von Seelenstörung.

Endlich giebt die Veröffentlichung grossen Anstoss, schon an und für sich, dann aber dadurch, dass die dafür vorgeschriebene Form derjenigen gleich ist, welche bei übel beleumundeten, verschwenderischen Subjecten in Anwendung kommt. Es sind dadurch schon wahrhaft peinliche Eindrücke hervorgerufen und glücklich erlangte Genesungen gestört worden.

Wie soll diesen Uebelständen abgeholfen werden? Es unterliegt keinem Zweifel, dass es Fälle giebt, in welchen Geisteskranke, durch welche ihr und ihrer Familie Vermögen ruinirt oder vielleicht noch Schlimmeres verübt werden kann, unschädlich gemacht werden müssen.

In manchen Fällen nun kann dies ohne allen Nachtheil geschehen. Manche Irre sind in so hohem Grade krank, die Form der Krankheit ist so offenkundig und die Störung des Bewusstseins so hochgradig, dass die Erkenntniss der Krankheit leicht und die Veröffentlichung unschädlich ist.

Auch für die Fälle ist gesorgt, in welchen die Urtheilskraft des Kranken in Bezug auf gewisse Punkte zwar geschwächt ist, aber nicht in dem Grade, dass derselbe dadurch unfähig wäre, die Vermögens-Angelegenheiten, sei es von der Anstalt aus, sei es von zu Haus, zu leiten, wobei natürlich vorausgesetzt ist, dass der Kranke von der ihm überlassenen Verfügungsgewalt keinen unrechten Gebrauch macht.

Das Beste aber wäre, wenn die Kranken in dem Stadium der Krankheit, in welchem sie dazu befähigt sind, einen General-Bevollmächtigten aufstellen würden. Es genügen hier die allgemeinen Bestimmungen. Für den Staat ist keine Verpflichtung vorhanden, anders als subsidiär aufzutreten. Die Gesetzgebung gestattet, soweit uns bekannt, die Aufstellung allgemeiner Vermögensverwalter, welche sämmtliche Vermögens-Angelegenheiten ordnen können, so lange der Auftrag nicht widerrufen ist. Ein Widerruf würde aber nur dann statt haben können, wenn der Kranke sich noch in dem gleichen geistigen Zustand befindet, in welchem er die Vollmacht ausgestellt hat. Wenn aber die Krankheit so weit vorangeschritten sein sollte, dass der Kranke nach ärztlichem Zeugniss eine Verfügung nicht mehr zu treffen vermag, oder mit andern Worten, wenn die Seelenstörung in dem Grad besteht, dass die Entmündigung ausgesprochen werden kann, so wird auch sein Widerruf keine Giltigkeit mehr haben. Es kommt also hier nur darauf an, dass der Kranke rechtzeitig zur Ausstellung einer solchen Vollmacht veranlasst wird. Oeffentlich bekannt gemacht muss dies freilich werden. Etwas Anstössiges liegt aber nicht darin, wenn Jemand selbst einen Bevollmächtigten für sich aufstellt.

Nun aber giebt es noch eine dritte Kategorie von Kranken, welchen die Vermögens-Verwaltung ohne ihre oder ihrer Familie Schädigung nicht wohl anvertraut werden kann, welche nicht fähig sind, einen Bevollmächtigten aufzustellen, bei welchen also das Entmündigungs-Verfahren nicht wohl umgangen werden kann. Da aber der Sorge für das Vermögen Genüge geleistet ist, wenn dasselbe unter staatlicher Obhut, unter einen eigens hierzu bestellten Verwalter zu stehen kommt, so könnte vielleicht eine Bestimmung in das Gesetz aufgenommen werden, durch welche der Kranke, wie das Publikum, an diesen Verwalter gewiesen wird. Das Gehässige, was in der bisherigen Veröffentlichung der Entmündigung liegt, wäre dadurch bedeutend gemindert. Es fiele die anstössige Form weg, die vor einiger Zeit einen ehrenwerthen, unbescholtenen Mann, der wegen einer mit Exaltation verbundenen Seelenstörung entmündigt werden musste, fast bis zur Verzweiflung brachte.

Im französischen Irrengesetz ist eine Bestimmung enthalten, durch welche die provisorische Verwaltung des Vermögens nicht entmündigter Geisteskranker während ihres Aufenthalts in der Anstalt angeordnet ist. Wir glauben diese Bestimmung der Beachtung der zuständigen Stellen empfehlen zu sollen. Im „ninth annual report of the general board“ wird mitgetheilt, dass die commissioners da, wo das Vermögen nicht gehörig verwaltet wird, zur Bestellung eines gerichtlichen Geschäftsführers schreiten können.

In einzelnen Fällen glaubten wir Bedenken erheben zu müssen gegen die Zustellung von gerichtlichen Erkenntnissen, weil wir davon eine schädliche Einwirkung auf den Zustand des Kranken befürchteten. Wir machten geltend, dass die Unterlassung solcher Zustellungen keine Rechtsnachtheile zur Folge haben könne, da der Zustand vieler Kranker, ja schon ihr Aufenthalt in der Anstalt sie unfähig mache, irgend welche Rechtsmittel zu ergreifen. Man sollte glauben, dass es oft hinreichen würde, wenn die Eröffnung an andere Personen, an die Vertreter, oder nach geschehener Entmündigung an die Vormünder der Kranken, gerichtet würde, statt an die Kranken, bei welchen, wenigstens bei vielen derselben, es eine leere Formalität ohne Sinn und Bedeutung sein würde.

Unsere Bedenken blieben unbeachtet. Das Einzige, was hierbei bewilligt wurde, war die Ernennung des Gerichtsboten aus der Zahl der Angestellten der Anstalt, so dass also kein Fremder das Innere derselben zu betreten braucht. Es bringt dies immer einigen Gewinn, jedoch einen nur geringfügigen. Anstössig ist nicht die Person, welche die Eröffnung zu besorgen hat, sondern der Inhalt derselben; und zur Vermeidung dieses Nachtheils ist Nichts geschehen.

Es sind recht peinliche Lagen für einen Arzt, wenn er durch solche Proceduren die mühsam errungene Besserung eines Kranken gefährdet und einen glücklich gewonnenen Kurerfolg bedroht oder gar zerstört sieht. Niemand wird ihm das Verlangen verdenken, dass diesen Uebelständen abgeholfen werde. Wir sind weit entfernt, in ein uns fremdes Gebiet übergreifen oder der Ausübung der Rechtspflege irgendwie Hindernisse bereiten zu wollen, wir wissen ja, wie wichtig und unantastbar ihre Aufgaben sind — wir wollten uns nur die Frage erlauben, ob die Form derselben nicht in Einklang zu bringen sei mit den Bedürfnissen unserer Kranken. Die obigen Vorschläge möchten wir nur als Winke für eine künftige Gesetzgebung angesehen wissen und diejenigen, welche hier competent sind, freundlich gebeten haben, nicht nur den Forderungen der Gerechtigkeit, sondern auch denen der Menschlichkeit Rechnung zu tragen und namentlich auch die Resultate, welche sich aus dem Fortschritte der Wissenschaft ergeben, nicht unbeachtet zu lassen.

Dagegen, dass durch das Gesetz für die Fälle Vorsorge getroffen ist, in welchen das Eigenthum gegen Handlungen von Seelengestörten sicher gestellt werden muss und dass man auf strengen Vollzug des gegebenen Gesetzes hält, wird Niemand Etwas einwenden dürfen. Nur aber wird man, wenn das, was zum Wohle dienen soll, zum Schaden ausschlägt, wenn Wohlthat Plage wird, an der gegebenen Form nicht rücksichtslos festhalten dürfen, wird Umschau halten müssen, ob sich kein Ausweg darbietet. Das einmal gegebene Gesetz muss freilich vollzogen werden. Die Frage liegt aber nahe, ob, wenn sich Lücken herausstellen, wenn Verhältnisse zu Tage treten, welche bei Fassung des Gesetzes unbekannt waren, dasselbe nicht geändert werden kann. Es wird der Gerechtigkeit keinen Eintrag thun, wenn sie Rücksichten der Menschlichkeit walten lässt und keinen Nutzen bringen, wenn sie Härten übt.

Die Vollmachten, welche von Geisteskranken ausgestellt werden, haben, so lang diese nicht entmündigt sind, formale Giltigkeit. Sehr oft aber soll der Arzt angeben, ob der Kranke hierzu geistig befähigt ist, was bisweilen seine Schwierigkeit hat. Nicht immer ist es klar, wie weit die geistige Fähigkeit reicht und doch ist es wünschenswerth, dass ihr Grad nachgewiesen werden kann, da durch einen solchen Akt schwierige Verhältnisse regulirt und selbst die anstössige Entmündigung verhütet werden kann.

Es unterliegt auch keinem Zweifel, dass bei einer unleugbar vorhandenen Geisteskrankheit die zur Ausstellung einer Vollmacht nöthige geistige Fähigkeit vorhanden sein kann. Der Arzt wird hier einen andern Standpunkt einnehmen müssen, als bei criminellen Fragen, bei welchen partielle geistige Freiheit nicht wohl wird angenommen werden dürfen. Etwas Anderes ist es, ob von dem ärztlichen Zeugniss die Zumessung einer Strafe oder die Gewährung eines Vortheils abhängt. Räthlich wird es immer sein, dass der Arzt, welcher einen Kranken zur Ausstellung eines Gutachtens für fähig erklärt, sich darüber vergewissert, dass dabei keine unreine Absichten unterlaufen, dass Niemand dadurch einen Schaden erleidet und zur Erhebung einer Klage veranlasst werden könnte. Wo die

Persönlichkeiten nicht die nöthigen Garantieen bieten, wird man das Zeugniss einer öffentlichen Behörde einzuholen haben.

Der Fälle im Gebiet der Civil-Gesetzgebung und des bürgerlichen Lebens, in welchen ärztliche Zeugnisse oder Gutachten verlangt werden können, giebt es gar manche. Oft wird die Frage aufgeworfen, ob Einer, welcher ein Testament errichtet hat, geistig dazu befähigt gewesen sei. Oder der Arzt soll entscheiden, ob es räthlich ist, dass Personen eine Ehe eingehen, welche im Verdacht einer Geisteskrankheit stehen.

Allgemeine Regeln lassen sich hier keine geben, hier kann auch durch die Gesetzgebung nicht eingeschritten werden, wie dies bei der Entmündigung und der Zustellung von gerichtlichen Erkenntnissen möglich ist, der Arzt muss eben nach bestem Wissen und Gewissen entscheiden. Höchstens kann die Frage aufgeworfen werden, in wie weit das Vorhandensein einer Seelenstörung oder einer stark ausgeprägten Anlage zu derselben als Hinderniss der Eheschliessung geltend gemacht werden kann. Wir werden weiter unten darauf zurückkommen.

Ausführlich und gründlich mit Beziehung auf die Gesetzgebung verschiedener Länder sind diese Punkte abgehandelt in: „die zweifelhaften Geisteszustände vor dem Civilrichter für Aerzte und Juristen“ von Prof. Dr. R. von Krafft-Ebing, Director der steierm. Landesirrenanstalt Feldhof bei Graz (Erlangen 1873.)

Ueber denselben Gegenstand enthalten die „annales d'hygiène publique et de médecine légale“ vom Jahr 1872 einen durch drei Nummern gehenden Aufsatz: „Etude médico-légale sur l'interdiction des aliénés et sur le conseil judiciaire“ von Legrand du Saulle, in welchem besonders die rechtlichen Beziehungen hervorgehoben sind. Es scheint, dass hierauf, sowie auf das Irrengesetz die Aufmerksamkeit unserer französischen Kollegen in einem höhern Grad gerichtet ist, als bei uns.

Nachdem Vorstehendes bereits geschrieben war, erschien der letzte Entwurf einer deutschen Civilprozessordnung nebst Begründung (Berlin 1872.) Es wird passend sein, die hierher gehörigen §§. nebst betreffender Begründung im Auszug mitzutheilen.

„§. 559. Eine Person kann für geisteskrank (wahnsinnig, blödsinnig u. s. w.) nur auf erhobene Klage durch Urtheil erklärt werden.

§. 561 am Ende — Zur Erhebung der Klage ist in allen Fällen auch der Staatsanwalt befugt.

§. 564. Nach Zulassung einer wegen Geisteskrankheit erhobenen Klage wird dem Beklagten für den Rechtsstreit von dem Vorsitzenden des Prozessgerichts ein Staatsanwalt als Vertreter bestellt. Die Zustellung der Klage erfolgt an diesen Vertreter.

§. 566. Im Falle einer wegen Geisteskrankheit erhobenen Klage ist der Beklagte persönlich von dem Gerichte in nicht öffentlicher Sitzung zu vernehmen. Die Vernehmung kann auch durch einen beauftragten oder ersuchten Richter erfolgen.

Die Vernehmung kann unterbleiben, wenn sie nach Ansicht des Gerichts schwer ausführbar oder für die Entscheidung unerheblich ist.

§. 567. Das Endurtheil auf eine wegen Geisteskrankheit erhobene Klage darf nicht erlassen werden, bevor das Gericht einen oder mehrere Aerzte als Sachverständige über den Geisteszustand des Beklagten gehört hat.“ —

Als ein Fortschritt muss es bezeichnet werden, dass der Staatsanwalt, in den Fällen, in welchen die Familie nicht einschreitet, zur Erhebung der Klage befugt ist,

ferner, dass die Verhandlungen nicht mit dem Beklagten, sondern mit einem von Amtswegen bestellten, der Zahl der Rechtsanwälte entnommenen Vertreter geführt werden, an welchen auch die Zustellung der Klage erfolgt,

sodann, dass die Vernehmung des Kranken unterbleiben kann,

ferner, dass nach Inhalt der Motive die Ausführung des Urtheils durch Anordnung einer Vormundschaft oder Curatel lediglich Sache der vormundschaftlichen Behörde ist und dass diese für die etwaige Sicherung der Ausführung durch öffentliche Bekanntmachung nicht in allen Fällen als nothwendig erachtet wird,

endlich dass die vormundschaftliche Behörde nach Lage der Umstände schon vor dem Urtheil eine vollständige Curatel eintreten lassen kann.

Dankbar sind diese Bestimmungen als eine Verbesserung des seitherigen Verfahrens anzuerkennen, aber es bleibt der grosse Wunsch übrig, das Verschwender und Geisteskranke nicht möchten zusammengestellt werden, dass ihre Entmündigung nicht in einem Abschnitt des Gesetzes ausgesprochen und die Veröffentlichung nicht in der gleichen Form statt haben möge. Es wird dadurch das Peinliche, was die Entmündigung für viele Geisteskranke hat und die nachtheilige Wirkung, welche sie auf viele ausübt, sehr gesteigert. Wir haben oben erwähnt, wie schmerzlich ein von einem schweren Geschick heimgesuchter, edler Mann, dem das Bewusstsein seiner Lage geblieben war, berührt wurde, als er sich mit einem Taugenichts, einem „Lump", wie er selbst sagte, gleichgestellt sah. Sollten nicht die, welche wegen Krankheit, also unverschuldet entmündigt werden sollen, von denen geschieden werden können, welche durch unsittliches Leben und eigene Schuld in diese Lage kommen? Man wird dies auch um deswillen hoffen dürfen, weil das Verfahren, welches der Entmündigung vorausgehen muss, bei beiden Klassen ein ganz verschiedenes ist. Sollten nicht Mittel und Wege gefunden werden, eine solche anstössige Gemeinschaft zu vermeiden? Die Ausübung der Rechtspflege darf für die, welchen sie Schutz gewähren soll, keine Härte enthalten.

XXVI. Beziehungen der Geisteskranken zu einigen besondern Vorgängen.

A.

Die Untersuchung der psychischen Gesundheit bei der Aushebung zum Militärdienst.

Der Illenauer Anstalt sind schon öfter geisteskranke Soldaten übergeben worden, welche vielfach mit Disciplinarstrafen belegt worden waren, die aber, wie sich erst später herausstellte, nicht nur während ihrer militärischen Dienstzeit, sondern, theilweise wenigstens, schon vorher geisteskrank waren. Es sind dies meist keine leicht erkennbaren Formen von Seelenstörung, welche sich durch Anfälle von Tobsucht, durch greifbare Wahnvorstellungen oder offenbare Verwirrung, sondern solche, welche sich durch ein verstocktes Wesen, durch unmotivirte Handlungen, durch geistige Apathie kund geben, überhaupt durch Erscheinungen, deren Grund von dem unkundigen Beobachter auf dem sittlichen Gebiet gesucht wird, während er dem pathologischen angehört. Gewöhnlich — jedem Irrenarzte werden solche Fälle vorgekommen sein — wird in diesen Fällen Simulation vermuthet und der ganze Apparat von Disciplinarstrafen dagegen in Anwendung gebracht, wobei das Uebel sich natürlich nur verschlimmert, bis es dann offenkundig wird und die Kranken in einem Zustand, der wenig Aussicht auf Heilung mehr giebt, der Anstalt zugeführt werden.

In dem Aufsatz: „Beziehungen der Psychiatrie zu andern Gebieten“ (28. Band der Zeitschrift für Psychiatrie) ist von mir dieses Gegenstandes Erwähnung geschehen, welcher nicht blos vom Standpunkt der Militärbehörde, sondern auch vom ärztlichen und menschlichen Beachtung verdient, wie dies auch in einer psychiatrischen Versammlung anerkannt wurde. Damit, dass, wie bei dieser Gelegenheit bemerkt wurde, im letzten Krieg in der französischen Armee sogar cretinartige Subjecte gedient hätten und dass die Kugel derselben die nämliche Wirkung gehabt habe, wie die der andern Soldaten, möchte die Sache schwerlich abgethan sein.

So sehr ich übrigens von ihrer Wichtigkeit überzeugt bin, so habe ich ihr doch keine weitere Folge gegeben, als dass ich einzelnen Kollegen unter den Militärärzten die Frage vorlegte, ob bei der Visitation der Militärpflichtigen die psychischen Zustände nicht einer ebenso genauen Untersuchung unterworfen werden sollten, als es in Beziehung auf die körperlichen geschieht.

Ich wurde daher auf eine wohlthuende Weise berührt, als mir unter den Vorlagen für die psychiatrische Section auf der Leipziger Naturforscher-Versammlung ein gedruckter Antrag der Doctoren Koster und Tigges zu Gesicht kam, worin bestimmte Maassregeln zur Abstellung des gerügten Uebelstandes, sowie wegen einiger andern das Militär-Medicinal-

Wesen betreffenden Punkte vorgeschlagen werden. Obwohl dieser Antrag nicht zur Discussion kam, sondern von den verehrten Kollegen wegen einer von der obern Militärbehörde inzwischen ergangenen Verfügung zurückgezogen wurde, so glauben wir ihn doch auch mittheilen zu sollen:

„Antrag bei'm preussischen Kriegsministerium: Dass im Militär-Medicinalwesen Einrichtungen getroffen werden, um den gegenwärtigen Ansprüchen der Psychiatrie hinreichende Berücksichtigung zu sichern.

1) Dadurch, dass in das Centrum der Militär-Medicinal-Verwaltung eine Persönlichkeit mit berufen wird, welche einerseits durch vieljährige Erfahrung an einer grösseren Irrenanstalt und durch genaue Bekanntschaft mit der psychiatrischen Literatur, mit den theoretischen und practischen Anforderungen der Psychiatrie vollkommen vertraut ist und welche andererseits sich in genauer Bekanntschaft mit allen einschlägigen Vorkommnissen bei'm Heere erhält.

2) Dadurch, dass bei der Aushebung zum Militärdienste Vorsorge getroffen wird, die wegen psychischer Defecte zum Militärdienste Ungeeigneten auszuscheiden, unter genauer Rücksichtnahme auf die Antecedentien, event. unter Hinzuziehung eines öffentlichen Irrenanstaltsdirectors der betr. Provinz bei allen fraglichen Fällen.

3) Dadurch, dass bei psychischen Erkrankungen während der Dienstzeit die baldigste Erkennung und vorläufige geeignete Unterbringung (Anlegung passender Isolirzimmer in grossen Militär-Hospitälern etc.) möglichst gewährleistet wird.

Dr. Koster. Dr. Tigges."

Es wird dieser Antrag kaum einer weitern Begründung bedürfen, obwohl diese leicht beizubringen wäre. So Manches mahnt, dass die Psychiatrie seit ihren unleugbaren Fortschritten nicht auf die Anstalt beschränkt bleiben dürfe, dass man ihrer in Kreisen bedarf, wo sonst keine Rede von ihr war.

In früheren Jahren, da man von keinen andern Geisteskrankheiten wusste, als solchen, welche jeder Laie erkennen konnte, da man keine Ahnung davon hatte, dass manche Formen derselben verborgen verlaufen, brauchte man zur Prüfung der Gesundheit bei der Aushebung zum Militärdienst keinen psychiatrisch gebildeten Mediciner, welchen man jetzt nicht wird entbehren können.

Zu grosser Befriedigung gereicht es dem Verfasser, in einer von einem hierin competenten Sachverständigen verfassten Schrift: „Rekrutirung und Invalidisirung" von Kratz (Erlangen 1872) hierüber folgende Stelle zu finden:

„Wenn für den Soldaten ein kräftiger, gesunder Körper zur Ertragung der von ihm geforderten Strapazen und Entbehrungen ein nothwendiges Requisit ist, so ist es nicht minder ein gesundes Seelenleben." (S. 79.)

„Der Militärdienst darf nicht den Temperamenten und Affecten der Einzelnen Rechnung tragen. Der Soldat muss sich dem höhern Willen fügen oder untergehen. Diese nothwendigen Eigenthümlichkeiten des Militärdienstes bedingen es, dass dem Begriff: Wahnsinn und Seelenkrankheiten eine möglichst weite Ausdehnung gegeben werden muss, dass jedes Individuum, welches nur Spuren einer Seelenstörung zeigt oder gezeigt hat, als dauernd dienstunbrauchbar zu erachten ist." (S. 80 und 81.)

„Der Gemüthskranke ist gänzlich erwerbsunfähig. Man begegnet oft der Ansicht, dass Leute, mit denen im bürgerlichen Leben Nichts anzufangen ist, im Militär noch zu vernünftigen Menschen gemacht werden können: — d. h. denn doch der militärischen Disciplin zu viel zumuthen." (S. 81.)

„Das Musterungsgeschäft ist absolut nicht geeignet, um bei demselben über zweifelhafte geistige Fähigkeit und Gesundheit zu entscheiden. — Das Lazareth ist zu derartigen Untersuchungen weit weniger geeignet, als die Irrenanstalten." (S. 82.)

B.

Reactivirung von genesenen Geisteskranken.

Hier kommen zwei Momente in Betracht: Die Aufgabe des Arztes und das Verhalten der Behörde, auf welche dem Arzte freilich nur indirect eine Einwirkung zusteht.

Wo die Genesung vollständig und kein Rückfall zu befürchten ist, hat die Sache für den Arzt keine Schwierigkeit. Anders aber gestaltet sie sich, wenn die Genesung unvollständig, aber doch die Fähigkeit zur Dienstleistung vorhanden und von der Rückkehr zum Beruf ein weiterer Fortschritt zur Genesung erwartet werden kann. Allgemeine Vorschriften lassen sich hier nicht geben. Es muss eben der einzelne Fall erwogen werden. Es giebt Seelenstörungen, welche nur die weitere Entwickelung eines mit der ganzen Constitution verwachsenen Zustandes darstellen. Solche werden keine vollständige Genesung zulassen oder zu Rückfällen disponirt bleiben. In diesem Falle wird der Arzt, auch wenn anscheinend Genesung eingetreten ist, da, wo es sich um Reactivirung handelt, sich sehr behutsam ausdrücken müssen.

Es giebt aber andere Formen von Seelenstörung, welche die Constitution unberührt lassen, von welchen keine Folgen zurückbleiben und die in volle Genesung übergehen ohne Gefahr einer Wiedererkrankung, wenigstens keiner andern, als welcher Jeder, der nie seelengestört war, ausgesetzt ist. Solche werden von einem Beruf, der ihnen vielleicht lieb geworden, nicht ausgeschlossen werden dürfen, wenn die wiedererlangte Gesundheit nicht auf's Neue beschädigt werden soll.

Die grösste Schwierigkeit liegt hier in den Bedenken der Behörden und in den aus einer früheren Zeit überkommenen Vorurtheilen, als ob die, welche einmal geisteskrank gewesen, nicht vollständig genesen könnten, als ob diese Krankheit nicht ebenso der Heilung fähig sei wie eine andere. Hier gilt es, ernstlich gegen solche irrthümliche Anschauungen anzukämpfen.

Trotz der unter unsern Augen geschehenen zahlreichen und dauernden Genesungen ist noch immer die Meinung verbreitet, dass an einem Menschen, der seelengestört gewesen, immer Etwas von der Krankheit zurückbleibe. Semel furiosus semper praesumitur furiosus. Man verwechselt hier die Formen von Seelenstörung, welche die weitere Entwickelung einer ursprünglich krankhaften Constitution sind, mit denen, welche gewissermassen nur parasitisch auf dem Organismus verlaufen, nach Hebung derselben den Menschen aber ebenso gesund lassen als vorher, ja in manchen Fällen noch gesünder. Wenn Jemand von einem Nervenfieber, in welchem er delirirt hatte, genesen ist, wird er unbedenklich wieder in die menschliche

Gesellschaft aufgenommen. Was aber die Rückfälle betrifft, so kommen solche wie bei vielen andern Kranken vor, manchmal besteht eine gewisse Disposition dazu. Oft aber sind diese Genesenen mehr vor einer Wiedererkrankung geschützt, als Solche, die nie krank gewesen sind. Zum Glück fehlt es nicht an Beispielen dafür, dass Männer, welche geisteskrank gewesen, in ihren früheren Beruf zurückgekehrt und ihm mit Erfolg vorgestanden sind, manche vielleicht besser als vorher. Wer nur um einer vorgefassten falschen Meinung willen hier hindernd in den Weg treten wollte, würde eine schwere Verantwortung auf sich laden. Gern möchten wir zur Verbreitung richtiger Anschauungen beitragen.

Hier kommt es sehr darauf an, welchen Behörden man sich gegenüber befindet. Wir haben sehr verschiedene Erfahrungen zu machen Gelegenheit gehabt. Manche haben nicht nur den zur Wiederherstellung der Gesundheit erforderlichen Urlaub bewilligt und verlängert, sondern sie haben auch den Wiedereintritt freundlich gestattet und dabei jede thunliche Rücksicht genommen, wodurch das Werk der Aerzte wesentlich gefördert worden ist. Wir haben aber auch andere Erfahrungen machen müssen. Officieren, welche wir für vollständig genesen erklärt hatten, wurde der Wiedereintritt in ihren Dienst erschwert oder ganz verweigert und auf eine Bemerkung, welche wir uns dagegen erlaubten, von maassgebender Seite erwidert, dass man einem Officiere, der einmal geisteskrank und in der Irrenanstalt gewesen sei, keine Waffen mehr anvertrauen könne: ein Ausspruch, welcher consequent durchgeführt, zu den traurigsten Folgen führen kann und wirklich schon geführt hat. Wie gerechtfertigt auch hier die strengste Vorsicht ist, soweit darf sie doch nicht gehen, um ein schreiendes Unrecht auszuüben, zumal es nicht an Mitteln fehlt, um dem Schaden, welchen ein erneuerter Ausbruch der Krankheit anrichten könnte, vorzubeugen. Dagegen sind solche Soldaten, welche von uns als dazu unfähig erklärt worden sind, zum Militärdienste einberufen worden. Auch hier stellt es sich heraus, dass wir unsere Aufgabe nicht allein lösen können, dass wir dazu der Mitwirkung von Aussen bedürfen. Die Regulirung der Verhältnisse, in welche der Kranke nach seiner Entlassung zu treten hat und welche für Erhaltung seiner Gesundheit so wichtig sind, steht nicht in unserer Macht. Dazu gehört, dass die Vorurtheile, durch welche die richtige Würdigung dieser Zustände getrübt wird, mehr und mehr einer richtigen Anschauung weichen. Wenn dies nicht überall der Fall ist, wenn gar manche Wünsche auf Erfüllung warten, so ist sie in andern Fällen uns schon zu Theil geworden und zwar von einer Seite im Lande Baden, auf welcher die von der lautersten Menschenliebe getragene Erkenntniss heimisch ist, von welcher des Guten und Edeln überhaupt so Vieles ausgeht und unser Wirken schon wesentlich gefördert worden ist.

C.

Geisteskranke und die Lebens-Versicherungs-Gesellschaften.

Zu den Fällen, in welchen die Ergebnisse der Psychiatrie zum Wohl der Gesellschaft verwerthet worden sind, gehören die Bemühungen, den Geisteskranken, welche ihr Leben durch Selbstentleibung geendet haben, das durch den Eintritt in die Gesellschaft der Lebensversicherung erworbene Recht zu erhalten. Dieser Gegenstand kam, wenn wir nicht irren, zum ersten Mal auf der Versammlung deutscher Irrenärzte zu Heppenheim im Jahr 1867 zur Sprache und zwar auf Anregung Flemmings, welcher, obwohl nicht persönlich anwesend, ein gedrucktes „Corollarium, betreffend das Verhältniss der Lebens-Versicherungs-Anstalten zu den geisteskranken Selbstmördern“ vertheilen liess. In einer hieran sich knüpfenden Discussion wurde von Ludw. Meyer mitgetheilt, dass in England mehrere Gesellschaften existiren, welche in dieser Frage einfach den Satz annehmen, dass die Versicherungssumme immer ausgezahlt werden soll, sobald nicht bei'm Selbstmord die Absicht der rascheren Erlangung der Summe vorliegt. Um dies zu ermitteln, wird ein zeitlicher Zwischenraum zwischen der Versicherung und dem Selbstmord bestimmt, nach Ablauf dessen unbedingt ausbezahlt wird. Eine solche Gesellschaft hat hierfür ein Jahr festgesetzt.

Von da an erscheint dieser Gegenstand auf allen psychiatrischen Versammlungen. Es ist besonders Flemming, der im Namen und im Auftrag des Vereins deutscher Irrenärzte die Sache der unglücklichen Geisteskranken in mehreren Ausarbeitungen mit eingehender Sachkenntniss und grosser Beharrlichkeit vertreten hat.

In der Versammlung der psychischen Aerzte zu Dresden wurde eine Darlegung in Betreff der Beziehungen geisteskranker Selbstmörder zu den Lebens-Versicherungs-Gesellschaften beschlossen und mit einem im Auftrag des Vereins der deutschen Irrenärzte abgefassten Ueberreichungs-Schreiben vom 17. September 1868 an etwa sechszehn deutsche Lebens-Versicherungs-Gesellschaften versandt, worin ausführlich und gründlich die Gerechtigkeit der gestellten Forderungen nachgewiesen und ausdrücklich gegen die Absicht, die Versicherungssumme für jeden Selbstmörder zu verlangen, Verwahrung eingelegt wird, dagegen für die, welche in Folge einer von Sachverständigen nachgewiesenen Geisteskrankheit sich das Leben genommen hätten, die Haftpflicht der Versicherungsanstalten gefordert wird.

Nach einer im folgenden Jahre in der Sitzung des Vereins der deutschen Irrenärzte vom Präsidenten derselben gegebenen Mittheilung haben 11 dieser Anstalten dem Vorstand des Vereins eine bezügliche Erklärung abgegeben. Von der Gothaer Lebens-Versicherungs-Bank wird mitgetheilt, dass sie mit anerkennungswerthem Eifer sich selbst der Mühe unterzogen hat, in einer eigenen Brochüre: „Zur Frage über die Behandlung der Selbstmordfälle von den Versicherten bei den Lebensversicherungs-Anstalten", (Gotha 1869) ihren Ansichten Ausdruck zu geben.

Nicht eine dieser Anstalten ist auf den Antrag des Vereins eingegangen, welcher dahin ging, die Statuten der betreffenden Gesellschaft dahin abzuändern, dass, nach Abweisung der wegen anscheinender Disposition zu Geistes- oder Gemüthsstörung als verdächtig erkannten Versicherungs-Anträge, alle jene Todesfälle, welche nach Ablauf eines Intervalls von 6 Monaten seit Abschluss der Versicherung durch Selbstmord in Folge von Geistes- oder Gemüthsstörung eintreten, mit Einschluss derjenigen Fälle, in welchen bei'm Abschluss der Versicherung die Geistesstörung verkannt und dieselbe erst nachher constatirt sei, als solche betrachtet werden sollen, die durch zufällige Krankheiten herbeigeführt worden seien, sofern die Geistesstörung als Ursache des Selbstmordes durch ärztliches motivirtes Gutachten erwiesen sei.

Die Ablehnung wurde motivirt durch Hinweisung auf die Uebereinstimmung der Statuten der Gesellschaften mit den Grundsätzen der Darlegung, wodurch der Verwaltungsrath ermächtigt wird, bei nachgewiesenem Ursprung des Selbstmords aus Geistesstörung die volle Versicherungssumme auszuzahlen, was wenigstens für die Praxis einigermassen genügt und nur insofern unbefriedigend ist, als die der medicinischen Wissenschaft entsprechende Handhabung der Statuten der subjectiven Ansicht eines wechselnden Verwaltungsraths in die Hand gelegt, nicht durch feste statutarische Bestimmungen geregelt ist; theils durch Hinweisung auf die Natur des Versicherungs-Vertrags als eines freien Uebereinkommens; theils durch Hinweisung auf die Schwierigkeiten der Nachweisung der Geistesstörung als Ursache des Selbstmords und auf das Erforderniss, langwierigen Prozessen auszuweichen, theils endlich sogar durch die Behauptung, die aber wirklich an das Lächerliche streift, den Versicherungs-Anstalten liege die moralische Verpflichtung ob, durch Erschwerung der Zahlung in Selbstmordfällen die Häufigkeit des Selbstmords zu vermindern und die Sorgfalt in Bewachung und Pflege der Geisteskranken zu verschärfen.

Der Vorschlag des Vorsitzenden ging dahin, weiteren Erklärungen entgegenzusehen, alsdann eine kritische Würdigung derselben zu veröffentlichen, was mit dem Zusatze angenommen wurde, dass, wenn inzwischen das Versicherungswesen dem Bundeskanzleramte übertragen werden sollte, diesem die Verhandlungen der psychiatrischen Gesellschaft zu überweisen seien.

Hierauf bringt der 27. Band der Allg. Zeitschrift für Psychiatrie (Seite 744) einen grösseren, von Jessen verfassten Artikel: „Zur Frage der Beziehung geisteskranker Selbstmörder zu den Lebens-Versicherungs-Anstalten“, worin weiter ausgeführt wird, dass die Verwaltung der Gothaer Bank die Billigkeit und Gerechtigkeit der Forderungen des Vereins deutscher Irrenärzte zwar anerkenne, aber theils durch vorgefasste Meinung, theils durch mangelhafte Kenntniss von der Natur und dem Wesen der Geisteskrankheiten verhindert werde, der bessern Erkenntniss Folge zu geben. Die von der Bank vorgegebenen Bedenken, als ob die Erkenntniss der Geisteskrankheiten, namentlich der Simulation derselben mit so vielen Schwierigkeiten verbunden sei, werden als eine Folge der Unbekanntschaft mit diesen Zuständen nachgewiesen und überhaupt die Unhaltbarkeit der verschiedenen Einwürfe dargethan.

Die in Vorschlag gebrachte Abänderung der Statuten lautet:

„1) In allen Fällen, wo ein Versicherter sich in einem geisteskranken, folglich unzurechnungsfähigen Zustande des Lebens beraubt, die volle Versicherungssumme zu zahlen und

2) In allen Fällen, wo das Dasein einer Geisteskrankheit zweifelhaft erscheint, die Entscheidung darüber einer competenten Behörde oder sachkündigen Irrenärzten zu übertragen."

Der Aufsatz wurde im Juni 1870 vom Vorstand des Vereins deutscher Irrenärzte an die Verwaltung der Lebens-Versicherungs-Bank in Gotha gerichtet, von dieser aber, soweit uns bekannt, keine Antwort ertheilt.

Auf der Naturforscher-Versammlung zu Leipzig brachte der in diese Angelegenheit unermüdliche Flemming folgenden Vermittlungsvorschlag zur Sprache, damit er von diesen Anstalten in ihre Statuten aufgenommen werde, nämlich, „dass alle geisteskranken Selbstmörder, deren nach Abschluss der Versicherung ausgebrochene und zum Vorschein gekommene Geistes- oder Gemüthskrankheit bei ihren Lebzeiten durch den Vertrauens-(Agentur-)Arzt der betreffenden Versicherungsanstalt und einen von der Familie des Versicherten zu wählenden Arzt, bei Abstimmigkeit aber zwischen Beiden durch einen vom Staate angestellten Gerichtsarzt constatirt worden, als solche betrachtet werden sollen, welche ihr Leben durch zufällige Krankheit verloren haben."

„Die Constatirung der Geisteskrankheit mittelst des Aufenthaltes in einer Irrenanstalt und die erfolgte Interdiction resp. Blödsinnigkeits-Erklärung genügt an sich für den Nachweis des zufälligen Todes."

Nach lebhafter Discussion wurde auf Antrag von Ludwig

Meyer beschlossen: den Vermittlungsantrag auf ein Jahr zu vertagen und sodann, weil vom Reichskanzleramt ein Gesetz über das Versicherungswesen vorbereitet werden soll, bei demselben im Sinn des ursprünglichen Antrags, eine Petition einzureichen.

Bis jetzt ist von einem von Reichswegen zu erlassenden Gesetz Nichts bekannt geworden. In der Wirklichkeit haben mehrere Gesellschaften in diesen Fällen nicht nur die versicherte Summe zurück-, sondern auch den darauf gesetzten Gewinn ausbezahlt.

XXVII. Beziehungen zum Criminalrecht.

Die Berührungen der Psychiatrie und des Strafrechts sind sehr mannigfaltig und noch keineswegs regulirt. Wenn auch die Gesetzgebung und die Criminalpraxis sich genöthigt sehen, von den verschiedenen Zuständen, welche man unter dem Namen der Geisteskrankheiten begreift, Notiz zu nehmen, so lässt sich doch in den Kreisen der Richter eine gewisse Scheu vor ihnen, jedenfalls die Sorge nicht verkennen, dass durch sie die Rechtspflege beeinträchtigt werde, wodurch die Schwierigkeiten, welche in der Sache selbst liegen nicht eben vermindert werden. Doch lassen die bereits gewonnenen Fortschritte Weiteres hoffen. Es sind grosse Aufgaben, welche hier zu lösen sind. Nicht nur müssen die Gesetzbücher in dieser Beziehung klar und präcis abgefasst sein, es müssen auch die in den einzelnen Fällen eingeholten ärztlichen Gutachten den an sie gestellten Forderungen entsprechen. Wenn im Gesetzbuch die Krankheitszustände genau bezeichnet sind, durch welche Straflosigkeit begründet wird und wenn das Vorhandensein eines solchen im gegebenen Fall genau nachgewiesen ist, so wird es um die Lösung der criminalpsychologischen Aufgabe gut bestellt sein.

In den früheren Gesetzbüchern wurden die einzelnen Formen der Seelenstörung aufgezählt, durch welche Straflosigkeit begründet wird. Der betreffende §. im badischen Strafgesetzbuch lautet: §. 75. „Zu den Zuständen, welche unter der Voraussetzung des §. 71 die Zurechnung ausschliessen, gehört namentlich Raserei, Wahnsinn, Verrücktheit, völliger Blödsinn und vorübergehende gänzliche Verwirrung der Sinne oder des Verstandes.“

Nun aber kommen Fälle vor, welche in das Gebiet der Seelenstörung gehören, die sich aber nicht unter die einzelnen Formen subsumiren lassen. Wenn man früher nur da Geisteskrankheit annahm, wo die geistige Verwirrung unverkennbar war, so bekam man es nun mit Zuständen zu thun, wo dies weniger der Fall war und doch nach der ganzen Physiognomie des Falles auf Seelenstörung geschlossen werden musste. Es war dies die Zeit, in welcher die Lehre von der mania sine delirio und von den Monomanieen aufkam. Man hörte damals die abenteuerliche Behauptung, dass die Seelenkräfte eines Menschen ganz unversehrt sein können und er gleichwohl gewissermassen bei gesundem Verstand durch einen unwiderstehlichen Antrieb zu einer verbrecherischen That gebracht werden könne. Das Verbrechen erschien hienach als das Produkt einer isolirt krankhaften Richtung, eines Mord-, Stehl- oder Brandstiftungstriebes. Die That selbst wurde als Krankheit ausgegeben. Aus der That wurde die Krankheit abgeleitet. Man räsonnirte: der Mensch hat Brand gestiftet oder er hat gestohlen, ergo ist er krank, statt dass man aus der Krankheit die That zu erklären gesucht hätte.

Gewiss konnten solche schwere Irrthümer nur aus einer mangelhaften Beobachtung hervorgehen, nur daraus, dass man die Aufmerksamkeit immer nur auf die auffallenden Erscheinungen und nicht auch auf die weniger bemerkbaren Vorgänge psychischen Lebens richtete. Uebrigens wurden diese Mängel der Anschauung von den Aerzten selbst berichtigt. Die Nichtexistenz jener Monomanieen wurde in Frankreich durch Falret, in Deutschland durch Damerow nachgewiesen. In der richterlichen Welt klingen noch immer die Folgen jener Irrthümer nach, die Criminalisten können es noch nicht vergessen, dass man die Verbrechen aus krankhaften Trieben ableiten wollte, und wenn sie auch nicht mehr von der früheren Animosität erfüllt sind, welche übrigens nicht zu verwundern ist, da selbst ein hochstehender Arzt (Andral in „Gazette des hopitaux" Nr. 74 1836) verlangt, dass man gegen die an Monomanie Leidenden im Interesse der Menschheit mit grösster Strenge verfahren müsse (sévir), so waltet doch noch immer ein gewisses nicht mehr berechtigtes Misstrauen gegen die ärztlichen Gutachten vor.

Dasselbe wird schwinden, je mehr die schwer erkennbaren Formen von Seelenstörung auch in weiteren Kreisen als solche erkannt werden. Man wird zunächst auf die Ursachen der schwierigen Erkenntniss die Aufmerksamkeit zu richten haben.

Man hat schon längst von verborgenem Wahnsinn gesprochen. Verborgen aber erscheint er aus einem doppelten Grund; einmal weil die Kranken die Krankheit zu verbergen, zu dissimuliren wissen. Man spricht so viel von Simulation, viel weniger von Dissimulation und doch ist diese viel schwerer zu erkennen und kommt häufiger vor als jene. Es kann geschehen, dass Geisteskranke oft lange Zeit selbst vor geübten Beobachtern jede Aeusserung der unleugbar vorhandenen Krankheit unterdrücken. Was aber die angenommene Häufigkeit von Simulation der Geistesstörung betrifft, so wird dieselbe von Bär, dem Arzte einer Strafanstalt, geradezu als ein Vorurtheil bezeichnet. Vingtrinier will unter 43,000 Gefangenen nur einen Simulanten gefunden haben!

Dann aber werden die Seelenstörungen verborgen genannt, in denen keine greifbaren Symptome hervortreten, deren Aeusserungen sich kaum von denen der gewöhnlichen Seelenzustände unterscheiden.

Hier möchte der Ort sein, in einem wenn auch nur flüchtigen Ueberblick die verschiedenen Formen von sogenannten zweifelhaften Seelenstörungen zusammen zu stellen, welche in foro so viele Bedenken und Zweifel an dem Vorhandensein einer wirklichen Seelenstörung wachgerufen haben und darauf hinzuweisen, dass, wenn eine solche auch schwer erkennbar ist, sie darum noch nicht geleugnet werden darf.

Man übersieht — und darin liegt ein Grund der schwierigen Erkenntniss — dass die Krankheit nicht in dem Inhalt der krankhaften Vorstellungen beruht, sondern in der Gewalt, mit welcher sie das Seelenleben beherrschen. Vorstellungen, welche an und für sich keineswegs zu den wahnhaften gehören, welche an und für sich mit geistiger Gesundheit zusammen bestehen können, werden in einem andern Fall zu Symptomen von Seelenstörung, dadurch, dass das Seelenleben unter ihre zwingende Macht zu stehen kommt. So kann ein Mensch, welcher sich für verdammt oder für verfolgt hält, je nach der Natur dieser Vorstellungen seelengestört sein oder nicht.

Eine weitere Quelle unrichtiger Anschauungen ist der Umstand, dass man im gewöhnlichen Leben nicht nur, sondern selbst in den Kreisen von Gebildeten und Sachverständigen den Verstand als den Inbegriff der gesammten geistigen Thätigkeit ansieht und Geisteskrankheit nur da zugiebt, wo der Verstand erkennbar gestört ist. Wie kann — hört man oft genug sagen — ein Mensch geisteskrank sein, der verständig urtheilt, schliesst und spricht. Hierher rechnen wir die folie raisonnante des Pinel. Alles Besondere und Auffallende, was diese Kranken an sich haben, wissen sie durch anscheinend ganz korrekte Beweisführungen zu beschönigen. Sie reden so verständig, so folgerichtig, ja oft richtiger als in gesunden Tagen, so dass kein Laie die Seelenstörung erkennen wird, während sie dem geübten Beobachter in den wortreichen Deklamationen, wodurch das Unmotivirte der Handlungen nur schlecht verhüllt wird, in dem ganzen gesuchten Thun und Treiben genügend sich offenbart.

Eine andere Form, die mit der eben genannten oft verbunden vorkommt, ist die einer periodischen Tobsucht, deren einzelne Anfälle sich aber nicht bis zu dem höheren Grad von Zerstörungssucht steigern, sondern nur in nimmer ruhender Streit- und Händelsucht sich kund geben, wobei man nicht ein verwirrtes Wort zu hören bekommt. Oder durch die ganze Erscheinung des Kranken zieht sich ohne einen periodischen Typus ein grillenhaftes von verborgenen Gefühlen oder Sinnestäuschungen abhängiges Wesen, eine tiefe Verstimmung, deren Ursache in äusseren Vorgängen zu finden sie den Drang und sehr oft — sei es auch auf Kosten der Wahrheit — die grosse Geschicklichkeit besitzen. Nicht selten sind solche unglückliche Wesen lange eine Qual für ihre Umgebung und werden selbst von ihr gequält und moralisirt, ehe man an Seelenstörung denkt und die Hilfe einer Anstalt aufsucht.

Eine hierher gehörige Form ist ferner die moral insanity, mit deren Aufstellung von Unkundigen allerdings ein bedenklicher Missbrauch getrieben werden kann, die aber gleichwohl als wirkliche Krankheit vorkommt. Es ist dies die Form von Krankheit, in welcher die Seele in Beziehung auf das sittliche Vermögen krankhaft gestört ist, in welcher die Vorstellungen von gut und bös, von Recht und Unrecht, von Schicklichkeit und Pflicht ausschliesslich oder doch vorzugsweise durch die Krankheit alienirt sind. Es gibt eine Form, die man nicht anders, denn als sittlichen Blödsinn bezeichnen kann, in welcher alle übrigen Seelenvermögen verhältnissmässig wenig getrübt erscheinen, in der sich aber doch immer „die Krankheit“ nachweisen lässt.

Zu den schwierigen und seltenen Formen gehören auch die Fälle von Mania transitoria, in welchen die Kranken sogar ohne erkennbare Vorboten und ohne nachbleibende Symptome in kurz dauernde Anfälle von Tobsucht gerathen, von denen ihnen oft alles Bewusstsein fehlt. Wenn der Arzt nicht selbst zur Beobachtung eines solchen Anfalls gelangt, oder wenn er nicht von zuverlässigen Beobachtern unterstützt werden kann, so fehlt ein genügender Anhaltspunkt und die Entscheidung, ob eine in einem solchen Anfall begangene verbrecherische That einer Seelenstörung angehört oder nicht, mag dann schwer genug sein.

Zu den hier aufgeführten Formen von Seelenstörung, durch deren Vorhandensein Straflosigkeit begründet wird und welche Gegenstand gerichtsärztlicher Begutachtung werden können, kommen noch andere Zustände hinzu. Wir erwähnen hier der lucida intervalla. Schwerlich wird auf die Frage, wie die während derselben begangenen verbrecherischen Handlungen zu beurtheilen seien, eine allgemein giltige Antwort gegeben werden können. Es wird im einzelnen Fall darauf ankommen, ob man zur Annahme berechtigt ist, dass die Krankheit noch fortbesteht und nur verborgen verläuft, etwa in der Form einer blossen psychischen Schwäche, oder ob die Zwischenzeiten ganz frei sind und die einzelnen Anfälle neue Erkrankungen darstellen.

Dann giebt es eine Reihe von abnormen Seelenzuständen — Heinroth nennt sie gebundene, Flemming intermediäre — welche keine eigentlichen Seelenstörungen sind, und gleichwohl einen Einfluss auf die freie Selbstbestimmung ausüben. Hierher gehören die Zustände gesteigerter Zornmüthigkeit, welche öfter, aber durchaus nicht immer mit der Epilepsie verbunden ist. Manche Beobachter haben — wir glauben mit Unrecht — die Epileptiker überhaupt als unzurechnungsfähig erklären wollen. Weiter sind hier anzuführen die zahlreichen hypochondrischen und hysterischen Verstimmungen, die vielen Sonderlinge, die Menschen, welche, wie man sagt, einen Sparren haben und so oft von den Laien als Beweis aufgeführt werden, dass es zwischen Seelengesundheit und Seelenkrankheit keine Grenze gebe; sodann die vielen Verstimmungen im weiblichen Gemüth während Gravidität und der ihr folgenden Perioden; ferner die einzelnen Fälle, in welchen Sinnestäuschungen isolirt für sich bestehen; gesteigertes Schamgefühl, die Zwischenzustände zwischen Schlaf und Wachen, die manchfachen durch Störungen auf dem Gebiet der Politik oder Religion entstehenden Abstufungen von Schwärmerei und Fanatismus und die dadurch herbeigeführte, gewissermassen epidemische Erregtheit der Gemüther, in welcher der Einzelne nicht denselben Grad von Freiheit geniesst, wie in ruhigen Zeiten, einer Erregtheit, welcher von den Gerichten schon Rechnung getragen worden ist.

Wir sind weit entfernt, für diese Zustände dieselbe Straflosigkeit zu fordern, wie für die eigentlichen Seelenstörungen. Es lässt sich aber nicht in Abrede stellen, dass sie auf die freie Selbstbestimmung Einfluss zu üben vermögen. Einen wie grossen wird der Richter in dem einzelnen Fall zu bestimmen und darüber der Arzt nur seine Meinung abzugeben haben. Ob eine beschränkte Zurechnung angenommen werden darf, unterliegt der richterlichen Bestimmung. Nie wird der Arzt sich für eine solche entscheiden dürfen, wenn gleich eine bedeutende ärztliche Autorität sich dafür ausgesprochen hat, dass die meisten Irren für einen grossen Theil ihrer Handlungen und Unterlassungen mehr oder weniger verantwortlich sind. Wo einmal eine Seelenstörung vorhanden ist, kann von keiner beschränkten Zurechnung die Rede sein. In Büchners Lehrbuch der gerichtlichen Medicin finden wir hierüber folgende Stellen Seite 90 und 91:

„Die psychische Freiheit kann mangeln und doch ist die psychische Unfreiheit auch nicht vorhanden, indem das Selbstbewusstsein wohl getrübt, aber nicht aufgehoben ist. Getrübtes Selbstbewusstsein bedingt geminderte Zurechnungsfähigkeit.

Es giebt Geisteskrankheiten, bei welchen das Selbstbewusstsein und demgemäss auch psychische Freiheit völlig aufgehoben, andere, bei welchen das Selbstbewusstsein nicht völlig aufgehoben, aber doch getrübt ist. Die verschiedener Grade ein und derselben Geisteskrankheit können auf das Selbstbewusstsein verschieden einwirken, so dass bei derselben Geistesstörung in dem einen Fall das Selbstbewusstsein aufgehoben, in dem andern Fall aber nur getrübt ist."

Ganz entschieden hat sich Henke gegen die Annahme einer Trübung des Selbstbewusstseins, einer geminderten Zurechnungsfähigkeit, ausgesprochen, indem er sagt: (Abhandl. Bd. 2. S. 289) „Das Individuum ...... ist entweder frei oder unfrei, und es giebt kein Mittleres dazwischen liegendes, so wenig wie zwischen ja und nein. Vermag der Arzt über Freiheit oder Unfreiheit volle Gewissheit zu geben, so findet volle Zurechnungsfähigkeit oder völlige Aufhebung derselben statt. Indem aber menschliche Erkenntniss häufig nicht ausreichend ist, um diese Gewissheit zu erlangen, entstehen allerdings Abstufungen und Grade der Gewissheit oder Ungewissheit des Urtheils über vorhandene Vernunft und Freiheit, die freilich in der Rechtspflege in Betracht kommen. Henke hat demnach, was als Mittelstufe zwischen Freiheit und Unfreiheit objectiv besteht, betrachtet als Mangelhaftigkeit der subjectiven Erkenntniss des Arztes."

Wir treten hierin dem Ausspruch von Henke bei und freuen uns, mit der gründlichen Ausführung von Flemming uns in voller Uebereinstimmung zu finden, welcher mit der ihm eigenthümlichen Klarheit in seinem „Votum in Sachen der verminderten Zurechnungsfähigkeit" (22. Band der Zeitschrift) sich dahin ausspricht, dass der Begriff der verminderten Zurechnungsfähigkeit ein für allemal müsse aufgegeben werden. Der Gerichtsarzt habe lediglich die psychische Gesundheit oder Krankheit zu ermitteln. Mit vollem Recht macht Flemming auch darauf aufmerksam, dass, wenn der Arzt sich für verminderte Zurechnung ausspreche, er dann auch den Grad derselben und somit das Strafmaass zu bestimmen haben würde. In das deutsche Strafgesetzbuch ist, womit diese Streitfrage vorerst zum Abschluss gekommen sein möchte, die verminderte Zurechnung nicht aufgenommen.

Weil es nun aber Seelenstörungen giebt, welche dem äusseren Anschein nach wenig von der Gesundheit abweichen, so hört man oft die Ansicht aussprechen, dass die vielfachen Uebergänge von Seelengesundheit und Seelenkrankheit jeden Unterschied verwischen. Wir möchten dies verneinen und nur das zugeben, dass er für unsere Erkenntniss oft nicht vorhanden ist, wohl aber wird er in der Wirklichkeit stets bestehen.

Ohne Zweifel wird man annehmen dürfen, dass das Gebiet, welches dem Arzt zur Beurtheilung zufällt, kein so eng begrenztes ist, als man gewöhnlich glaubt, dagegen wird nicht zu bestreiten sein, dass es ein bestimmt abgeschlossenes ist, dessen Grenzen oft schwer zu erkennen, keineswegs aber verwischt sind. Es bleibt nur die Aufgabe: einmal, dass unsere mangelhafte Erkenntniss sich immer mehr vervollkommne, und dann, dass im Gesetzbuch die rechte Bezeichnung für die Zustände gefunden werde. Davon ist die Frage abhängig, welche der Richter dem Gerichtsarzt zu stellen hat. Ein hochwichtiger Punkt!

Viele Vorschläge sind hierfür gemacht worden, die ich nicht alle aufzählen will. Man war, wovon schon oben die Rede war, bemüht, die einzelnen Formen von Seelenstörungen, welche hier in Betracht kommen, im Gesetzbuch aufzuführen, und glaubte, dies durch Aufstellung einer genauen Classification der Seelenstörungen zu erreichen, wozu von dem badischen staatsärztlichen Verein eine Aufforderung ergangen ist. Man wird aber damit über die vorliegende Schwierigkeit nicht wegkommen. Wohl wird es für die stark ausgeprägten

Formen, wie Tobsucht, Wahnsinn ausreichen, nicht aber für die oben angedeuteten verborgenen, schwer erkennbaren Formen. Eine dieselben umfassende Classification aufzustellen, möchte bei dem jetzigen Standpunkt der Wissenschaft eine nicht zu lösende Aufgabe sein.

Es macht sich daher die Nothwendigkeit fühlbar, dass ein Princip, ein Kriterium aufgestellt wird, an welchem die Zustände erkannt werden, durch welche Straflosigkeit bedingt wird. Hierfür sind eine Menge Versuche angestellt worden. Clarus glaubte das Merkmal in der Störung des Vernunftgebrauchs gefunden zu haben. Wenn wir nicht irren, findet sich dasselbe auch in dem Sächsischen Strafgesetzbuch. Der ältere Nasse schlug als Merkmal vor, die Unfähigkeit eines Irren, die mit seinem Irresein verbundenen Irrthümer einzusehen. Platner hat in seinen vielcitirten und doch zu wenig gekannten Gutachten den eigennützigen Zweck der Handlung als entscheidend für ihre Beurtheilung aufgestellt: „hoc satis argumenti est quod a reae animo et facto omnis aberat obtinendae ultionis et nocendi cupiditas“ und „omnis actio, quae posthabita legis et officii religione studio suscipitur utilitatis et mala est et voluntaria.“ Auch Diez hat vorgeschlagen, die Abwesenheit eigennütziger Motive des Verbrechens, als Kennzeichen vorhandener Seelenstörung anzunehmen. Heinroth will, dass man das Geständniss als Zeuge der Schuld gelten lasse.

Alle diese für die Erkenntniss der Seelenstörungen vorgeschlagenen Merkmale sind zu eng und zu weit und treffen den Hauptpunkt nicht, worauf es ankommt.

Andere wollten die Aufgabe der Gerichtsärzte auf die Ausmittlung der den Seelenstörungen zu Grund liegenden somatischen Störungen beschränkt wissen, während dies doch nur eine Aufgabe der Pathologie ist, und für den Richter einen nur untergeordneten Werth hat. Zur Vollständigkeit eines gerichtsärztlichen Gutachtens, in welchem das Vorhandensein einer Seelenstörung nachgewiesen werden soll, gehört es allerdings, dass die mit ihr im causalen Zusammenhang stehenden somatischen Störungen angegeben werden, aber das, was der Richter vom Arzt eigentlich wissen will, erfährt er daraus nicht.

Das einzige richtige Mittel, die Zustände, durch welche

Straflosigkeit begründet wird, von denen, bei welchen dies nicht der Fall ist, zu unterscheiden, wird durch den Nachweis der durch Krankheit erfolgten Aufhebung der Willensfreiheit geliefert, wie dies im §. 51 des deutschen Reichs-Strafgesetzbuches verlangt ist:

> „Eine strafbare Handlung ist nicht vorhanden, wenn der Thäter zur Zeit der Begehung der Handlung sich in einem Zustande von Bewusstlosigkeit oder krankhafter Störung der Geistesthätigkeit befand, durch welchen seine freie Willensbestimmung ausgeschlossen war."

Es ist schwer einzusehen, warum sich ein so entschiedener, fast allgemeiner Widerspruch unter den Aerzten dagegen erhoben hat. Zum Theil gründete er sich auf die irrige Annahme, als ob man den Aerzten die Entscheidung über eine in das Gebiet der Metaphysik gehörige viel bestrittene Frage zumuthen wolle. Daran denkt aber Niemand. Ein anderer Grund, warum die Aufnahme der freien Willensbestimmung in das Gesetzbuch so vielen Widerspruch bei den Aerzten gefunden hat, wird wohl in der materialistischen Richtung zu suchen sein, welche, wie Büchner in seinem Lehrbuch der gerichtlichen Medicin S. 87 sagt, die freie Selbstbestimmung des Menschen läugnet. Er fügt hinzu: „Der Materialismus, d. h. der Determinismus in der Freiheitslehre, lässt sich mit dem Strafrecht nicht vereinigen. Er ist unverträglich mit dem Beruf des Juristen, sowie mit dem des Gerichtsarztes." Jedes Gesetzbuch, in welchem Strafbestimmungen enthalten sind, setzt die Freiheit voraus. Menschen, die nicht frei sind, kann man nicht strafen. Nicht darüber wird vom Gerichtsarzt ein Gutachten verlangt, ob ein Mensch frei sei, sondern darüber, ob seine freie Willensbestimmung in einem gegebenen Fall durch Krankheit aufgehoben sei. Seelenstörungen sind nun solche Krankheiten, bei denen dies der Fall ist, und gerade dies will der Richter wissen. In dem ärztlichen Gutachten muss allerdings eine Seelenstörung constatirt sein. Zugleich aber muss in demselben nachgewiesen werden, dass durch sie die freie Willensbestimmung aufgehoben ist. Es ist dies nun freilich bei allen Seelengestörten der Fall, aber es tritt nicht bei allen in die Augen, so dass es besonders gesagt werden muss. Wo man es mit offenkundigen Fällen von Tobsucht oder Wahnsinn zu thun hat, ist es allerdings nicht nöthig. In den oben geschilderten zweifelhaften, schwer erkennbaren Formen aber genügt die einfache Schilderung nicht. Es muss eben jenes Moment beigefügt werden. Wenn der Arzt ein Gutachten darüber abgeben soll, ob ein Mensch blind sei, so genügt es nicht, dass er die Augenkrankheit schildert, durch welche die Blindheit verschuldet ist, sondern er muss hinzufügen, dass durch eine solche Krankheit das Sehvermögen aufgehoben wird.

Wie wenig aber die Frage nach der freien Willensbestimmung aus den gerichtsärztlichen Gutachten zu entfernen ist, geht schon daraus hervor, dass sie häufig von den Richtern, bevor sie durch das Gesetzbuch dazu angewiesen waren, in die dem Gerichtsarzt zu stellenden Fragen aufgenommen worden ist.

Wenn man sich klar macht, was der Richter zu wissen braucht, um Straflosigkeit aussprechen zu können, so wird man es begreiflich finden, wenn er darnach fragt, ob die abzuurtheilende That mit Freiheit des Willens begangen worden sei oder nicht. Von Strafe befreit kann vernünftiger Weise nur der werden, bei dem sie durch irgend einen Umstand — in den dem Arzt zur Beurtheilung zukommenden Fällen durch Krankheit — aufgehoben worden ist. Und dieser Kardinalpunkt soll nicht berührt werden dürfen! Fast alle Aerzte haben sich dagegen erklärt. Es ist daher mit vielem Dank anzuerkennen, dass die, welche das Strafgesetzbuch verfasst haben, sich dadurch nicht haben irre machen lassen. Uebrigens hat schon Henke mit grosser Bestimmtheit verlangt, dass in den gerichtsärztlichen Gutachten die Frage der sittlichen Freiheit beantwortet werden müsse. Entschieden dafür hat übrigens auch der Verfasser sich schon vor geraumer Zeit ausgesprochen, sowohl in einem Aufsatz: „Bemerkungen und Vorschläge für die gerichtliche Ausmittlung zweifelhafter Seelenstörungen“, welcher 1838 in den Annalen der Staatsarzneikunde von Schneider, Schürmaier und Hergt, III. Band S. 417—469 erschienen ist, als in einem auf der Naturforscher-Versammlung zu Karlsruhe 1858 gehaltenen Vortrag: „Ueber die Seelenstörungen in ihrer Beziehung zur Strafrechtspflege.“ Ich werde nicht besorgen dürfen, wenn Manches von dem, was in jenen beiden Arbeiten zu lesen ist, sich hier abgedruckt findet, eines Plagiates an mir selbst beschuldigt zu werden, da dieselben von den Fachgenossen gründlich ignorirt worden sind, wohl aber werde ich es als eine Genugthuung ansehen dürfen, dass im deutschen Reichs-Strafgesetzbuch die Anschauung zu finden ist, welche ich, wenn auch in verborgen gebliebener Weise vertreten habe.

Einer weiteren Rechtfertigung dafür, dass die gerichtsärztlichen Gutachten mit der freien Willensbestimmung sich zu befassen haben, wird es nun nicht mehr bedürfen. Es ist zwar ausgesprochen worden, dass die Frage der Willensfreiheit kein medicinischer Begriff sei, und es logischer wäre, wenn der Arzt sie nicht zu beantworten brauchte. Wenn aber gleichwohl verlangt wird, dass dieser den Zustand, um welchen es sich handelt, so darstellt, dass dem Richter der Schluss auf freie Willensbestimmung sich von selbst ergebe, so wird ja doch dem Arzt das Urtheil über dieselbe anheim gegeben. Das Schwere wird nur sein, ihr Vorhandensein oder Nichtvorhandensein darzuthun.

Wenn Hagen verlangt, dass die an den Arzt gestellte Frage nicht auf Zurechnungsfähigkeit oder freie Willensbestimmung lauten soll, so ist dieses Verlangen in Beziehung auf die erste vollkommen begründet, gewiss aber nicht in Beziehung auf die zweite. Die dafür substituirte Frage, ob die Fähigkeit bestanden habe zur Erkenntniss der Rechtswidrigkeit des Vorsatzes oder zu dem die Unterlassung seiner Ausführung ermöglichenden Vernunftgebrauch, eine Fähigkeit, von welcher eventualiter dann nachzuweisen ist, dass sie durch Krankheit geschwächt oder aufgehoben ist, halten wir trotz der ihr von Dick ertheilten Zustimmung für keine Verbesserung. Wir halten es vielmehr für ein Glück, dass dergleichen Vorschläge bei den Verfassern des deutschen Strafgesetzes keinen Eingang gefunden haben. Gewiss richtig in dem Hagen'schen Vorschlag ist, dass „die Krankheit“ betont wird. Es geschieht dies aber auch im §. 51 des Strafgesetzbuches.

Unerlässlich ist allerdings, dass in dem gerichtsärztlichen Gutachten die Krankheit nachgewiesen werde, aus welcher die incriminirte That hervorgegangen ist, nicht dass man aus der That das Urtheil zu folgern bemüht sei. Zum Nachweis der Krankheit gehört aber die Darstellung ihrer Entwicklung, der ätiologischen und pathogenetischen Merkmale, des Verlaufes, der Symptome und ihres Zusammenhangs. Alle Veränderungen in der Stimmung und im Benehmen sind zu beachten, jede Abweichung von dem früheren Verhalten, jede Störung in den Sensationen und andern Gebieten des Nervenlebens. Hier ist nichts, was im leiblichen und geistigen, im äusseren und inneren Leben vorgegangen ist, unbedeutend. Man muss bemüht sein, die disjecta membra in einem einheitlichen Bilde zusammen zu fassen, nicht eine einzelne irrige Vorstellung, ein Wahngefühl, einen krankhaften Trieb als alleinigen Beweis für die Krankheit hervorheben, man darf nicht analytisch, sondern muss synthetisch verfahren.

Als eine unerlässliche Bedingung wird man aufstellen dürfen, dass dem Arzte, von welchem man ein Gutachten fordert, Zeit und Gelegenheit zur Beobachtung geboten wird. Wenn man früher einige Besuche im Gefängniss, oder gar nur die Einsicht in die Akten für ausreichend hielt, so gehört dies einer Zeit an, in welcher man nur die stark ausgeprägten Formen von Seelenstörung im Auge, von den schwer erkennbaren dagegen keine Ahnung hatte. Ein Gefängniss ist kaum der Ort zu einer genügenden Beobachtung, und ob ein Gefangenwärter dem Arzt die nöthigen Mittheilungen zu machen vermag, möchte die Frage sein. Ein Spital dürfte sich eher dazu eignen, besser freilich noch die Irrenanstalt. Es sind auch an die hiesige Anstalt schon öfter derartige Verlangen gestellt worden, was freilich keinen geringen Zuwachs von Arbeit mit sich bringt. Wir hatten übrigens in jedem Fall mehrere Monate zur Beobachtung. Wie nothwendig es ist, eine längere Zeit hierfür zu verwenden, hat in dem Process Chorinsky auch Ludwig Meyer mit allem Recht hervorgehoben.

Sehr wichtig ist, dass der Gerichtsarzt in seiner Sphäre bleibe, dass sein Gutachten sich lediglich auf die Beantwortung der ihm gestellten Frage beschränke, ob nämlich in dem gegebenen Fall der Thäter sich in einem Zustand von krankhafter Störung der Geistesthätigkeit befand, durch welchen seine freie Willensbestimmung ausgeschlossen war, dass er nicht in das Gebiet des Richters übergreife, welcher allein über Zurechnung zu erkennen hat. Büchner schreibt S. 88 seines Lehrbuchs:

„Nur über die psychische Freiheit oder Unfreiheit, über die Selbstbestimmungsfähigkeit, ist der ärztliche Sachverständige berufen, sein Gutachten zu geben. Ueber alle andern Gründe, welche die Zurechnungsfähigkeit aufheben, ist der Richter für sich allein competent, den Ausspruch zu thun, ob zurechnungsfähig oder nicht.

Unzurechnungsfähig ist kein gerichtsärztlicher, sondern lediglich ein juristischer Begriff.

Die Competenz des Gerichtsarztes erstreckt sich lediglich über die psychische Freiheit."

Giltigkeit hat das gerichtsärztliche Gutachten nach dem jetzigen Standpunkt der Gesetzgebung nur so weit, als sie ihm vom Gericht zuerkannt wird. In Thesen zur gerichtlichen Psychiatrie, welche von dem Vorstande des Vereins für Irrenärzte im Jahr 1865 veröffentlicht wurden, wird ausdrücklich bemerkt, dass der Werth dieser Gutachten auf ihrer überzeugenden Kraft beruhe, dass der Richter ihren Werth zu prüfen habe und wenn er ihnen eine überzeugende Kraft nicht beimisst, einen zweiten Sachverständigen berathen oder ein Superarbitrium einholen könne, und wo mehrere Gutachten vorliegen, ihren Werth gegen einander abzuwägen habe.

Das Gericht, sei es nun mit rechtsgelehrten Richtern oder mit Geschworenen besetzt, ist nicht an das Gutachten der Aerzte gebunden, so dass also Laien das Urtheil von Sachverständigen umstossen dürfen.

Wir sind weit entfernt, für eine Erweiterung der ärztlichen Competenz in die Schranken zu treten. Uns hält nicht blos die Erfolglosigkeit von einem solchen Beginnen ab, wir wissen nur zu wohl, wie wenig wir bei dem jetzigen Standpunkt unserer Wissenschaft auf ein untrügliches Urtheil Anspruch haben. Es scheint auch, dass es mehr im Interesse der Justizverwaltung, als in dem der Aerzte liegen möchte, die hier zu Tag tretenden anomalen Zustände zu beseitigen. Anomal wird es immer genannt werden dürfen, wenn das Urtheil derer, welche den ganzen Ernst eines Lebens an die Ergründung einer Wahrheit gesetzt haben, der Entscheidung von Solchen unterworfen wird, welche Fremdlinge darin sind.

Wie hier, so haben wir schon im Vorwort uns dagegen verwahrt, als ob wir für die gerichtsärztlichen Gutachten absolute Giltigkeit fordern, darum aber doch den dermaligen Zustand unserer Gerichtsverfassung einen anomalen heissen und den Wunsch aussprechen müssen, dass Abhilfe getroffen werde. In keinem Fall möchten wir Hagen's Ausspruch, welcher dem Arzte und nicht dem Richter das Urtheil über Zurechnungsfähigkeit — soll wohl heissen: „über Ausschliessung der freien Willensbestimmung" — vindicirt, unverständlich heissen, wie Dick es thut. Dieser fügt bei, „der Geschworene wird bezüglich seines Ausspruches — das liegt im Grundcharakter der Institution — stets souverain bleiben und für denselben nur Gott und seinem Gewissen verantwortlich. Und darauf wird man in den allermeisten Fällen vertrauen dürfen. Nicht leicht wird er sich einem klaren und überzeugenden ärztlichen Nachweise verschliessen." Man glaubt hier mehr einen Richter, als einen Arzt sprechen zu hören. In der Wirklichkeit verhält sich die Sache doch anders.

Mit dem jetzt gültigen Gerichtsverfahren ist die Gefahr verbunden, dass Kranke gleich Verbrechern bestraft werden können. Sie sind schon wirklich als solche bestraft worden. Mehr als ein Geisteskranker ist schon durch das Gericht in die Straf- statt in die Irrenanstalt gesprochen worden. Es scheint aber nicht, dass dies in den Kreisen der Richter grosse Bedenken erregt hat.

Aus dem Labyrinth von Schwierigkeiten wird ein Ausweg nur dann gefunden werden, wenn die Ergründung der Wahrheit von allen Seiten frei von jeder vorgefassten Meinung angestrebt wird. Nicht vereinbar aber mit einem solchen Streben ist es, wenn den Aerzten Misstrauen entgegen gebracht wird, wenn sie es auch zum Theil selbst veranlasst haben sollten. Da und dort hat es schon den Anschein gehabt, dass den Richtern mehr an der Bestrafung des von ihnen für schuldig gehaltenen Angeklagten liege, als daran, dass die etwa vorhandene Seelenstörung erkannt werde. Und — werden wir weiter fragen dürfen — besteht nicht bei manchen Untersuchungsrichtern die Neigung, wenn bei einem Inkulpaten Zeichen von Seelenstörung bemerkt werden, dieselben als Folgen einer Simulation anzusehen? Fast will es scheinen, als ob es dem Richter, dessen Beruf es ist, Gerechtigkeit zu üben und den Schuldigen zur Strafe zu ziehen, unbequem ist, sich hierin durch die Annahme von Seelenstörungen gehemmt zu sehen. Jedenfalls erfordern die Untersuchungen, wie sie durch die Natur dieser Zustände geboten sind, ein ganz anderes Verfahren, als es der Richter bei den ihm zufallenden Aufgaben gewohnt ist.

Wir stehen übrigens mit dem Wunsch, dass die Richter diesen Zuständen eine unbefangene Würdigung möchten zu Theil werden lassen, nicht allein. Tardieu sagt in der Vorrede zur: „Etude médico-legale sur la folie: Es wäre kindisch, wenn man sich verhehlen wollte, dass die Aerzte in der Beurtheilung der Seelenzustände dem Argwohn nicht blos der öffentlichen Meinung, sondern was viel schwerer wiegt, der Gerichte preisgegeben sind.“

Es bleibt nun aber nichts übrig, als dass alle Mühe und Sorgfalt auf die Erkenntniss dieser Krankheiten verwendet wird und wir sollten glauben, dass die Behörde, welche für die Verwaltung der Justiz verantwortlich ist, diese Aufgabe fest in das Auge fassen, zunächst also für eine psychiatrische Ausbildung der Gerichtsärzte besorgt sein sollte. Ob in unserm Lande von Seite der obersten Justizbehörde diese Aufgabe erkannt worden ist, wissen wir nicht. Nur von Seite des Ministerium des Innern sind in dieser Beziehung Schritte geschehen. Je mehr für eine gründliche Erforschung dieser Zustände geschieht, um so mehr werden die Vorurtheile schwinden, die jetzt noch so vielfach nicht nur im Publikum, sondern auch in den Kreisen derer vorkommen, die hier zu entscheiden haben.

Der oben berührte Umstand, dass man im gewöhnlichen Leben den Verstand als den Inbegriff der gesammten psychischen Thätigkeit ansieht, bildet eine Hauptquelle nicht nur der hier vorkommenden falschen Anschauungen und Urtheile, sondern auch ein Hinderniss zur Ergründung der Wahrheit.

Wenn Seelenstörungen nichts Anderes sind, als gestörte Verstandesthätigkeit, so will eben der Verstand nicht einsehen, warum der Verstand sie nicht soll erkennen können. Ein angesehener Beamter unseres Landes, welchem wir in einem Fall von folie raisonante die Seelenstörung klar machen wollten, erwiederte uns: „was Vernunft ist, wissen wir selbst.“ Viel drastischer hat sich ein hervorragender englischer Jurist ausgedrückt. Ein Angeklagter war von zwei Gefängnissärzten, welche einräumten, keine psychiatrischen Kenntnisse zu besitzen, für gesund, von dem als Irrenarzt hochgefeierten Tuke aber als geisteskrank erklärt und dabei bemerkt worden: „Einer der ersten Grundsätze des gesunden Menschenverstandes ist der, dass schwierige und verwickelte Fragen nur von solchen Persönlichkeiten entschieden werden sollten, welche sich einige Mühe gegeben haben, sich mit dem Gegenstand bekannt zu machen.“ Dazu nun bemerkt der Kronanwalt Collier: „Was! ist es erlaubt, die Gefängnissärzte deshalb anzugreifen, weil sie sich mehr auf den gesunden Menschenverstand verlassen, als die Narrenärzte (maddoctors), dies zu thun pflegen? Das sind Angelegenheiten, die der gesunde Menschenverstand entscheiden muss, der oft anders entscheidet, als die wissenschaftliche Aussage (evidence), und der trotzdem Recht hat.“ Einer richtigen Erkenntniss werden durch solche Deductionen natürlich Thor und Thür verriegelt. Mit Recht sagt Maudsley, einer der tüchtigsten Irrenärzte hierzu: „da rufen sie, die Gesellschaft ist in Gefahr, wenn der Irre nicht gehängt wird, gerade wie sie einst riefen: die Gesellschaft ist in Gefahr, wenn der Hexenmeister nicht verbrannt wird. Da reden sie vom gemeinen Menschenverstand, der in Sachen der Wissenschaft ziemlich gleichbedeutend ist mit gemeinem Vorurtheil und gemeiner Unwissenheit und wollen diesen Menschenverstand als Maassstab gebrauchen für etwas, was eben das Gegentheil davon, nämlich Wahnsinn ist.“ Man wird es dem verdienten Maudsley nicht verdenken, wenn er derartige Behauptungen, welche wir nicht näher bezeichnen wollen, etwas derb zurückweist. Sie sind übrigens nicht neu. Schon vor mehr als 40 Jahren hat sich der französische Advokat Regnault in seiner 1830 erschienenen Schrift: „Das gerichtliche Urtheil der Aerzte über zweifelhafte psychische Zustände" den Ausspruch eines Dr. Urbain Coste angeeignet, welcher wörtlich lautet: „Wahrlich, es giebt keinen Menschen von gesundem Verstand, der nicht ebenso tüchtig wäre, in dieser Sache zu urtheilen, wie Pinel und Esquirol, und welcher nicht ausserdem vor diesen den Vorzug hätte, frei von jedem wissenschaftlichen Vorurtheile zu sein." Noch jetzt — Büchner führt solche Fälle an — giebt es Gerichtshöfe, welche die Competenz für sich in Anspruch nehmen. Kant hat bekanntlich dieselbe der philosophischen Facultät zuerkannt wissen wollen. Schwerlich wird man sie im Ernst den Aerzten unseres Faches streitig machen wollen.

Die Aufgabe, welche hier vorliegt, ist wichtig genug. Es handelt sich nicht blos darum, den Irrthum in einer Wissenschaft zu berichtigen. Wir haben es vielmehr mit Vorurtheilen zu thun, durch welche die Freiheit und das Leben der Menschen gefährdet wird. Und dann ist nicht etwa nur die grosse Menge in ihnen befangen. Für sie wird das ganze Gewicht der Gerechtigkeitspflege in die Wagschale geworfen. Die gegen dieselben gerichteten Bestrebungen werden als eine die Sicherheit der menschlichen Gesellschaft bedrohende weichliche Humanität signalisirt. Auf der einen Seite machen sich unantastbare Forderungen geltend, an welchen Niemand rütteln soll, auf der andern stehen die Ergebnisse einer jungen Wissenschaft, welche sich nur erst in beschränkten Kreisen Geltung zu erringen vermochte. Aber trotz dieser ungleichen Waffen wird der Kampf aufgenommen und durchgeführt werden müssen und wird ihm der Sieg nicht fehlen. Es ist dies eine der vielen Aufgaben, die den Aerzten dieser Anstalten zufallen und nur von ihnen gelöst werden können. In ihre Hand ist es gelegt, in dieses Dunkel Licht zu bringen und darum sollte Jeder gewissenhaft das Seinige beitragen, sollte Keiner durch die vielen missgünstigen Urtheile sich irre machen lassen.

Zu wünschen wäre freilich, dass unter den Aerzten selbst mehr Uebereinstimmung herrschen möchte, dass man die unläugbar vorhandenen Schwierigkeiten nicht zum Ausgangspunkte nehmen möchte, wie dies in einem sonst werthvollen Aufsatz zu geschehen scheint: „Die rechtlichen Folgen des Wahnsinns" von Dickson in „the Quarterly Journal of psychological medicine and medical jurisprudence edited by William A. Hammond“ Bd. II. No. 3, welcher behauptet, dass alle bisher angegebenen Merkmale des Wahnsinns nicht stichhaltig seien, statt dass er sich bemühen sollte, stichhaltige aufzusuchen. Er meint, dass man die Zurechnungsfähigkeit criminell so lange präsumiren müsse, bis das Gegentheil erwiesen sei, denn nur so lange würden Immoralität und Leidenschaften von wirklicher Geisteskrankheit geschieden. Man gehe zu weit, Geisteskrankheit gesetzlich als gleichbedeutend mit Unzurechnungsfähigkeit anzunehmen. Nicht jeder Geisteskranke sei straffrei; aber wo seine Strafbarkeit anfängt, das weiss der Verfasser nicht zu bestimmen!

Zu diesen Aussprüchen hat sich Dickson durch die Schwierigkeiten bestimmen lassen, welche hier unläugbar vorhanden sind, welche aber dadurch, dass man sie zum Ausgangspunkt der Betrachtung macht, nur vermehrt werden. Wir möchten diesen Abschnitt nicht schliessen, ohne vor derartigen Betrachtungen, als ob zwischen Seelengesundheit und Seelenkrankheit kein erkennbarer Unterschied bestehe, als ob es Irre gebe, welche strafbar seien und dgl. recht ernstlich gewarnt zu haben.

XXVIII. A. Verwahrung sogenannter crimineller Irren. B. Fortsetzung der Strafe an genesenen Sträflingen.

A. Verwahrung sogenannter crimineller Irren.

Die criminal-lunatics bilden einen Theil des Verwaltungssystems der Irrenhäuser. Gneist zählt im Englischen Verwaltungsrecht S. 999f. sechs verschiedene Unterklassen auf. Wir glauben, dass wir hier zunächst nur die Maassregeln für 2 Klassen zu besprechen haben.

A. Einmal für die Seelengestörten, welche wegen einer verbrecherischen That in Anklagestand gekommen, aber sogleich als geisteskrank erkannt worden sind, oder deren Geisteskrankheit sich erst im Verlauf der Untersuchung herausgestellt hat und die deshalb frei gesprochen worden sind. In die Strafanstalten gehören diese in keinem Fall. Es frägt sich nur, ob eine gesetzliche Bestimmung zur Verwahrung in der Irrenanstalt getroffen werden kann. In England scheint dies der Fall und den commissioners in lunacy die Befugniss hierzu anheimgestellt zu sein. Was soll aber bei uns mit diesen Unglücklichen geschehen? Wenn sie mit der That, wegen welcher sie in Untersuchung gekommen sind, Anstoss und Aergerniss erregen, so kann man sie doch nicht frei herumgehen lassen, auch wenn sie nach Verübung der That, wie dies häufig der Fall ist, in einen Zustand von Abspannung gerathen und nicht mehr gefährlich, vielleicht auch nicht mehr heilbar sind, so dass sie nach den Statuten der Illenauer Anstalt eigentlich nicht aufnahmefähig wären. Vielleicht ist auch Niemand da, der die Aufnahme verlangt, und eine Behörde, welche wie die englischen commissioners in lunacy hierzu autorisirt ist, giebt es bei uns nicht. Gleichwohl fordert die öffentliche Meinung, dass man einen Menschen, welcher sich gegen die heiligsten Gebote der Menschheit vergangen hat, z. B. einen Vater, der seine Kinder erschlagen, den allgemeinen Blicken entziehe und ihn aus der menschlichen Gesellschaft entferne. In England waren es besonders die berüchtigten Attentate gegen den König Georg III., durch welche diese Frage in den Vordergrund gestellt und die Errichtung eigener Asyle für diese Unglücklichen angeregt wurde. Die einzelnen Fälle sind von Wiedemeister (1868 der Zeitschrift) aufgezählt. Die erste derartige Anstalt wurde 1850 zu Dundrum bei Dublin errichtet. In Schottland wurde eine besondere Abtheilung des Gefängnisses zu Perth dafür bestimmt. In England, wo die commissioners in lunacy in ihrem ersten Rapport, 1844, eine eigene Anstalt verlangt hatten, wurde eine solche zu Broadmoor 1863 für die Frauen, 1864 für die Männer errichtet, welche Ende December 213 Männer und 94 Frauen zählte.

Das quartier de sûreté in Paris entstand auf die Empfehlung von Georget, Brierre de Boismont, Legrand du Saulle, Parchappe. Englische Zellengefängnisse wurden zum Muster genommen.

Nach englischen Gesetzen sollen nun solche Irren in derartige Anstalten aufgenommen werden, welche Verbrechen der schwersten Art gegen Personen begangen haben, sei es, dass sie sogleich bei der ersten Untersuchung, oder in deren weiterem Verlauf als seelengestört erkannt wurden, oder dass erst nach erfolgter Verurtheilung und Einschliessung die vielleicht schon früher bestandene Seelenstörung zum Vorschein kam.

Aus Deutschland wissen wir Nichts von gesetzlichen Bestimmungen zu berichten. Gerichtshöfen, bei welchen ein solcher Fall anhängig wird, bleibt es überlassen, der Polizeibehörde Nachricht davon zu geben, damit von ihr die zur Schonung des Sittlichkeitsgefühls nöthigen Maassregeln getroffen werden können, aber auch dies scheint nicht überall geschehen zu sein, so dass hier eine fühlbare Lücke vorhanden ist.

Schon bei Berathung des Strafgesetzbuches für den Norddeutschen Bund soll auf dem Reichstag der Beschluss gefasst worden sein, den Bundeskanzler aufzufordern, im Wege einer Vorlage die Regelung eines Verfahrens herbeizuführen, durch welches Personen, die wegen ihres Geisteszustandes (oder als Taubstumme) für straflos erklärt worden sind, im Falle der Gemeingefährlichkeit einer wirksamen Beaufsichtigung überwiesen werden. Was hierauf beschlossen wurde, ist uns nicht bekannt geworden. Zu bemerken ist nur, dass es sich hier nicht blos um gemeingefährliche, sondern auch um solche Personen handelt, welche ohne gefährlich zu sein, schon durch ihren blossen Anblick Anstoss erregen.

Nach Foville bestehen im Staat Maine über diese Punkte folgende der Beachtung werthe Bestimmungen: Die einer verbrecherischen That Bezichtigten, welche bei ihrer Verurtheilung Seelenstörung geltend machen, werden auf Befehl des Gerichtshofes zur Beobachtung in die Anstalt geschickt. Auch vor dem Urtheilsspruch kann der Gerichtshof dieselbe Maassregel treffen, wenn er weiss, dass Seelenstörung geltend gemacht wird.

Die, welche wegen Seelenstörung freigesprochen worden sind, sollen vom Gerichtshof in die Anstalt geschickt werden und daselbst bis zu ihrer Genesung bleiben oder bis zur gesetzlich verfügten Entlassung. Andere Förmlichkeiten sind festgesetzt für den Fall, dass der Kranke ohne Gefahr entlassen werden kann. Foville, welchem wir diese Mittheilung entnehmen, beklagt es, dass das französische Irrengesetz hierüber eine Lücke enthält, was übrigens auch in Deutschland der Fall ist, so lange dem oben erwähnten Beschluss des Reichstags keine Folge gegeben wird.

Es scheint indessen in Frankreich zur Ausfüllung dieser Lücke Hoffnung vorhanden zu sein. In der Sitzung der société médico-psychologique vom 28. October 1872 bemerkt Lunier, dass das seitherige Verfahren, wonach ein wegen Seelenstörung freigesprochener Angeklagter der Verwaltungsbehörde zur Verfügung gestellt und von dieser meist einer Anstalt übergeben werde, nicht obligatorisch sei und auch nicht immer befolgt werde. Um diesem Uebelstand abzuhelfen, sei neuerlich vorgeschlagen worden, der Jury das Recht zu geben, zu erklären, dass der Angeklagte ihr desshalb nicht schuldig scheine, weil er von Seelenstörung befallen sei und in diesem Fall die richterliche Behörde selbst das Recht und die Pflicht habe, die Versetzung des Kranken in ein Specialasyl anzuordnen.

Blanche fügt bei, dass man nach dem der National-Versammlung vorgelegten Entwurf für ein Irrengesetz hoffen dürfe, dass die Beziehungen der Justiz zu den Irren eine wesentliche und vortheilhafte Aenderung erfahren würden. Es würde nämlich in allen Fällen, in welchen wegen Krankheit Unzurechnungsfähigkeit ausgesprochen wird, die richterliche Behörde selbst die Versetzung in die Anstalt anordnen und überdies, wenn der verlängerte Aufenthalt in derselben angefochten würde, nicht mehr der Arzt über das Bleiben in derselben zu entscheiden haben. Es würde vielmehr die richterliche Behörde hierfür einzutreten haben, welcher es frei stände, eine Untersuchung zu veranlassen und sich alle möglichen Bürgschaften zu verschaffen.

Ueber die Specialasyle, welche man für diese Klasse von Kranken vorgeschlagen und zum Theil auch ausgeführt hat, möchten wir unsere Meinung dahin abgeben, dass dieselben kaum nöthig sein werden, sondern dass die Geisteskranken, um welche es sich hier handelt, in den verschiedenen Abtheilungen der bestehenden Irrenanstalten unterzubringen seien.

Für Einige derselben möchten sich Pflegeanstalten vorzugsweise eignen.

Dieselbe Frage wiederholt sich bei der zweiten Klasse, bei den geisteskrank gewordenen Sträflingen, d. h. bei solchen Personen, die während der begangenen That noch nicht seelengestört waren, sondern erst, nachdem das Urtheil schon gesprochen war, es geworden sind. Wo und wie diese am besten untergebracht und behandelt werden, darüber sind verschiedene Meinungen laut geworden. Für diese wurden vorzugsweise eigene Asyle verlangt, oder man hat vorgeschlagen, sie in eigenen Abtheilungen in Verbindung mit Straf- oder mit Irrenanstalten unterzubringen. Noch Andere halten die Letzteren ohne besondere Abtheilungen für die geeigneten Orte.

Eine hierüber statt gehabte, in der Zeitschrift für Psychiatrie geführte Discussion zwischen dem Bruchsaler und Illenauer Arzte, wurde von dem badischen Justiz-Ministerium nach den Ansichten des ersteren entschieden, welchen die Anschauung zu Grunde liegt, dass ein Sträfling, der geisteskrank geworden, nicht aufhöre, Sträfling zu sein und demgemäss zu behandeln sei. Die in der Bruchsaler Strafanstalt geisteskrank gewordenen Sträflinge werden seit einigen Jahren in einer zur Strafanstalt gehörigen Hilfsanstalt behandelt. Dass alle geisteskrank gewordenen Sträflinge in die Irrenanstalt versetzt werden sollen, war nicht verlangt worden und würde sich auch nicht rechtfertigen lassen. Die Form von Seelenstörung, welche durch die Einzelhaft bedingt ist und sich vornehmlich in der Erscheinung von Gehörs-Hallucinationen kund giebt, eine Form, welche von dem Strafanstaltsarzte Gutsch sehr anschaulich dargestellt ist (Band XIX der Zeitschrift) bedarf zu ihrer Behandlung keiner Irrenanstalt. Diese Kranken werden in der Regel bald ihrer Genesung entgegengeführt, so bald sie in gemeinsame Haft versetzt werden. Es ist also kein Grund vorhanden zu ihrer Entfernung aus der Strafanstalt. Ebenso können ihr, wie schon Damerow vorgeschlagen hat, auch die besonders gefährlichen und Anstoss erregenden geisteskrank gewordenen Sträflinge verbleiben, für welche die Einrichtungen der Irrenanstalt nicht ausreichen, obwohl es vorkommt, dass, unter den nicht aus einer Strafanstalt kommenden Kranken sich gefährliche befinden und die geisteskranken Sträflinge sehr oft nicht gefährlich sind.

Wiedemeister in seinem gediegenen Aufsatz: „Ueber die Errichtung von Specialasylen für verbrecherische Irren" (XXVIII. Band der Zeitschrift) will, dass diese beiden Klassen und die Geisteskranken, welche erst nach verübter That in Seelenstörung verfallen sind, der Strafanstalt verbleiben und in dem mit ihr verbundenen Lazareth untergebracht werden. Dafür spricht sich auch Baer aus (die Gefängnisse, Strafanstalten und Strafsysteme. Berlin 1871.) Ebenso schlägt Biffi vor, dass man, anstossend an die Infirmerie (das Lazareth) des Strafhauses kleine Irrenanstalten errichte.

Bereitwillig und mit voller Ueberzeugung ist von uns zugegeben worden, dass manche geisteskrank gewordene Sträflinge in der Strafanstalt behandelt werden können, wir glaubten nur gegen das Princip, dass der geisteskrank gewordene Sträfling nicht aufhöre, Sträfling zu sein und demgemäss zu behandeln sei, Einsprache erheben zu müssen. Wir sind darum auch nicht der Meinung, dass die nach der That geisteskrank gewordenen Sträflinge in der Strafanstalt bleiben sollen. Ganz gewiss hört damit, dass ein Sträfling geisteskrank geworden, seine Strafzeit nicht auf. Die rechtlichen Folgen des Verbrechens bleiben in Kraft. Es wird auch für seine sichere Verwahrung, für Verhütung des Entweichens Sorge getragen werden müssen, aber zu behandeln wird er immer als ein Geisteskranker sein. Zu ganz eigenthümlichen Folgen würde es führen, wenn man annehmen wollte, dass es geisteskranke Sträflinge geben könne, in welchen der Verbrecher den Geisteskranken überwiege. Die Bestimmung mancher Gesetzbücher, dass die von dem geisteskranken Sträfling in der Irrenanstalt zugebrachte Zeit an der Dauer seiner Strafe abgerechnet werden soll, setzt voraus, dass man das Verbleiben der geisteskranken Sträflinge in der Strafanstalt nicht für nothwendig gehalten hat. In einer 1868 erschienenen Brochüre von Jules Falret: „Des aliénés dangereux et des asiles spéciaux pour les aliénés dits criminels" nimmt derselbe an der Bezeichnung: „verbrecherische Irren", „aliénés criminels" grossen Anstoss.

So bald ein Mensch geisteskrank ist, darf er nicht für einen Verbrecher gehalten werden. Die sogenannten criminellen Irren sind eben Irre wie die andern Irren und erst nach der Heilung der Seelenstörung wieder Verbrecher.

Was nun die Frage wegen der eigenen Asyle betrifft, wovon bei der Verwahrung derjenigen Kranken die Rede war, welche schon bei der Untersuchung als solche erkannt worden sind, so möchten wir auch für die Geisteskranken, welche es erst während ihrer Haft wurden, keine solchen in Vorschlag bringen. Auch Falret hält sie nicht für nöthig. Der Sicherheit wegen braucht man sie nicht, da in jeder Irrenanstalt Abtheilungen für gefährliche Irren vorhanden sein müssen und die Zahl Derer, die wirklich gefährlich sind, nur klein ist. Auch wegen des übeln Eindrucks, welchen die Gegenwart der criminellen Irren auf die Andern hervorrufen könnte, bedarf es keiner eigenen Anstalten. Falret glaubt, dass derartige Vorurtheile bekämpft werden sollten und dass die anstössigsten Fälle den Strafanstalten verbleiben könnten, womit auch wir uns einverstanden erklären und zur Schonung der bei heilbaren Irren vorhandenen Empfindlichkeit nur wiederholen möchten, dass sich Pflegeanstalten besser als Heilanstalten zur Aufnahme geisteskranker Sträflinge eignen dürften. Gesetzliche Bestimmungen, aus denen die Nothwendigkeit eigener Anstalten abzuleiten wäre, erklärt Falret für gänzlich verfehlt und verlangt, dass sie, wo sie bestehen, mit den Fortschritten der Wissenschaft und der Philanthropie in Einklang gebracht werden.

In der südwestdeutschen psychiatrischen Versammlung zu Heidelberg 1873, wo der Strafanstaltsarzt Gutsch über diesen Gegenstand zu referiren hatte, sollen die sämmtlichen Mitglieder, wie dies auch von andern angesehenen Kollegen in mehreren Ländern geschehen ist, namentlich auch von Salomon im 22. Band unserer Zeitschrift, sich gegen die Anwesenheit geisteskranker Verbrecher in Irrenanstalten ausgesprochen haben, weil sie davon eine nachtheilige Wirkung auf die andern Kranken befürchten. Wir möchten glauben, dass diese Furcht, welche im ersten Moment etwas für sich zu haben scheint, bei näherem Zuschauen sich als ganz unberechtigt erweisen wird. Auch Bär (s. o.) erklärt die Befürchtungen, dass geisteskranke Verbrecher nicht in die Gesellschaft ehrlicher Kranker der Irrenhäuser passten, ihre Moralität verderbten etc. für Scheingründe. In Illenau hatten wir in früheren Jahren eine ganze Reihe von geisteskranken Sträflingen, die aber — die meisten waren freilich in der Pflegeanstalt untergebracht — auch nicht den geringsten Anstoss erregten. Zur Zeit, als die Heidelberger Versammlung gegen die Anwesenheit solcher Kranken in den Anstalten sich ausgesprochen hatte, waren in Illenau und zwar in der Heilanstalt zwei Männer, welche ihre Frauen, ein Mann, der das Kind seines Bruders und eine Frau, welche ihr eigenes Kind getödtet hatte, ohne dass von dem befürchteten Eindruck auch nur das Mindeste zu bemerken gewesen wäre. Bei diesen Kranken hat, weil die Krankheit sogleich erkannt worden war, keine Verurtheilung statt gefunden, sie sind darum auch keine eigentlichen Sträflinge gewesen. Es ändert dies aber Nichts an den gegen solche Aufnahmen geäusserten Bedenken. Wenn man einmal unter den andern Kranken keine Solchen haben will, die eine verbrecherische That begangen haben, so müssten auch die ausgeschlossen sein, welche während der That schon geisteskrank waren. Für diese müsste dann wieder eine besondere Anstalt errichtet werden. Denn mit Solchen, die als Verbrecher abgeurtheilt und erst in der Strafanstalt geisteskrank geworden sind, wird man Kranke nicht zusammenbringen wollen, welche, wenn sie zum Bewusstsein der verübten That kommen, nicht selten auf das Schmerzlichste davon ergriffen sind. Wer in aller Welt würde die Verantwortung für eine so inhumane Maassregel übernehmen wollen! Wenn man sie aber in Irrenanstalten unterbringt, wohin sie nach übereinstimmendem Urtheil gehören, wenn ferner die geisteskranken Sträflinge, welche wegen ihrer That in besonderem Grad Anstoss und Aergerniss geben, den Strafanstalten überlassen werden, kann man dann für die, welche übrig bleiben, vernünftiger Weise noch eine eigene Anstalt fordern?

Wenn man aber alle Seelengestörten, welche Anstoss geben können, aus diesen Anstalten fern halten wollte, dann müssten noch Andere, als die s. g. criminels ausgeschieden werden.

Es giebt Pfleglinge, die, ohne je mit den Gerichten in Konflikt gekommen zu sein, durch eine hochgradige Unsittlichkeit, sei es, dass sie dem gesunden Zustande oder der Krankheit angehört, viel anstössiger sind als Jene. Wird man etwa auch für Diese eigene Anstalten errichten wollen?

Es möchte hier noch ein anderer Umstand in Betracht kommen. Den günstigen Erfolg, welchen wir der Behandlung der Irren in eigenen Anstalten zuschreiben, verdanken wir der dort cultivirten Hausordnung, welcher die Kranken sich zu unterwerfen haben, der Vertheilung in Unterabtheilungen. Dies ist aber nur dann ausführbar, wenn die Zahl Derer, für welche eigene Anstalten oder eigene Abtheilungen errichtet werden sollen, hierzu gross genug ist. In manchen deutschen Ländern oder Provinzen wird aber die Zahl der s. g. criminellen Irren, d. h. derjenigen, welche erst nach verübter That in Geisteskrankheit verfallen sind, hierzu kaum gross genug sein. Auch ist anzunehmen, dass dieselben unter sich verschieden sind und nicht Alle zusammenpassen, so dass ein ungeeignetes Zusammensein oder eine grosse Zersplitterung nöthig werden würde. Beides nicht zum Vortheil der zu behandelnden Kranken.

Aus allen diesen Gründen möchte es für unsere deutschen Verhältnisse besser sein, die s. g. criminellen Irren, statt, dass man eigene Anstalten für sie errichtet, in den verschiedenen Abtheilungen der Irrenanstalten zu vertheilen. So viel wir wissen, bestehen mit Strafanstalten verbundene besondere Irren-Abtheilungen ausser der in Bruchsal nur noch in Auburn und Perth in Schottland. Wir glauben nicht, dass eine derartige Einrichtung als ein musterhafter Vorgang aufgestellt werden darf.

Was nun die grosse Verbrecheranstalt Broadmoor in Berkshire betrifft, so besitzen wir durch Pelman interessante Mittheilungen, welche aber nicht zur Nachahmung auffordern. Die Anstalt besteht aus einem grossen, von einer hohen Mauer umgebenen Complex von Gebäuden und trägt den Character eines Gefängnisses mehr als eines Asyles.

Es werden 3 Kategorieen unterschieden:

1) Solche Angeklagte, welche bei der Untersuchung geisteskrank befunden werden;

2) Solche, welche wegen Geistesstörung freigesprochen werden; beide Klassen bilden zusammen die criminal lunatics.
3) Geisteskranke Verbrecher im engern Sinn, welche erst nach der Verurtheilung geisteskrank geworden sind.

Wir haben oben bemerkt, dass es eine in keiner Weise zu rechtfertigende Härte wäre, wenn man die erste und zweite Klasse mit der dritten in einer Anstalt zusammenbringen wollte.

Die in Broadmoor gewonnene Erfahrung spricht aber überhaupt gegen die Errichtung von eigenen Anstalten für verbrecherische Irren.

Pelman findet es begreiflich, dass man solche Elemente aus den Anstalten fern halten möchte. Er macht aber darauf aufmerksam, dass in eigenen Anstalten das Uebel sich in einem Maasse potenzirt, welches fast jede Aufsicht unmöglich macht und aller Bemühungen spottet. „Irre mit verbrecherischen Trieben und Neigungen können einzeln und unter andern Kranken immerhin beaufsichtigt und gehalten werden, zusammen vereint ist es kaum durchführbar. Die Neigung zum Conspiriren, sonst bei Irren so selten, dauert hier auch im Irresein fort, alle Augenblicke Gewaltthätigkeiten und Fluchtversuche, Einer verderbt den Andern und es bleibt von der Anstalt Nichts als ein Gefängniss."

Noch weniger ermuthigend für solche Unternehmungen ist, was der Anstaltsgeistliche in seinem Berichte von 1868 schreibt: „Die sittliche Grundlage der Anstalt ist wesentlich verschlechtert worden durch die Einführung einer stets steigenden Anzahl von Verbrechern, welche während der Abbüssung ihrer Strafe irre geworden. Diese Leute haben zu ihrer ursprünglichen Verdorbenheit noch den schlechtesten Unterricht der Gefängnisse genossen, während ihnen häufig noch so viele Geisteskraft geblieben ist, um auf die Andern einen recht verderblichen Einfluss auszuüben. — — In andern Anstalten wirkt doch die Hoffnung auf Entlassung — — hier erlaubt die Furcht vor Rückfällen und den furchtbaren Thaten, zu welchen sie führen könnten, nur selten den Gedanken daran. In den Gefängnissen wird auch der Verkommenste noch durch seine Vernunft geleitet — hier haben wir Kranke mit den schlimmsten Leidenschaften", etc. Wir wollen zugeben, dass diese Schilderung Verhältnissen entnommen ist, welche bei uns nicht zutreffen, und dass auch die sittliche Depravation durch die Gefängnisse bei uns nicht statt hat — immerhin aber wird man einer solchen Erfahrung Rechnung tragen müssen.

Dazu kommt die Gefahr von Verletzungen der Angestellten, die Kostspieligkeit der Unterhaltung, die Schwierigkeit, ein gutes Wartpersonal zu beschaffen, aus welchen Gründen der dortige Director die Idee eines solchen Asyls gänzlich verwirft und bei uns will man den Regierungen den Aufwand dafür zumuthen!

V. Krafft-Ebing, dessen Aufsatz in Friedreichs Blättern für gerichtliche Medicin Heft V. 1873. mir erst, nachdem Obiges schon geschrieben war, bekannt geworden ist, schlägt vor, die s. g. verbrecherischen Irren in folgender Weise zu verpflegen:

I. In den Irrenanstalten,
1) Die Irren, welche zur Zeit, als die verbrecherische That verübt wurde, schon geisteskrank waren.
2) Die, welche in der Untersuchungshaft geisteskrank geworden sind.
3) Geisteskrank gewordene Sträflinge, die nicht gefährlich sind.

II. In Irrenstationen der Gefängnisse und der Strafanstalten.
1) Solche, die erkrankten, als sie schon Angeklagte waren.
2) Der Simulation verdächtige Sträflinge.
3) Die in der Isolirhaft Erkrankten, acute Fälle.

Auszuschliessen von der Behandlung in der Irrenstation und in die Irrenanstalt zu verbringen wären alle unheilbaren und chronischen Fälle, weil zu deren Behandlung ein Apparat von Mitteln nothwendig ist, welcher sich in der Irrenstation nicht findet.

III. In eigenen Verbrecher-Asylen.

Chronische und unheilbare Geisteskranke, welche wegen ihrer Gemeingefährlichkeit, wegen des Aufsehens, welches die verbrecherische That erregte, nicht in Irrenanstalten passen.

Nach meiner Ansicht könnten in kleineren Ländern

solche Verbrecherasyle den Anhang an eine Irrenanstalt bilden, besser, als an eine Strafanstalt.

Eigene, d. h. selbstständige Verbrecher-Asyle sind nach v. Kraffts Meinung für grosse Staaten nicht zu umgehen. Er glaubt, dass diese Asyle sich auch zur Aufnahme für psychisch abnorme Subjecte eigneten, für solche, welche das Urtheil zwischen Verbrechen und Wahnsinn in der Schwebe lassen.

Mit den hier mitgetheilten Vorschlägen können wir uns im Ganzen einverstanden erklären und möchten uns nur einige Modificationen, namentlich eine grössere Vereinfachung vorbehalten.

Für sämmtliche „criminal lunatics“ werden in Deutschland die Irrenanstalten und die in den Lazarethen der Strafanstalten für einzelne Geisteskranke reservirten Räume ausreichen. In die letzten eignen sich vorzugsweise die von v. Krafft ad II. No. 3 aufgeführten in der Isolirhaft erkrankten Sträflinge, welche wir schon längst wie auch Andere, als zur Belassung in der Strafanstalt geeignet bezeichnet haben, wozu dann noch die gefährlichen Kranken kommen, welche durch ihre That grossen Abscheu erregen, also Diejenigen, für welche v. Krafft eigene Asyle verlangt. Es werden deren bei uns nur wenige sein. Für alle Andern reicht die Irrenanstalt aus und zwar ohne einen besondern Anhang. In den Pflegeanstalten muss für die gehörigen Räumlichkeiten gesorgt sein. Da, wo wegen des Verdachtes der Simulation eine Beobachtung nöthig ist, wird diese besser in einer Irrenanstalt als in der Irrenstation einer Strafanstalt vorgenommen werden.

Eigene Verbrecher-Asyle sind für unsere deutschen Länder zu entbehren. Ob für grosse Länder unentbehrlich, wie v. Krafft meint, getrauen wir uns nicht zu behaupten. Falret wenigstens ist der Ansicht, dass man ihrer in Frankreich nicht bedarf. In England wird allerdings die grosse Zahl der von Geisteskrankheit befallenen Verbrecher in Betracht zu ziehen sein. Sie betrug nach einem von Salomon im 22. Band unserer Zeitschrift mitgetheilten Bericht im Jahre 1861 970 (750 m. und 220 w.) Davon hatten 238 gestohlen, 141 gemordet und 98 einen Mordversuch begangen.

Wenn v. Krafft in den Verbrecher-Asylen die von ihm näher

bezeichneten psychisch-abnormen Subjecte untergebracht haben will, so berührt er damit allerdings ein tief gefühltes Bedürfniss. Es besteht hier in der Gesellschaft eine grosse Lücke und es wäre sehr erwünscht, wenn diese Unglücklichen an einem geeigneten Ort untergebracht werden könnten. Nur möchten sich die Verbrecher-Asyle nicht dafür eignen. Wir werden weiter unten auf diesen Punkt zurückkommen.

In unserer Mittheilung über die südwestdeutsche psychiatrische Versammlung, welche am 26. nnd 27. Mai 1873 zu Heidelberg tagte, war uns der von Medicinalrath Dr. Gutsch gehaltene Vortrag, welcher erst in dem Ende des Jahres ausgegebenen Heft unserer Zeitschrift erschien, noch nicht bekannt. Wir wussten nur, dass, was in dem Aufsatz: „wohin mit den geisteskranken Sträflingen“ weitläufig ausgeführt wird, derselbe eine mit der Strafanstalt verbundene Irrenstation verlangt, in welcher alle während der Haft erkrankten Sträflinge Aufnahme finden sollen. Etwas, was in dem Vorherstehenden nicht seine Widerlegung gefunden hätte, ist nicht darin enthalten. Seine Beweisführung concentrirt sich in dem Satz, „dass der geisteskrank gewordene Sträfling nicht aufhört, Verbrecher zu sein.“ Wir haben, was den Lesern unserer Zeitschrift bekannt sein wird, diesen Satz ausführlich beleuchtet. Der Verfasser jenes Aufsatzes hat nicht für gut gefunden, dessen zu erwähnen. Es soll uns dies nicht abhalten, einige seiner Aussprüche hier zu reproduciren. Er sagt wörtlich:

„Wenn wir die gegen die Strafanstaltsbehandlung erhobenen Einwürfe einer Prüfung unterziehen, so finden wir, dass einer der fundamentalsten und scheinbar vollgültigsten derselben in dem Satze gipfelt: „Ein Geisteskranker gehört nicht in das Zuchthaus“ und doch ist es gerade dieser Satz, aus dessen Zergliederung wir auch für unsere Forderungen glauben günstige Schlüsse ziehen zu können.“

„Die unendlichen Abstufungen und Phasen der Entwicklung, die der Verbrecherwahnsinn so häufig durchschreitet, machen es klar, dass auch mit dem abstrakten Begriff der Geisteskrankheit in jenem Satz nicht durchzukommen ist und dass diese und Zuchthaus sich nicht immer so unbedingt ausschliessende Dinge sind, als es den Anschein haben will.

Ihre Vereinigung ist nicht allein denk- sondern auch durchführbar durch Einrichtungen, welche die Formen der Strafanstalten mit dem Geiste und ganzen Apparate der Irrenanstalten verbinden".

„Damit ist aber auch am einfachsten der in jenem Satz enthaltene Einwurf beseitigt, dass Geisteskranke unzurechnungsfähig, unfrei seien und deshalb nicht ins Zuchthaus gehören". —

„Die grösste Zahl von Sträflingen die wir zu den Geisteskranken zählen müssen, ist mit Defekten behaftet, welche das verbrecherische Bewusstsein keineswegs oder doch nicht in dem Masse ausschliessen, um daraufhin Entfernung aus der Strafanstalt verlangen zu können".

Der Verfasser denkt sich eben „Anstalten, die formell den Charakter von Strafanstalten behalten, weil sie Verbrecher verwahren, die dem Wesen nach aber Krankenanstalten und demgemäss eingerichtet und verwaltet sind, Anstalten, die Gefängniss und Irrenanstalt zugleich repräsentiren." In diesen Anstalten soll „trotz formeller Fortfahrung des Strafvollzug's dennoch nicht gestraft werden."

Wir überlassen es den Lesern sich diese — Aussprüche klar zu machen.

Ein guter Theil der Argumente gegen die Versetzung der geisteskrank gewordenen Sträflinge in Irrenanstalten ist der Verwandtschaft zwischen Seelenstörung und Lasterhaftigkeit oder vielmehr der Schwierigkeit ihrer Unterscheidung entnommen. Das Vorhandensein dieser Schwierigkeit ist unverkennbar. Die Zahl der hierher gehörigen Fälle wird sich aber, wenn an den Strafanstalten „psychiatrisch gebildete" Aerzte wirken, sehr mindern. Für die wenigen Fälle wird man doch keine eigenen Anstalten errichten wollen. Wer unbefangen und mit Sachkenntniss zu Werke geht, wird bald ins Klare kommen. Wenn aber das Verlangen gestellt wird, dass der geisteskrank gewordene Sträfling als Verbrecher behandelt werde, so wird man jedenfalls noch mehr fordern dürfen, dass auch der Strafanstaltsarzt nicht aufhöre, Arzt zu bleiben. Nie wird ein solcher die Bestrafung eines Kranken fordern. Dass Aerzte Bedenken haben, Geisteskranke, welche eine verbrecherische That begangen haben, mit andern Geisteskranken zusammen zu bringen, hat eine gewisse Berechtigung. Dies ist aber der Grund nicht, warum der Verfasser des Aufsatzes: „wohin mit den geisteskranken Sträflingen“ dieselben nicht in die Irrenanstalt gebracht haben will, denn sonst müsste er auch die Geisteskranken von ihr ausgeschlossen wissen wollen, welche die That in bereits krankem Zustand begangen haben, was aber Dr. Gutsch nicht will. Von der einen wie von der andern Klasse liesse sich ein nachtheiliger Eindruck auf die andern Kranken befürchten.

Die von Geisteskranken verübten Thaten sind oft viel schauderhafter, viel mehr Anstoss erregend, als die von Gesunden.

Der Grund, warum die erst in der Strafanstalt geisteskrank gewordenen Sträflinge nicht in die Irrenanstalt gebracht werden sollen, ist ein anderer. Sie sollen, obwohl geisteskrank, gestraft werden und dies wird nicht etwa von einem Vertreter der Justiz, sondern von einem Arzt gefordert. Welches Interesse er dabei haben kann, ist schwer einzusehen. Wenn er eine solche Konzession der Justiz gegenüber für angezeigt hält, so verkennt er die dem Arzt gestellte Aufgabe. Die Differenzen zwischen Justiz und Psychiatrie werden nicht durch Konzessionen von Seiten der Letztern ausgeglichen. Wenn der Verfasser anführt, dass er eine ganze Reihe von Fällen mittheilen könnte, in denen paralytischer Stehltrieb, hereditäre Wahnsinnsformen, schwachsinnige und partielle Verrücktheit schon bei der Verurtheilung vorhanden waren, so wird ein solcher Uebelstand schwerlich beseitigt, wenn der Richter wahrnimmt, dass der Arzt bei Geisteskranken auf Fortsetzung der Strafe dringt. Das eben sollte vom ärztlichen Standpunkt geltend gemacht werden, dass an Geisteskranken keine Strafe vollzogen werden dürfe, und zwar nie und nirgends.

Wenn nachgewiesen ist, dass eine verbrecherische That in geisteskrankem Zustand begangen wurde, so wird sie nicht bestraft. Ebenso wird, wenn die That in geistesgesundem Zustand begangen worden, und erst während der Untersuchung Seelenstörung eingetreten ist, über den Thäter, so lange dieselbe dauert, keine Strafe verhängt. Warum aber soll dies bei denen geschehen, bei welchen die Krankheit erst nach der Verurtheilung ausgebrochen! So viel über das Prinzip. — Was nun aber den Vorschlag betrifft, eine mit den Strafanstalten verbundene mit allen Hülfsmitteln ausgerüstete Irrenabtheilung zu errichten, so wird die Ausführung auf grosse Schwierigkeiten stossen. Wer es erfahren hat, wie schwer es hält, bis die dringendsten Forderungen für die gewöhnlichen Irrenanstalten befriedigt sind, der wird nicht noch eine neue Irrenanstalt besonderer Art fordern, zumal dieselbe nicht einmal die Bedingungen des Gelingens in sich vereinigt. Es wird bei der kleinen Zahl an Abtheilungen fehlen, um die verschiedenen Arten von Seelenstörungen zu sondern und wie es in dieser Hülfsanstalt aussehen würde, ergiebt sich aus folgendem Vorschlag: „Wo die Zahl der psychisch leidenden nicht genügend gross ist, um für sie eine selbständige Anstalt zu errichten, könnten denselben auch die körperlich Gebrechlichen, Altersschwachen, Gichtbrüchigen, Gelähmten u. dergl. hinzugefügt werden, die zum gewöhnlichen Strafvollzug nicht tauglich, aber für die psychische Prophylaxis einen vortrefflichen Rahmen abzugeben geeignet sind".(!!)

Wir wiederholen nicht, welche geisteskranken Sträflinge wir zum Verbleiben in der Strafanstalt für geeignet halten. Wir freuen uns, dass wir über diesen Gegenstand mit Falret in voller Uebereinstimmung uns befinden und hoffen, dass die Anschauung der südwestdeutschen psychiatrischen Versammlung im Mai 1873 zu Heidelberg durch spätere Versammlungen berichtigt, und dass man dem Staate nicht die Errichtung einer Anstalt zumuthen wird, welche mit grossen Kosten verbunden ist und keinem wirklichen Bedürfniss entspricht.

B. Fortsetzung der Strafe an genesenen Sträflingen.

Wenn ein Sträfling, welcher in der Strafanstalt geisteskrank geworden, in die Irrenanstalt versetzt worden und in ihr genesen ist, so wird er zur Erstehung seiner Strafe in die Strafanstalt zurückversetzt werden müssen. Es entsteht nun die Frage, ob dies auch dann noch geschehen muss, wenn nach ärztlichem Gutachten ein Rückfall in die Geisteskrankheit zu besorgen ist. Vom juristischen oder vielmehr strafrechtlichen Standpunkt wird dies bejaht werden. Wenigstens haben wir dies nicht anders erfahren. Wir sehen auch ein, dass der Gerechtigkeit Genüge geschehen muss, dass es mit dem Nachlass einer Strafe nicht leicht genommen werden darf. Wenn nun aber ärztlich bezeugt wird, dass die Fortsetzung der Strafe einen erneuten Ausbruch der Krankheit zur Folge haben würde, wenn gar die Besorgniss ausgesprochen wird, dass der Rückfall einen ungünstigen Verlauf nehmen und Unheilbarkeit die Folge sein könnte, so frägt es sich, ob die Fortsetzung der Strafe in diesem Fall nicht eine ungerechtfertigte Härte enthält, ob nicht im Namen der Gerechtigkeit Unrecht geübt wird. Wenn das Gericht die Fortsetzung der Strafe anordnet trotzdem, dass von Sachverständigen ein Rückfall in die eben überstandene Seelenstörung als Folge davon voraus gesagt worden war, so überschreitet es seine Befugniss. Noch verantwortungsvoller wird die Sache für das Gericht, wenn die Krankheit unheilbar und der Betroffene für sein ganzes Leben beschädigt ist. Da ist mehr als dem Gesetz Genüge geschehen. Der Verurtheilte ist dann nicht nur für eine gewisse Zeit seiner äussern leiblichen, sondern darüber hinaus seiner geistigen Freiheit beraubt. Sollte wirklich von dem strengen fiat justitia keine Appellation statt finden?

Wir glauben hier einige von Wiedemeister aus dem corpus juris angeführte Stellen mittheilen zu sollen, wenn sie auch streng genommen nicht hierher gehören: „Lex 12, Digest ad legem Corneliam: Wenn ein Kind oder ein Geisteskranker einen Menschen tödtet, so fallen sie nicht unter die lex Cornelia, da das eine sein unreifes Urtheil schützt, den andern aber sein unglückliches Schicksal entschuldigt.

Lex 9, § 2, Digesta de lege Pompeja. Freilich, wenn im Wahnsinn Jemand einen Verwandten tödtet, so soll er straflos bleiben, wie die divi fratres über Einen bestimmten, welcher im geisteskranken Zustande seine Mutter getödtet hatte: er sei nämlich schon hinlänglich durch seinen Wahnsinn gestraft, man solle ihn besser bewachen, eventuell durch Zwangsmaassregeln unschädlich machen.

Lex 14. Die seligen Kaiser Marc Aurel und Commodus

rescribirten wörtlich an Scapula Tertyllus: „Wenn du fest überzeugt bist, dass Aelius Priscus in solchem Maasse geisteskrank ist, dass er bei fortwährender Geistesabwesenheit aller Einsicht entbehrt (modern: ganz unzurechnungsfähig ist) und wenn gar kein Verdacht vorliegt, dass seine Mutter von ihm in simulirtem Wahnsinn getödtet sei, so kannst Du von seiner Bestrafung absehen, da er durch seine Geisteskrankheit schon hinlänglich gestraft ist."

Schwerlich würde ein an unsere Gerichte oder an die Gesetzgeber gestelltes Verlangen, dass ein Angeklagter, welcher von Seelenstörung befallen ist, von der Strafe befreit werde, einen Erfolg haben. Ganz ignorirt aber sollte dieser Umstand nicht werden. Eine Rücksicht, welche von römischen Kaisern genommen wurde, würde dem Ansehen unserer Justiz keinen Schaden bringen.

XXIX. Maassregeln zur Verhütung von Seelenstörungen.

Die vorstehenden Abschnitte geben Zeugniss davon, nach wie vielen Richtungen hin die Sorge für Geisteskranke sich ausgedehnt hat. War sie früher auf den engen Raum der Anstalten beschränkt und hatte man auch für diese zuerst nur bescheidene Forderungen, so haben sich diese jetzt zu einem weiten Umfang gesteigert. Man verlangt für die Irrenanstalten grosse Bauten, ein weites Gebiet, überhaupt Mittel und Einrichtungen, welche nicht ohne bedeutenden Aufwand erlangt und hergestellt werden können. Die Kranken sollten aber hier nicht nur Heilung und Pflege finden, sondern es sollte auch ein eigenes ärztliches Fach gegründet und cultivirt werden, welches nach vielen Richtungen hin Anspruch auf Beachtung erhob. Nicht nur die ärztliche Wissenschaft wurde bereichert, es erlitt die ganze Anschauungsweise eine wesentliche Aenderung und macht ihren Einfluss auf die aus einer früheren Zeit stammenden Gesetze und staatlichen Einrichtungen geltend. Die Aufgabe der Psychiatrie war aber damit noch nicht gelöst, sie legte sich auch die Frage vor, ob sie nicht zur Verhütung von Seelenstörungen beitragen könne.

Welche Wohlthat, wenn Mittel gefunden werden könnten, eine Krankheit zu verhüten, welche so störend in das Leben des Einzelnen, wie in das Glück der Familien eingreift! Wenn irgendwo, so wird man hier sagen dürfen, dass es etwas Grosses ist, so Wichtiges auch nur angestrebt zu haben. Wir werden uns übrigens darin nicht täuschen dürfen, dass in dieser Aufgabe der Psychiatrie nur ein bescheidener Antheil zufällt; sie kann eigentlich nur die Ursachen bezeichnen, deren Kenntniss überdies unsicher genug ist, aus welchen Seelenstörungen entstehen. Nicht aber liegt es in ihrer Macht, ihre Entfernung zu bewirken, oder sie unschädlich zu machen. Es gehört dies in Gebiete, auf welche ihr kein oder ein nur sehr untergeordneter Einfluss zukommt. Höchstens kann sie da, wo ein körperliches Leiden die Ursache für die Seelenstörung enthält, Mittel zu seiner Bekämpfung angeben. Sie ist aber machtlos, wo es äussere Ereignisse sind, die das Gemüth erschüttern und diesem die nöthige Widerstandskraft nehmen; wo die leibliche und geistige Gesundheit durch äussere Schädlichkeiten untergraben wird.

Es wird dies klar werden, wenn wir einen Blick auf die verschiedenen Zustände werfen, welche als ursächliche Momente von Seelenstörungen aufgeführt werden. Man hat sie bekanntlich in physische und moralische eingetheilt, obwohl diese Eintheilung vielfach etwas Willkürliches hat. Nach der, welche der Illenauer Statistik zu Grund gelegt ist, sind die physischen unter 15 Rubriken:

Erbliche Anlage, Schädel- und Gehirnverletzung und -krankheiten, Krankheiten anderer Organe und Systeme, veränderte und fehlerhafte Lebensweise, Ausschweifungen, Trunksucht, körperliche Anstrengungen, Pubertätsverhältnisse, u. A. m. Die moralischen unter 12 Rubriken: Unglückliche Liebe, häusliches und eheliches Unglück, Vermögensverlust, Kummer, Sorgen, Heimweh, Gefängnisshaft, Hochmuth, Ehrgeiz, geistige Anstrengung, unordentliche Lebensweise, religiöse und politische Schwärmerei.

Gewöhnlich denkt man in allen diesen Fällen nur da an Vorbauung, wo man durch erbliche Anlage aufmerksam gemacht ist, welcher wir eine besondere Beachtung widmen werden. In den meisten andern Fällen kommt der Ausbruch einer Seelenstörung unerwartet; die Kranken selbst, wenn sie je eine Ahnung davon haben, suchen sie zu verbergen. Der Arzt wird also kaum in die Lage kommen, in den einzelnen Fällen Mittel zur Verhütung in Anwendung zu bringen. Die Prophylaxis wird daher die allgemeinen Ursachen zu beachten haben.

Dies hat auch Leidesdorf in seinem auf der Naturforscherversammlung zu Innsbruck gehaltenen Vortrag gethan. Er betont die Hebung der öffentlichen Gesundheitspflege in Beziehung auf Kost, Kleidung und vor Allem die Wohnungen, wodurch ein sittliches Familienleben bedingt werde; empfiehlt Maassregeln gegen die Trunksucht, für welche wir uns übrigens einen besondern Abschnitt vorbehalten.

Er gedenkt, wenn wir uns recht erinnern, auch dessen, was in den Schulen zur Vorbauung geschehen kann und gewiss liegt hier eine wichtige Aufgabe vor. Wir erinnern nur an das Maasshalten in Aufgaben für häusliche Arbeiten, an den Wechsel zwischen den mit Sitzen verbundenen Arbeiten und körperlicher Bewegung, Turnen in den Pausen zwischen zwei Stunden etc. etc.

Wenn man es seither als einen frommen Wunsch ansehen musste, dass für Prophylaxis Etwas geschehen möge, so ist durch die in Aussicht gestellte Einsetzung eines öffentlichen Gesundheitsamtes die Erfüllung jenes Wunsches näher gerückt.

Ob der Urheber dieser Segen verheissenden Einrichtung dabei an Verhütung von Seelenstörungen gedacht hat, wissen wir nicht, nur das wird unbestreitbar sein, dass eine Concentration der Thätigkeit, wie sie durch eine solche Stelle geschaffen wird, zur Erreichung dieses Zweckes unerlässlich ist. Die Mitglieder des Gesundheitsamtes werden mit um so nachhaltigerem Ernst an die Lösung ihrer Aufgabe gehen, wenn sie hoffen dürfen, zur Verhütung von Seelenstörungen mitzuwirken.

Unter dem, was der Prophylaxis zukommt, fordert Leidesdorf auch die **sittliche** Ausbildung des Volks. Ein weites Feld, zu dessen Bebauung die Psychiatrie keine Mittel besitzt und welches auch ausserhalb der Grenzen des Gesundheitsamtes liegt, öffnet sich hier. Wenn wir aber auch selbst keine Hand anlegen können, so sollten doch, wie dies für Hebung des physischen Wohles geschehen ist, Anhaltspunkte für die bezeichnet werden, in deren Beruf die Hebung des sittlichen Wohles und die Abwendung der ihm drohenden Gefahren liegt, damit der Entstehung von Seelenstörung vorgebaut oder doch ihre Verringerung angestrebt werde. Darin, dass Schädlichkeiten, welche auf das Gemüth wirken, dasselbe nachtheilig afficiren und zu Seelenstörung disponiren können, liegt die Berechtigung für die psychischen Aerzte, dieselben namhaft zu machen. Von den Beziehungen der Psychiatrie zu anderen Gebieten, von denen vielfach die Rede war, ist dies keine der unwichtigsten. Nur sollte nicht eine bessere sittliche Ausbildung im Allgemeinen gefordert werden. Damit ist wenig geschehen. Man muss wissen, nach welchen Richtungen hin sie mangelhaft ist und die Entstehung von Seelenstörung begünstigt.

Wer aber wird sich zur Abgabe eines endgiltigen Urtheils für competent halten, wer sagen können, in wie weit der Character der Zeit auf die Seelenstörungen ursächlich wirkt! Nicht mit neuen ursächlichen Momenten soll das oben mitgetheilte Verzeichniss bereichert werden, nur das wird hervorzuheben sein, welche von ihnen jetzt wirksamer sind, als zu andern Zeiten und warum dies der Fall ist. Wenn wir nun in unserer Zeit einer überall hervortretenden Genusssucht, der weitverbreiteten Begierde nach Reichthum, einem vorwiegenden Materialismus und vor Allem nach Loslösung von den Fesseln der Autorität, der weltlichen wie der geistlichen begegnen, so wird sich daraus erkennen lassen, warum eine fehlerhafte Lebensweise, warum Verlust des Vermögens und die mannichfachen das Gemüth erschütternden Wechselfälle zu Seelenstörung führen. Die Seele, welche im Sinnengenuss ihre Befriedigung sucht, ohne Glauben an eine übersinnliche Welt, wird, wenn widrige Ereignisse auf sie eindringen, den durch sie hervorgerufenen, deprimirenden Affekten keinen Widerstand entgegen zu setzen vermögen und einer krankhaften Störung zum Opfer fallen.

Da noch andere und zwar sehr bedeutende Schäden aus der bezeichneten Zeitrichtung hervorgehen, so wird die Aufgabe, ihr entgegenzuwirken, nur um so dringender. Wenn aber auch Niemand an der Wichtigkeit der Aufgabe zweifeln wird, so wird nur schwer zu sagen sein, von wem sie gelöst werden soll, an wen man sich deshalb zu wenden hat. Ein Gesundheits-Pflegeamt, wie es im neuen Reich für das physische Wohl seiner Bewohner projektirt ist, besteht nicht für die psychische Gesundheit und kann nicht für sie bestehen. Hier werden Alle, nicht nur die Kirche und ihre Diener, es wird die ganze menschliche Gesellschafft, es werden Alle eintreten müssen, welche ihre Augen nicht verschliessen vor den Gefahren dieser, wenn auch nicht allgemeinen, doch immerhin ziemlich weit verbreiteten, fehlerhaften und bedenklichen Richtung der Gemüther und insofern wird auch den psychischen Aerzten ein Theil dieser Aufgabe zufallen. Man braucht eben nicht engherzig zu sein, um wegen der socialen Schäden um uns her sich nach Hilfe umzusehen.

Wie oben schon angedeutet, wird am meisten da, wo man wegen erblicher Anlage in Sorge ist, gefragt, wie vorgebaut werden könne. Die Aerzte sollen angeben, wie Kinder, deren Vater oder Mutter geisteskrank war oder ist, vor dem Verfallen in dieselbe Krankheit bewahrt werden können. Die Aufgabe ist nicht leicht. Specifische Mittel giebt es nicht. Es wird eben jeder einzelne Fall zum Gegenstand der Untersuchung gemacht werden müssen. Bietet das körperliche Befinden Anhaltspunkte dar, ist nachzuweisen, dass die Geisteskrankheit der Eltern mit gewissen somatischen Zuständen in einem näheren Zusammenhang steht, so wird man, wenn sich beim Kind ähnliche Zustände finden, dagegen ein Heilverfahren einzuleiten haben. Wo sie fehlen, wo vielleicht nur eine eigenthümliche Richtung des Geistes oder Gemüths, eine gewisse Reizbarkeit vorhanden ist, wird man nach allgemeinen Grundsätzen seinen Rath zu ertheilen haben. Man wird eine auf einfachen Regeln beruhende Erziehung des Leibes und der Seele empfehlen, Aufenthalt in frischer Luft, wenn es sein kann, in hoher Lage, kalte Waschungen, Bäder, Vermeidung aller körperlichen und geistigen Anstrengung. Von reizbaren und lebhaften Kindern wird man jede Aufregung fern halten, sie nicht zum Gegenstand ängstlicher Aufmerksamkeit machen, dagegen, soweit es möglich ist, sie an Selbstbeherrschung gewöhnen.

Eine grosse, in das Gebiet der Vorbauung fallende Aufgabe wird da zu lösen sein, wo die von Morel geschilderten Fälle von dégénérescence verhütet werden sollen. Die desfalls nöthigen Bemühungen werden aber nicht sowohl gegen einzelne Individuen, als gegen die Ursachen, wodurch jene Zustände hervorgerufen werden, gerichtet sein müssen. Diese würden, sowie sie aufgefasst werden, überhaupt kein Gegenstand der Therapie mehr sein. Vielleicht aber werden sich gerade gegen diese Auffassung einige bescheidene Zweifel geltend machen dürfen. Das mit dem Schlagwort dégénérescence gesprochene Urtheil wird sich vielleicht nicht immer und überall als unumstösslich erweisen. Die Gefahr liegt nahe, dass man Zustände in diese Kategorie verweist, die nicht hineingehören und zum Voraus Fälle aufgiebt, bei denen noch Hilfe und Rettung möglich wäre.

Sehr nahe liegt es, wenn von Maassregeln zur Verhütung von Seelenstörungen die Rede ist, daran zu denken, ob Geisteskranken das Heirathen verboten werden solle, da bekanntlich das Uebel sich auf Kinder vererbt. Es kann natürlich nicht davon die Rede sein, hierfür Gesetze zu fordern, einmal, weil ein solcher Eingriff in die persönliche Freiheit in keiner Weise zu rechtfertigen wäre und dann, weil die Erblichkeit durchaus nicht immer und überall stattfindet. Es giebt Hunderte, ja Tausende, deren Eltern geisteskrank waren und die von diesem Uebel frei geblieben sind. Es sind meist die schlimmeren Fälle, die Fälle von dégénérescence, in welchen die Vererbung mit grosser Wahrscheinlichkeit sich einstellt. In diesen aber und da, wo ganze Familien von dieser Krankheit befallen sind, da frägt es sich doch, ob die Gesellschaft nicht verpflichtet ist, einzuschreiten. Wenn der Fall vorgekommen ist, dass sich ein junger Mann verheirathete, der siebenmal in Illenau, dessen Vater ebendaselbst und in andern Anstalten siebenzehnmal war, Beide wegen Anfälle von hochgradiger Seelenstörung, in dessen Familie ausserdem bei den Geschwistern des Vaters und bei Geschwisterkindern vier- oder fünfmal Seelenstörung und Selbstmord vorkam, da möchte zu erwägen sein, ob hier nicht Grund zum Einschreiten gewesen wäre, zumal man zur Annahme berechtigt ist, dass in diesem Falle auch in den s. g. freien Zwischenzeiten die Krankheit nicht gehoben ist. Wenn eine solche während der Ehe besteht, kann sie Grund zur Lösung werden, warum nicht auch ein Verhinderungsgrund zu ihrer Schliessung? Wir wollen hier die Gesetzgebung nicht anrufen, weil wir wissen, welch grossen Bedenken wir damit begegnen. Oft werden solche Fragen dem Arzte vorgelegt, welchem eine berathende Stimme eingeräumt wird. Es gehört dies zu den schwierigsten Aufgaben seines Berufs, da mit dem Zurathen sowohl als mit dem Abrathen eine grosse Verantwortlichkeit verknüpft sein kann.

Wo vom Verhüten von Seelenstörung die Rede ist, müssen wir noch einer Klasse von Menschen gedenken, die abnormen Geistes sind, ohne seelengestört zu sein, dieses aber zuletzt werden, wenn nicht Hilfe geschafft wird. Im 28. Band unserer Zeitschrift S. 710 findet sich darüber folgende Stelle: „Welchem Anstaltsarzt sind nicht schon Fälle vorgekommen, in welchen schwerbekümmerte Eltern ein Asyl suchen für ein Kind oder auch für einen Erwachsenen, bei denen alle Versuche, sie in eine geordnete Bahn zu bringen, fehlgeschlagen sind. Man hat es in Erziehungsanstalten, bei'm Militär, mit Amerika vergeblich versucht. Wohl mag ein solcher anomaler Zustand an Geisteskrankheit anstreifen, mag vielleicht die Keime einer solchen enthalten. Zur Verbringung in die Irrenanstalt kann man sich aber nicht entschliessen. Sie würde oft nicht einmal der geeignete Ort sein, weil sie die pädagogische und disciplinäre Behandlung nicht in dem Grad gestattet, der hier erforderlich ist. Es sollten, um eine Lücke auszufüllen, auf welche unser Zeller schon längst einmal aufmerksam gemacht hat, hierfür eigene Anstalten bestehen, wofür, da man ihre Errichtung nicht vom Staate verlangen kann, die Privatwohlthätigkeit eintreten müsste. Die Anstaltsärzte, bei welchen man in diesen Fällen Rath und Hilfe sucht, sind verpflichtet, auf dies Bedürfniss aufmerksam zu machen, durch dessen Befriedigung es erreicht werden kann, dass die Bahnen dieser anomalen Personen nicht zuletzt in der Irrenanstalt endigen."

XXX. Maassregeln gegen die Trunksucht.

Die grosse Zahl von Kranken, welche in Illenau wegen Säuferwahnsinn aufgenommen werden mussten, legten, zumal wegen der vorhandenen Ueberfüllung, die Frage nah, ob sich der Ausbruch dieser durch eine greifbare Veranlassung entstandenen Krankheit nicht verhüten lasse. Noch in anderer Beziehung sind diese Kranken lästige Gäste, indem sie gewöhnlich bald von der eigentlichen Seelenstörung befreit und dann durch ihre Unzufriedenheit und durch ihren oft niedrigen sittlichen Standpunkt auf die anderen Kranken nicht günstig einwirken, ihre Entlassung aber meist auf Schwierigkeiten stösst, weil die Angehörigen, bekannt mit der grossen Schwäche dieser Unglücklichen, von einer frühen Entlassung einen Rückfall befürchten. Natürlich kann die Anstalt nicht als ein Ort zu bleibender Verwahrung angesehen werden. Man muss vielmehr auf der Entlassung bestehen unter der Bedingung einer sorgfältigen Aufsichtführung. Da enthüllt sich jedoch eine grosse Lücke. Weder die Familie, noch die Gemeinde, noch der Staat mit seinem Apparat von Beamten und Verordnungen und Gesetzen ist im Stande, jene Lücke auszufüllen.

Der §. 76 des badischen Polizeistrafgesetzbuches (entsprechend dem §. 98 des bayrischen Polizeistrafgesetzrechts), von welchem einzelne Paragraphen auch nach Einführung des deutschen Strafgesetzbuches noch in Geltung geblieben sind, lautet:

„Betrunkene können von öffentlichen Wegen, Plätzen und Versammlungsorten, sowie aus Wirthschaftslokalen entfernt werden, wenn sie Aergerniss erregen oder Unfug treiben.

Gefährden diese die Sicherheit dritter Personen oder fremden Eigenthums, oder verüben sie Störungen der öffentlichen Ruhe, so können sie, wenn es zur Verhütung weiteren Unfugs erforderlich ist, bis auf 24 Stunden in polizeilichen Gewahrsam genommen werden.

Wer binnen Jahresfrist ein wiederholtes Einschreiten nach Absatz 2 gegen sich veranlasst, ist mit Haft bis zu 8 Tagen zu bestrafen."

Die Anwendung persönlichen Zwangs kann nur dann eintreten, wenn die Verhütung weiterer Störungen ohne denselben nicht zu erreichen ist. Die Trunkenheit an sich berechtigt nicht eine Entfernung durch die Polizei.

Eine Bestrafung der Trunkenbolde kann ausserdem noch in dem besondern Fall des §. 99 des P.St.G.B. eintreten: „Die gegen Trunkenbolde als polizeiliches Besserungsmittel ausgesprochene Untersagung des Wirthshausbesuchs kann zu einer Bestrafung der Wirthe oder des Trunkenbolds keinen Grund bieten." Eisenlohr „Comm. zum bad. P.St.G.B." S. 165. §. 99: „Wer bei Verrichtungen, welche zur Verhütung von Gefahr für Leben und Gesundheit Dritter besondere Vorsicht erfordern, sich betrinkt, wer betrunken solche Verrichtungen vornimmt, wird an Geld bis zu 25 fl. oder mit Haft bis zu 8 Tagen bestraft." Es kann also nur da, wo Störungen durch die Trunkenheit vorkommen, eingeschritten werden. Nicht aber können Trunkenbolde in ihrem verderblichen Hang durch das Gesetz gehemmt werden. Vgl. Eisenlohr „Commentar zum Einführungsgesetz des deutschen Reichsstrafgesetzbuches."

Der Wahrheit zur Steuer muss jedoch gesagt werden, dass von einzelnen badischen Beamten strenge Weisungen erlassen worden sind, abgesehen von dem, was durch Bemühungen Einzelner, von Geistlichen und anderen Menschenfreunden geschehen ist, die jedoch nur auf ihren persönlichen Einfluss angewiesen sind.

Es sind aber nicht nur die Erfahrungen mit den aus der Irrenanstalt Entlassenen, welche zu der Frage drängen, ob denn nicht etwas geschehen könne, um so grossem Schaden vorzubeugen. Die vielen im Rausch begangenen Verbrechen, von welchen die Annalen der Gerichte Kunde geben, fordern nicht minder dazu auf. Und wie sehr erst wird das Verlangen darnach gesteigert, wenn wir einen Blick auf die Schädigungen werfen, denen die Familien der Säufer unterworfen sind.

Man wird uns nicht verdenken, wenn wir in dem Verlangen nach Abhülfe in einem so schweren Nothstand uns auf einen weiteren als den psychiatrischen Standpunkt stellen.

Irrenärzte freilich sind es vorzugsweise, welche für diese hochwichtige Sache eingetreten sind, wenn auch nicht gerade deutsche. Wir erinnern in erster Linie an Benjamin Rush, von welchem die Idee zur Gründung von Mässigkeitsvereinen schon 1804 ausgegangen ist und welcher damals schon für jede Stadt der Vereinigten Staaten ein Hospital für Säufer verlangte.

Zunächst aber müssen wir hier unserer französischen Collegen gedenken, welche nicht bloss durch die Gediegenheit ihrer litterarischen Arbeiten, sondern vor Allem durch ihre Wärme und Liebe zum Vaterland und zur Menschheit, diese Aufgabe zu lösen bemüht sind. Es wird nicht schlecht um jenes Land bestellt sein, wenn auch in andern Gebieten des öffentlichen Wohles mit solchem Ernst gearbeitet wird. Wir Deutsche dürfen uns ein Beispiel daran nehmen. Unter der grossen Zahl von Aerzten, welche hier thätig sind, fehlen die psychischen Aerzte nicht. Eine vollständige Aufzählung derselben vermögen wir nicht zu geben. Es sind die Doctoren Jeannerel, Roussel, Lunier, Magnan, Foville, Falret, Bergeron, die hier besonders zu nennen, oder deren Arbeiten uns zu Gesicht gekommen sind. Nach allen Richtungen ist dieser Stoff von ihnen behandelt worden, in Beziehung auf Pathologie, *) auf Gesetzgebung, auf die dabei zu lösenden Aufgaben der Humanität, auf Statistik. Théophile Roussel legte am 16. August 1871 der französischen National-Versammlung einen Vorschlag vor für ein Gesetz zur Unterdrückung der öffentlichen Trunkenheit und der Fortschritte des Alkoholismus, welches im Jahr 1873 auch angenommen wurde. Dem jüngeren Foville verdanken wir einen durch zwei Nummern der Annales d'hygiène publique gehenden grösseren Aufsatz über

*) Nur im Vorübergehen sei hier der werthvollen Untersuchungen über die verderbliche Wirkung des extrait d'absinthe erwähnt, welches durch das ätherische Oel so schlimme Hirnzufälle hervorruft. Nach Versuchen an Hunden, welche Magnan in den „archives de Physiologie" März 1873 mittheilt, sind auf dasselbe epileptische Anfälle gefolgt.

die Mittel zur Bekämpfung der Trunksucht, mit Nachweisung dessen, was in andern Ländern dafür geschah. Wir benützen im Folgenden diesen Aufsatz, sowie einen in derselben Zeitschrift von Bergeron über die Unterdrückung des Alkoholismus.

Unter den Mitteln zur Bekämpfung der Trunksucht werden auch die arzneilichen nicht fehlen dürfen. Nur vorübergehend erwähnen wir der s. g. schwedischen oder Berzelius-Schreiberschen Cur, nach welcher die Speisen für die Trunksüchtigen 8—14 Tage lang mit Branntwein gekocht, die Getränke damit gemischt werden sollen. Nasse sah davon in mehreren Fällen einen günstigen Erfolg (Rheinische Monatsschrift 1851.) Von Andern wurde vorgeschlagen, in dem Branntwein der Trinker Brechweinstein aufzulösen. Noch Andere haben Schwefelsäure angewandt. Nach einer Mittheilung von Flemming sind 2 Trunksüchtige durch den Gebrauch von Mineralsäuren und tinct. cort. aurant. geheilt worden. Ohne Orte, in welchen die Trinker während solcher Curen in Verwahrung gehalten werden, wird natürlich nicht viel auszurichten sein.

Dass die Aerzte, welchen in der Zerstörung der leiblichen und geistigen Gesundheit die verderblichen Folgen der Trunksucht nahe treten, sich zu ihrer Bekämpfung aufgefordert fühlen oder doch fühlen sollten, begreift sich; aber man wird auch aus andern Kreisen der Gesellschaft Verbündete in diesem Kampf zu erwarten haben.

Mit grosser Wärme verlangt ein Nichtarzt Maxime du Camp in dem oben angeführten Artikel der „revue des deux mondes“ die Bekämpfung der Branntweinpest mit allen nur möglichen Mitteln. Von ihm hören wir, dass schon 1866 Dr. Jolly in der académie de médecine darüber einen Vortrag gehalten habe. Durch die bekannten Vorfälle, von denen Paris in den letzten Jahren der Schauplatz gewesen, habe sich das Uebel um das Zehnfache vergrössert. In 9 Monaten sei in Paris 5 mal so viel Wein und Branntwein verbraucht worden als sonst in einem Jahr. —

Die Annalen der Gerichte bringen Kunde von zahlreichen Verbrechen, welche in der Trunkenheit verübt werden. Richter, welche ihren Beruf mit der Untersuchung und Bestrafung der Verbrechen nicht für abgeschlossen halten, werden, da sie wie

Wenige mit den Quellen bekannt sind, woraus die Verbrechen entstehen, das Ihrige beitragen, dieselben zu verstopfen, werden da, wo es noth thut, ihre Stimme erheben, die Menschheit von diesem Uebel zu befreien, und gewiss wird man sie nicht ungehört lassen. Wahrscheinlich ist dies da und dort schon geschehen. Man sagte mir, dass der Gerichtshof von Colmar noch zur Zeit der französischen Herrschaft in der vorliegenden Angelegenheit sich an das Ministerium zu Paris gewandt habe. Möchte es öfter geschehen; statistisch belegte Nachweisungen werden bei den Staatsbehörden ihres Eindrucks nicht verfehlen.

Sehr nahe liegt es, dass Geistliche von diesem schweren Uebelstand Notiz nehmen. Es gehört dies zu den wichtigsten Aufgaben der Seelsorge, deren sich Manche, wir wir schon öfter erfahren durften, mit grosser Bereitwilligkeit unterzogen haben. Gewiss wird auch in Synoden über Mittel und Wege zur Bekämpfung dieses Uebels berathen werden. Jedenfalls gehören Diener der Religion, wie die Geschichte lehrt, zu den wirksamsten Agenten in dieser Aufgabe. Nicht nur die einzelnen Geistlichen, sondern der ganze Stand wird dafür einzutreten haben.

Und sollte nicht auch in den Gemeinden und ihren Vorständen das Verlangen laut werden, dem durch Trunkenbolde hervorgerufenen Aergerniss zu steuern? Wer Herz und Sinn hat für das Wohl der Gemeinde, welcher er angehört, kann unmöglich gleichgültig zusehen, wenn ein Angehöriger in dem Laster der Trunksucht untergeht und seine Familie mit in das Verderben zieht. Die Bürger einer Gemeinde bilden den natürlichsten Verein zur Bekämpfung dieses Uebels.

In den grossen, dem öffentlichen Wohl gewidmeten gesetzgebenden Versammlungen, in den Kammern der Landstände wird, wenn sie auch als solche nicht unmittelbar Hand anlegen, dieser Gegenstand nicht unbesprochen bleiben dürfen, zumal ja, wenn Gesetze nöthig sind, sie hier berathen werden müssen. Mahnungen, welche von so gewichtigen Stellen ausgehen, werden nicht wirkungslos bleiben.

Wo immer über Gegenstände des öffentlichen Wohles verhandelt wird, also vornehmlich auch in der Presse, sollten die

Maassregeln gegen die Trunksucht auf die Tagesordnung gesetzt sein. Theilweise ist dies schon geschehen, aber es thut eine unausgesetzte Anregung noth.

Nur durch ein von allen Seiten gepflegtes Zusammenwirken lässt sich, wo ein so grosser Widerstand zu überwinden ist und wo so Vieles auf dem Spiel steht, Etwas erreichen.

Wenn wir aber Umschau halten, was in dieser Beziehung schon geschehen und was überhaupt anzustreben ist, so finden wir in dem oben erwähnten Aufsatz von Foville: „moyens pratiques de combattre l'ivrognerie proposés ou appliqués en France, en Angleterre et en Amérique“ ein reiches Material zusammengestellt, dem wir das Folgende entnehmen.

Wir haben schon oben erwähnt, dass durch Benjamin Rush die Gründung von Mässigkeitsvereinen angeregt wurde. (Inquiries into the effects of ardent spirits upon the body and mind. Philadelphia 1804). Der erste entstand 1804 zu Boston gegen den Missbrauch geistiger Getränke, gestattete jedoch den mässigen Gebrauch, was nur sehr geringen Erfolg hatte.

Ein anderer Verein wurde in derselben Stadt 1827 unter dem Namen „Amerikanischer Mässigkeitsverein“ gegründet, dessen Mitglieder sich zur gänzlichen Enthaltsamkeit von geistigen Getränken (liqueurs forts), ausgenommen zu Heilzwecken, eidlich verpflichteten. Im Jahr 1828 gab es in den Vereinigten Staaten 280 Gesellschaften mit 30,000 Mitgliedern. Im Jahr 1833 haben sich die Mitglieder des Congresses, die in Washington vereinigt waren, feierlich zu einem speciellen Mässigkeitsverein constituirt und den Kriegsminister zum Präsidenten erwählt.

Von der furchtbaren Ausdehnung der Trunksucht in London wird man einen Begriff erhalten, wenn man liest, dass in einem Jahr (1831) 30,000 Betrunkene vor die Assisen kamen. $^4/_5$ der verübten Verbrechen wurden dem Alkohol zugeschrieben; von Geisteskrankheit die Hälfte. Der erste Mässigkeitsverein in Grossbritannien wurde zu Glasgow in Schottland 1829 gegründet. Im Jahr 1833 gab es schon 529 solcher Vereine mit beinahe 54,000 Mitgliedern — der erste Mässigkeitsverein in England kam 1830 zu Bradford zu Stand. 1833 zählte man in diesem Land 301 Lokalvereine mit mehr als 53,000 Mitgliedern. Von Preston ging in demselben Jahr der tee-totalisme aus, nach welchem alle und jede berauschenden Getränke verbannt waren, von der Erfahrung ausgehend, dass die blossen Mässigkeitsvereine zum Missbrauch führen.

Einen an das Wunderbare grenzenden Erfolg — in Irland glaubte man wirklich an ein Wunder — hatte Pater Matthew aus dem Orden der Kapuciner, der sich 1838 an die Spitze des Mässigkeitsvereins zu Kork stellte, dort zweimal in der Woche predigte, den in Masse sich Zudrängenden den Eid abnahm und eine Medaille unter sie vertheilte. Während vorher die Regierung sich umsonst bemüht hatte, durch die höchsten Abgaben und härtesten Schmuggelstrafen der Branntweinpest zu wehren, indem jeder in einer unerlaubten Brennerei Arbeitende auf 7 Jahre deportirt, jede Gemeinde, worin eine solche ertappt worden war, zu schweren Geldbussen verurtheilt wurde — während dies Alles vergeblich gewesen, vielmehr nur zahllose Gewaltthätigkeiten neben den Säufereien begangen worden waren, änderte sich dies durch die von Pater Matthew geweckte Begeisterung dermaassen, dass der Branntweinverbrauch von 1838 bis 1842 von 12,296,000 auf 5,290,000 Gallonen herabsank. (Vgl. Roscher Grundlagen der Nationalökonomie Bd. I. S. 481 ff.)

Es bildete sich nach dieses Mannes Auftreten eine ganze Reihe von Centralvereinen, durch welche die Lokalvereine geleitet und grössere Versammlungen veranstaltet wurden. Das Wappen der englischen Mässigkeitsvereine ist eine Faust mit einem Hammer, die eine Flasche zerschlagen will.

Es hat sich eine eigene temperance poetry gebildet und es giebt zur Zeit im britischen Vereinigten Königreiche ungefähr 3 Millionen pledged abstainers. Auch von medicinischen meetings wird berichtet. Bei einer Versammlung der nationalen Mässigkeitsliga waren 50,000 Menschen anwesend, Zeitungen wurden gegründet, Almanache, kleine Schriften, Zeichnungen vertheilt, Preise ausgesetzt. Im Jahr 1870 betrug die Jahres-Einnahme von sechs Vereinen beinahe 1 Million Francs. Es entstanden Hotels of temperance, in welchen keine Alkohol-Getränke verabreicht werden. Uebrigens bestand die Absicht nicht, durch diese Vorgänge die Trunkenbolde von ihrem

Laster zu heilen, wohl aber die Nüchternen vor der Trunksucht zu bewahren und dadurch zu erreichen, dass, wenn erst die Säufer ausgestorben sein würden, keine neuen mehr nachkämen. Freilich wurde man bald inne, dass dies eine vergebliche Hoffnung war, zumal der erste Eifer nach Pater Matthew's Abgang nachgelassen. Trotzdem wurden im Vereinigten Königreiche 1853 nur 30,164,000 Gallonen versteuert gegenüber dem Jahr 1835 mit 31,400,000 Gallonen, obwohl die Bevölkerung um 10—11 Procent zugenommen hatte. Wenn aber diese Pest nicht ganz ausgerottet werden konnte, so wurde sie doch vermindert. Von den Irländern wurde gesagt, dass der Charakter des Volks sich vortheilhaft umgeändert habe. Zu Dublin sei ein Gefängniss geschlossen, in einem anderen nur noch die Hälfte Sträflinge verwahrt worden. Aus New-York wird berichtet, dass 3 Millionen Menschen in den Vereinigten Staaten nicht mehr trinken. Auf 2000 Schiffen ist die Fahne der Mässigkeit aufgepflanzt. Auch gab es 1834 dort schon über 7000 Mässigkeitsvereine mit 1¼ Millionen Mitgliedern. Diese letzteren pflegen in den Fabriken dort höhern Lohn zu erhalten, und für Schiffe, die keinen Branntwein an Bord haben, ist die Assekuranzprämie bis 5 Procent niedriger.

Von Frankreich weiss Foville in dieser Beziehung Nichts zu berichten, als dass ein in Amiens gestifteter Mässigkeitsverein keinen Erfolg hatte und dass im Jahr 1851 die Municipalbehörde von Versailles einige Jahrespreise für Nüchternheit ertheilte.

Erst im Jahr 1872 wurde durch den Präsidenten der Academie der Medicin in Verbindung mit mehreren andern Aerzten die von Bergeron angeregte Idee eines Vereins gegen die Trunksucht verwirklicht. Dieselbe trägt den Namen: „Französische Verbindung gegen den Missbrauch geistiger Getränke.“ In sieben Artikeln werden die Mittel und Wege bezeichnet, durch welche die hohe Aufgabe erreicht werden soll. Unter den Mitgliedern der Commission begegnen wir Namen des besten Klanges: Baillarger, Bergeron, Bouchardat, Chauffard, Dechambre, Fauvel, Herard, Baron Larrey, L. Lunier. *)

*) Seit 1873 erscheint in Paris eine Zeitschrift: „La tempérance. Bulletin de la société de tempérance, association française contre l'abus

Wir haben von weiteren Maassregeln zur Bekämpfung der Trunksucht zu berichten.

Schon 1804 hat, wie bereits angeführt wurde, Benjamin Rush in jeder Stadt der Vereinigten Staaten ein ausschliesslich für Säufer bestimmtes Hospital verlangt.

Von Doctor Bradford wurde 1826 ausgesprochen, dass ein erklärter Säufer als ein Geisteskranker müsse angesehen werden. Zu derselben Zeit wurde von Doctor Woodwart, Director der Irrenanstalt in Worcester, ein Asyl für Säufer gefordert, ebenso 1841 von einer an den Staat Massachusetts gerichteten Petition. Aber erst 1857 entstand ein solches in Boston, ein anderes 1867 in New-York, zwei weitere in Brooklyn bei New-York und in Chicago. Sodann mehrere Privatanstalten in Californien und Texas. 1870 wurde die amerikanische Association zur Heilung von Säufern gegründet, worüber 1871 in Philadelphia ein Rechenschaftsbericht erschien.

1) Im Washingtonian Home zu Boston wurden in neun Jahren 2300 Kranke (Säufer) aufgenommen, darunter 410 mit delirium tremens. Die Pfleglinge unterliegen dort keinem Zwang.

2) In Binghampton (New-York) ist ein ungewöhnlich comfortabel eingerichtetes Asyl, welches 1854 durch einen besonderen Regierungs-Beschluss den Titel eines Asyls der Vereinigten Staaten zur Kontrole der Säufer erhielt. Nach zwanzig Monaten waren 310 Kranke aufgenommen, 82 anwesend. Arzneien werden wenig angewandt, höchstens Bromkali oder Chloralhydrat. Den grössten Werth legt man auf moralische Behandlung und Enthaltsamkeit. Man verlangte bloss, dass

---

des boissons alcooliques.“ Dasselbe enthält werthvolle Mittheilungen aus diesem Gebiet nach seinen verschiedenen Beziehungen. Ein Exemplar dieses Bulletin vom Jahr 1873 und theilweise von 1874, welches ich der Güte meines verehrten Freundes Falret verdanke, erhielt ich zu spät, um es benützen zu können, glaube aber die umfassende Thätigkeit, welche sich hier kund giebt, nicht nur zum Nachlesen, sondern auch zum Nachahmen empfehlen zu dürfen. Das Vorwort ist von Lunier. Es enthält nicht nur interessante statistische Notizen, sondern giebt auch einen Ueberblick über das, was zur Bekämpfung des schweren Uebels angestrebt werden muss.

die Aufgenommenen sich zu einem Aufenthalt von drei, höchstens sechs Monaten verpflichteten. Erst Doctor Dodge erklärte sich für einen zwangsweisen Aufenthalt der Säufer. Ein Gesetz vom 31. März 1865 ermächtigte den Magistrat, einen Gewohnheitssäufer dem Asyl von Binghampton zu überweisen, vorausgesetzt, dass er von zwei respectabeln Aerzten, und von zwei respectabeln propriétaires für unfähig erklärt wird, sich selbst zu leiten, oder für zu gefährlich, um in Freiheit gelassen zu werden. Doch sollte die Haft nicht über ein Jahr dauern.

3) Inebriates Home for Kings County, worin die Stadt Brooklyn bei New-York liegt, entstanden aus der Erfahrung, dass Gefängnissstrafe den Säufer nicht verbessere, sondern übler mache. Dasselbe wurde durch einen Act der Gesetzgebung gegründet. Jeder Magistrat, dem angezeigt ist, dass ein Gewohnheitssäufer seine Angelegenheiten nicht mehr zu führen vermag, kann denselben in dem Asyl interniren lassen, jedoch nicht über ein Jahr. Nach fünfzehn Monaten waren 261 (160 männliche und 101 weibliche) aufgenommen, 235 in freier Verpflegung. Die Anstalt wird von einem Geistlichen geleitet, unter Anwendung von moralischer Behandlung und Arbeit. Ihre Einkünfte bezieht die Anstalt aus der Steuer auf Getränke. Durchschnittlich kostet ein Kranker täglich 3 Frcs. 50 cent.

4) Asyl für die Trunkenbolde von Ill-Ward gehört der Stadt New-York und kostete über 1½ Millionen Francs.

Unter den 40 zahlenden Kranken sind 12 Frauen.

5) Washingtonian House zu Chicago, 1867 durch einen Act der Gesetzgebung errichtet zur Aufnahme aller Derer, welche wegen Unmässigkeit, Trunksucht und in der Betrunkenheit begangener Vergehen zur Detention im Correctionshaus zu Chicago verurtheilt sind; bis November 1870 waren 714 Kranke aufgenommen.

6) Sanitarium von Pennsylvanien zu Media, eine Privatanstalt für Zahlende. Der Preis beträgt 75 Francs für die Woche. Von 1867 bis 1871 waren ungefähr 200 Kranke aufgenommen.

7) Greenwood-Institute, ebenfalls Privatanstalt, in der Nähe von Boston, unter Doctor Day, früher in Binghampton, mit

20 Kranken beiderlei Geschlechts. Preis 150 bis 300 Francs wöchentlich.

Ein dem Washingtonian-Home bei Boston analoges Institut soll neuerlich auch in Australien gegründet worden sein. —

Wir glaubten in den Mittheilungen über diese ganz eigenthümlichen Institute, welche soviel wir wissen, in Deutschland nur wenig bekannt sind, etwas ausführlicher sein zu dürfen.

Nur über das in Binghampton enthält der 27. Band unserer Zeitschrift aus dem Medical-Temperance-Journal No. 11. eine kurze rühmende Nachricht. Sonst scheint man in Deutschland nur wenig Notiz von ihnen genommen zu haben und doch verdienen sie die höchste Beachtung. Ueberall in Amerika werden diese Anstalten, etwa die von Chicago ausgenommen, als Hospitäler und die Trinker als Kranke angesehen. Man will in diesen Asylen pflegen und heilen, nicht verfolgen und strafen. Von den meisten wird angegeben, dass sie ihre Entstehung einem Act der Gesetzgebung verdanken. Es wird dies auch nicht zu umgehen sein, zumal die Dauer des Aufenthalts nicht in das Belieben der Pfleglinge wird gelegt werden dürfen, sondern wie in Irrenanstalten derselbe von dem Erfolg wird abhängig gemacht werden müssen. Die Meinungen hierüber sind in Amerika getheilt. Rücksichtlich des Erfolges wird ein Dritttheil der Behandelten für unheilbar, ein Dritttheil für Rückfällen unterworfen, ein Dritttheil für gänzlich geheilt erklärt.

In England bestehen keine solchen Asyle. Vorgeschlagen wurden sie vor mehreren Jahren von verschiedenen Aerzten, namentlich von Forbes Winslow. Dr. Darymple benützte seine Eigenschaft als Deputirter, um dem Parlament ein Gesetzes-Project vorzulegen, worin die Errichtung von Anstalten für Trinker, gerade wie für Irre vorgesehen ist. Die Dauer wird nicht unter drei Monate und nicht über ein Jahr festgesetzt. Darymple sieht in der Trunksucht eine reiche Quelle von Seelenstörungen und hält Maassregeln für nothwendig, um Trunkenbolde und ihre Familien vor Verderben zu schützen. Er verlangt das Einschreiten der Gesetzgebung zur Minderung des menschlichen Elends und ist der Ansicht, dass Magistrats-Personen befugt sein müssten, Gewohnheitstrinker in einer

Anstalt unterzubringen und ihr Eigenthum unter den Schutz der Behörden zu stellen. Sie seien den Irren gleichzuachten und wie diese gegen ihren Willen in Gewahr zu nehmen. Denn Trunkenbolde verüben wie Irre Störungen und Vergehen. Zur Unterstützung seines Vorschlags führt Darymple an, dass zu Boston von 2000 Gewohnheitstrinkern die Hälfte geheilt worden sei, in andern Anstalten 30 bis 50 pCt. Im Parlament wurde er von Miller und Bruce unterstützt.

In der medicinisch-chirurgischen Gesellschaft zu Edinburg wurde ebenfalls für Trinker ein besonderes Gesetz verlangt, von Anderen dagegen behauptet, dass die Gesetzgebung für Irre ausreiche. Nach dem „ninth annual Report of the Gen. Board of Commss. in lunacy for Scotland“ sind die Asyle durch die lunacy-amendement-act autorisirt, jede trunksüchtige Person, welche schriftlich den Wunsch danach ausspricht, aufzunehmen ohne Genehmigung des Sheriffs. Für Frauen bestehen in Edinburg zwei Privatasyle. Die einzige Anstalt für Behandlung der Unmässigkeit befindet sich in Queensberry-Lodge, welches zu dem „house of Refuge“ in Edinburg gehört.

In Schweden und Norwegen bestehen keine Specialasyle für Trunkenbolde, aber Arbeitshäuser, in welchen sie eingesperrt werden können. Wir freuen uns auch aus Deutschland melden zu dürfen, dass der schlesische Central-Enthaltsamkeitsverein ein Haus gründen will, in welchem die Rettung von Trunkenbolden durch liebreiche und angemessene Behandlung versucht werden soll.

Wir haben ausser dem, was durch Vereine und durch Anstalten zur Bekämpfung der Trunksucht geschieht, auch noch der Gesetzgebung, die in verschiedenen Zeiten und auf verschiedene Weise eingewirkt hat, zu gedenken.

Merkwürdig ist, welche grosse Strenge in früheren Jahrhunderten und bei Völkern, denen gegenüber wir uns einer viel höheren Bildung rühmen, gewaltet hat. Von Draco heisst es, dass er die Trunkenheit mit dem Tod bestraft habe. Soliman I. habe den Säufern flüssiges Blei in den Mund giessen und Franz I. ihnen die Ohren abschneiden lassen; aber auch in unseren Tagen und in anderen Ländern ist die Gesetzgebung nicht müssig geblieben und hat nach mehreren Richtungen hin ihre Thätigkeit entfaltet, wovon wir kurzen Bericht erstatten wollen. Weniger ist in dieser Beziehung von Deutschland bekannt geworden.

Zunächst wurden Gesetze erlassen, durch welche die Trunkenheit bestraft wird und nicht etwa erst die in ihr verübten Excesse. Es ist besonders Roussel, welcher in dem der französischen National-Versammlung vorgelegten Gesetz-Entwurf darauf dringt, dass die blosse Trunkenheit als ein Vergehen bestraft werde und weiter verlangt, dass die, welche in der Trunkenheit Verbrechen begehen, wenn dieselbe auch als Milderungsgrund geltend gemacht werden dürfe, doch für die Trunkenheit, insofern sie keine unverschuldete sei, bestraft werden. Damit ist nun Roussel nicht durchgedrungen. Das Gesetz aber spricht für die, welche in Kaffeehäusern oder auf Strassen betrunken gefunden werden, Geld und Gefängnissstrafen aus, welche sich im Wiederholungsfall steigern und Entziehung bürgerlicher Rechte zur Folge haben. In England wurde schon unter Jacob I. vor drittehalbhundert Jahren ein solches Gesetz erlassen. Strenge Strafen für die, welche an öffentlichen Orten, vor dem Richter und in Kirchen betrunken gefunden werden, spricht auch eine vom König von Schweden 1841 erlassene Verordnung aus.

Andere Gesetze haben zum Zweck, die Abgabe geistiger Getränke zu beschränken. Foville hebt hervor, dass man die Abgabe von Morphium und Arsenik streng überwache, aber das viel gefährlichere Gift des Alkohols frei gebe. Unter den Mitteln, die er in Frankreich gegen die Trunksucht für anwendbar hält, steht ihm die Aufhebung der Schenken und Café's, in welchen geistige Getränke verabreicht werden, oben an.

In Nordamerika waren, so lange die strenge Sonntags-Heiligung bestand, an Sonntagen die Locale, in welchen geistige Getränke abgegeben werden, geschlossen. Durch die eingewanderten Deutschen wurde diese wohlthätige Einrichtung theilweise aufgehoben. Im Staate Maine ist der Detail-Verkauf des Alkohol's nur als Arzneimittel oder für kirchliche, medicinische, chemische und mechanische Zwecke gestattet, wodurch die Zahl der Verbrecher, der Armen und Geisteskranken bedeutend verringert wurde. Nach dem Gesetz dieses Staates vom Jahre 1851 haben allein Regierungsbeamte das Recht, geistige Getränke zu verkaufen, und auch diese sind auf die eben genannten Zwecke in Detail-Verkauf beschränkt. Es besteht ein strenges System von Haussuchung, Verhaftung und Inquisition aller Betrunkenen, um dieses Gesetz zu handhaben. Andere Staaten im Nordosten der Union folgten diesem Beispiel, so Vermont, Rhode Island und Michigan. Seit die Abschaffung der Sklaverei von der Tagesordnung verschwand, ist es besonders die Frage über Gestattung oder Verbot des Verkaufs geistiger Getränke, was die Gemüther bewegt. Im Staate Massachusetts haben sich die meisten Städte für dasselbe erklärt, nachdem dieser Staat schon 1838 angefangen hatte, den Detailverkauf zu beschränken. Nach einem dort in den Jahren 1869 bis 1871 erlassenen Gesetz werden die Verkäufer verantwortlich gemacht für alle Verbrechen, die durch die von ihnen verkauften geistigen Getränke veranlasst worden sind, was nach dem Zeugniss des in allen Fragen der socialen Statistik wohlbekannten Dr. Edward Jarwis die günstigsten Erfolge gehabt haben soll.

Ein strenges Gesetz hat nach den „Fliegenden Blättern aus dem Rauhen Haus" der Präsident der südamerikanischen Republik Ecuador erlassen: „Wer in einem öffentlichen Lokale betrunken angetroffen wird, wird arretirt und mit drei bis acht Tagen Gefängnissstrafe oder mit einer Geldbusse von 25 Dollars bestraft. Im Wiederholungsfall wird die Strafe verdoppelt. Bei sechsmaliger Wiederholung tritt Verbannung nach einer andern Provinz ein. Schenkenbesitzer müssen für jede in ihrem Lokale befindliche betrunkene Person 2 bis 25 Dollars zahlen; im Wiederholungsfall ist die Polizei zur Schliessung des Lokales ermächtigt."

In England fällt trotz der strengen Sonntags-Heiligung in Folge von Trunkenheit an diesem Tag sehr viel Unfug vor. Unter Cromwell war 1656 durch ein sehr strenges Gesetz jeder Handelsverkehr am Sonntag gänzlich untersagt. Durch ein im Jahr 1853 erlassenes, unter dem Namen Forbes Mackenzie Act, wird der Verkauf geistiger Getränke an den gewöhnlichen Tagen auf die Zeit von Morgens 8 bis Abends 11 Uhr beschränkt, an den Sonntagen aber gänzlich verboten. Von Edinburg wird berichtet, dass seit 18 Jahren, seit welchen das Gesetz in Kraft ist, eine viel bessere Haltung unter der Bevölkerung beobachtet werde, dass die Zahl der Detinirten sich um die Hälfte vermindert habe. Im Jahr 1852 waren es mehr als 6000 Betrunkene, welche verhaftet wurden, im Jahre 1867 nicht mehr 2000. Die Zahl der am Sonntag Betrunkenen betrug 729 im Jahre 1852, im Jahre 1864 nur 164. In Glasgow wurden 1853 an den Sonntagen 1218, drei Jahre später unter dem neuen Gesetz nur 521 Betrunkene festgenommen.

Welche Bedeutung übrigens diesem Gegenstand in England beigelegt wird, geht daraus hervor, dass die Königin in der Rede, mit welcher sie das Parlament von 1870/71 eröffnete — bekanntlich werden darin nur die wichtigsten Staatsinteressen erwähnt — den Kammern ankündigte, dass sie ihnen die Annahme neuer Maassregeln zu empfehlen habe, wodurch der Verkauf geistiger Getränke regulirt werden solle. Wir hören, dass die Gemüther in hohem Grade mit allerlei Reformplänen beschäftigt sind, und dass mehrere Gesellschaften die Initiative ergriffen haben zu Gesetzes-Vorschlägen, welche von Foville mitgetheilt werden und allerdings von einer regen Betheiligung an diesem Gegenstand Zeugniss geben.

Noch in einer dritten Richtung ist die Gesetzgebung zur Bekämpfung des Missbrauchs geistiger Getränke in Anspruch genommen. Man hoffte nämlich durch hohe Besteuerung des Branntweins und der verwandten Getränke den Verbrauch herabzusetzen. Es hat dies aber vom staatswirthschaftlichen Standpunkt vielen Widerspruch erfahren. Man ist zur Ueberzeugung gelangt, dass damit nicht viel gewonnen würde.

In den Ländern, in welchen der reiche Apparat, wovon wir berichtet haben, sich entfaltete, hat man die Trunksucht als ein grosses Uebel erkannt. Man ist dort von der Ueberzeugung durchdrungen, dass sie mit allen denkbaren Mitteln bekämpft werden müsse. Dies wird überall, wo das grosse Ziel erreicht werden soll, der Fall sein müssen. Ueber die Verheerungen, welche der Branntwein anrichtet, ist auf dem internationalen Wohlthätigkeits-Kongress in Brüssel schon vor vielen Jahren eingehend verhandelt worden. Unser Gewährsmann Foville weiss von Deutschland Nichts zu berichten. Er führt nur aus einer Rede des Parlaments-Mitgliedes Bruce vom 4. April 1871 an, dass in Württemberg die Regierung den Verkauf der geistigen Getränke an sich gebracht habe und durch einen von ihr bezahlten Agenten besorgen lasse, ohne einen Gewinn davon zu haben, während er ihm vom Verkauf des Thee, Kaffee und der Chocolade zufalle, was einen günstigen Einfluss auf die Bevölkerung ausgeübt habe. Nach einer an sachkundiger Stelle eingezogenen Erkundigung entbehrt diese Angabe jedes Grundes. Die Regierung in Württemberg hat mit dem Verkauf geistiger Getränke nichts zu thun. Es besteht nur die Bestimmung, dass die Verkäufer geistiger Getränke einer Concession bedürfen, zu deren Ertheilung ein guter Leumund erforderlich ist.

Uebrigens ist doch auch von Deutschland mehr zu berichten als dem Dr. Foville bekannt geworden ist.

In einer Darstellung der auf Gründung von Mässigkeits-Vereinen gerichteten Bestrebung in Europa und Amerika, welche Lunier am 1. December 1872 zu Paris in der Gesellschaft gegen den Missbrauch geistiger Getränke hielt, citirt er aus der Schrift von William Reid (the temperance cyclopädia), dass in ganz Deutschland im Jahr 1854 1426 Mässigkeits-Vereine mit einer Million Mitglieder bestanden (?). Einem Werk von Labourt entnimmt er, dass sich in Sachsen unter den Auspicien des Prinzen Johann 1832 ein Mässigkeits-Verein mit dem Sitz in Dresden gebildet habe. Wenn auch in den „Württembergischen Blättern für das Armenwesen" Klage geführt wird über Vermehrung der Branntweinschenken, so darf von dem badischen Bezirk Donauöschingen angeführt werden, dass der Bezirksrath beschlossen hat, keine Erlaubniss zur Errichtung von Branntweinschenken zu ertheilen. Auch hat sich in dem Fürstenthum Osnabrück die Zahl der Brennereien durch Mässigkeits-Vereine merklich verringert, allerdings ist dafür die Bierkonsumtion ungefähr um das Zwanzigfache gestiegen. Sodann ist Aussicht vorhanden, dass der Reichstag mit dieser Angelegenheit sich befassen wird. Nach öffentlichen Blättern hat der Ausschuss der Rheinisch-Westfälischen-Gefängniss-Gesellschaft an den Reichstag das Gesuch gerichtet, ein Gesetz wider die Trunksucht im Sinne nachstehender Bestimmungen beschliessen zu wollen:

1) Wer im Zustand offenbarer Betrunkenheit auf der Strasse, im Wirthshaus, oder andern öffentlichen Orten gefunden wird, wird mit einer Geldstrafe von 1 bis 10 Mark eventuell verhältnissmässiger Haft belegt.

2) Wer sich nach der zweiten Bestrafung innerhalb 12 Monaten wieder schuldig macht, wird zu einer Geldstrafe von 100 bis 200 Mark oder zu entsprechender Haft, bezw. Gefängnissstrafe verurtheilt, verliert auch in diesem Falle das active und passive Wahlrecht auf zwei Jahre.

3) Die Wirthe und Branntwein-Verkäufer, welche offenbar betrunkenen Personen Getränke verabreichen, oder solche in ihr Lokal aufnehmen oder Minderjährigen unter 16 Jahren geistige Getränke verabreichen, verfallen denselben Geld- bezw. Haft- oder Gefängniss-Strafen.

4) Dieses Gesetz wird im Hauptzimmer jeder Schenkwirthschaft und anderer Verkaufslokale für geistige Getränke angeschlagen."

Schon oben in dem Abschnitt: „Maassregeln zur Verhütung von Seelenstörungen" ist erwähnt, dass Leidesdorf in seinem zu Innsbruck gehaltenen Vortrag der Trunksucht gesteuert wissen will. Auf die Tagesordnung der Versammlung des psychiatrischen Vereins zu Wien vom 28. März 1874 ist die Beschlussfassung gesetzt über den Antrag des Dr. Gauster auf Comité-Einsetzung zum Studium der Frage: über öffentliche Vorkehrungen gegen Alkoholismus in Oestreich.

Auch von anderer Seite hat es in Deutschland an mahnenden Stimmen nicht gefehlt, namentlich nicht in kirchlichen Blättern, in den „Fliegenden Blättern aus dem Rauhen Haus bei Hamburg." In einem „Branntwein und Verbrechen" überschriebenen Artikel wird in No. 5 vom Jahre 1872 auf die Häufigkeit der durch Trunksucht hervorgerufenen Verbrechen aufmerksam gemacht. Von Blättern dieser Richtung erwähnen wir noch: „Blätter für das Armenwesen in Württemberg", Jahrgänge 1848, 1849, 1851. In No. 7 des Jahres 1874 ist eine ganze Reihe populärer Schriften genannt z. B. Böttcher, „das Hauskreuz oder was vom Branntwein zu halten sei. 31. Auflage. Hannover 1855."

So anerkennenswerth aber auch diese Bemühungen sind, so wird doch nicht widersprochen werden können, dass man in Deutschland nicht mit dem gleichen Ernst wie in Nordamerika und in England und in Folge der unheilvollen Vorgänge der letzten Jahre auch in Frankreich an die Bekämpfung der Trunksucht gegangen ist. Ohne ungerecht zu sein, wird man den Deutschen sagen dürfen, was Foville und Bergeron ihren Landsleuten vorwerfen, dass sie mit den verderblichen Folgen dieses Uebels nicht gehörig bekannt seien, weil es sonst Tadel und Abscheu und nicht Spott und Lachen hervorrufen würde, wie dies auch bei uns nur zu häufig wahrgenommen wird.

Ein anderer Umstand, welcher der Bekämpfung der Trunksucht hinderlich ist, liegt in der Scheu vor Eingriffen in die persönliche Freiheit. Mit vieler Wärme führt Bergeron den Nachweis, dass sie vor höheren Rechten zurückzutreten habe. Jedenfalls hat die Schwärmerei für eine Freiheit, welche zu einer solchen schmählichen Sklaverei führt, etwas Eigenthümlichns. Man will die Freiheit eines Menschen stützen, welcher ihrer längst verlustig geworden ist und giebt die Freiheit der Angehörigen eines Trunkenbolds, giebt dessen eigene Freiheit den schwersten und empfindlichsten Eingriffen Preis. In manchen Kreisen giebt sich hier wie in andern Gebieten als ein Rückschlag gegen frühere polizeiliche Bevormundung die Richtung auf ein bedenkliches Laisser-aller kund.

Das Bedürfniss, hier einzuschreiten, wird sich aber nur dann fühlbar machen, wenn man das Uebel in seiner ganzen Grösse erkennt. Was dasselbe so furchtbar macht, ist, wie wir bei Bergeron lesen, dass bei der grossen Mehrzahl der Trinker das Gehirn ergriffen, dass nach und nach der Verstand und das sittliche Bewusstsein derselben zerstört wird, so dass sie widerstandslos den verabscheuungswürdigsten Trieben preisgegeben sind. Aus einem vorher braven Soldaten wird dann, wenn er nüchtern ist, ein Feigling, und wenn er getrunken hat ein Bramarbas, aus einem ehrenhaften Bürger ein Gauner oder ein Weichling, welcher seine Familie entehrt oder zu Grund richtet, aus einem arbeitsamen Arbeiter ein nichtswürdiger Faulenzer, ein Dieb oder gar noch etwas Schlimmeres, sicher ein stets fertiger Theilnehmer an jedem Krawall, wozu er durch einen anderen Säufer getrieben werden wird; ein Gelehrter endlich, der Alles verheisst, aber nie sich selbst zu führen gelernt hat, will die Völker durch Schrift oder Rede regieren, endlich aber kommt der Tag, an welchem Alle in Rohheit oder Verkehrtheit untergehen und ihr Leben, der eine im Gefängniss, der andere im Irrenhaus beschliesst, Alle der Verachtung oder der Verwünschung ehrlicher Leute preisgegeben. Dazu kommen dann die Noth der Familie, der Schrecken, welchem deren Glieder durch die Ausbrüche der Wuth des Betrunkenen ausgesetzt sind, die den Keim des Verderbens an sich tragenden Nachkommen, von dem Aergerniss, welches den Gemeinden gegeben wird, gar nicht zu reden.

Es kann nicht ausbleiben, dass man auch in Deutschland Heilung eines so schweren gesellschaftlichen Schadens fordern wird, und zwar ebensowohl vom Staate als von den Einzelnen. Hier müssen alle Theile zusammenwirken. „Wird die Kirche“, frägt das „Correspondenzblatt des Vereins zur Erziehung armer und verwahrloster Kinder zu Neukirchen bei Moers“ v. Jahre 1873 No. 70, „wird die Schule, wird der Staat, werden die Vertreter des Volkes in Bezirks-, Kreis-, Abgeordneten-Versammlungen nicht endlich zu der Ueberzeugung kommen, dass sie Alle wie Ein Mann zusammenstehen müssen, um jedes in seinem Gebiet und mit den ihm eigenthümlichen Mitteln — die Kirche mit dem Wort und Gebet, die Schule mit der Erziehung, die Staatsbehörde mit dem Vollzug der Gesetze, die Volksvertretung mit der Schaffung von Gesetzen, gegen diesen furchtbaren Feind anzukämpfen? Oder will man warten, bis unser Volk körperlich und moralisch ruinirt ist? Will man namentlich das heranwachsende Geschlecht diesem Giftstrom preisgeben, wodurch ihm der Blüthenstaub sittlicher und körperlicher Jugendkraft abgewischt und es einem sittlichen und körperlichen Siechthum entgegengetrieben wird? Soll dieses vielleicht geschehen um des Namens „Freiheit“ willen oder um einiger Tausend Gulden Staatseinnahmen willen aus den genehmigten Wirthschaften und Schenkstuben? Gottlosigkeit und Revolution hängen auf's innigste mit der Trunksucht zusammen und wer diesen Mächten verfallen ist, der wird die Beute eines moralischen und nüchternen Nachbarvolkes."

Um dies aber ins Werk zu setzen, um das, was geschehen muss, in Fluss zu bringen, werden vor allen Dingen Vereine sich bilden müssen, die die nöthigen Materialien sammeln und der gesetzgebenden Gewalt Entwürfe unterbreiten, und zwar bedarf es Gesetze zur Bestrafung der Trunkenheit, Gesetze zur Beschränkung des Branntwein-Verkaufs, Gesetze zur Errichtung von Anstalten, in welchen Trinker verwahrt werden.

Wenn die Obrigkeit erst dann gegen einen Betrunkenen einschreiten darf, wenn er einen Excess verübt, wenn der Branntwein ohne alle Beschränkung an Jedermann abgegeben werden darf, wenn der Trunkenbold nicht durch eine äussere Nöthigung vom Trinken abgehalten werden kann, ist wenig Aussicht zu einer erfolgreichen Bekämpfung dieses Uebels vorhanden.

Mit Gesetzen allein ist es freilich nicht gethan und es ist gar keine Frage, dass namentlich diejenigen, welche Strafe auf die Trunkenheit setzen, mit grosser Klugheit gehandhabt werden müssen. Es wird mit Recht behauptet, dass man durch ein Decret die Menschen nicht tugendhaft machen kann, aber ein Decret oder ein Gesetz, welches sie auf dem Weg zum Laster aufhält, kann sie zur Tugend führen. Zum Gesetz muss die öffentliche Missbilligung hinzukommen. Auch ausser dem Gesetz ist noch viel zu thun übrig. Die Wärme, mit welcher unsere französischen Kollegen die Lösung dieser ernsten Aufgabe sich angelegen sein lassen, verdient alle Anerkennung. Wir können uns nicht versagen, aus dem „Rapport sur l'alcoolisme" von Bergeron hier eine Stelle mitzutheilen:

„Vor Allem muss man Unterricht und Moral zu Hülfe nehmen, wenn man den Verwüstungen der Trunksucht eine Grenze ziehen will, aber wenn man ein Princip zur Anwendung bringen will, sieht man sich in den Städten einer Generation von Erwachsenen gegenüber, bei welchen ein bittrer Scepticismus oder der Spott von Schriftstellern ohne Scham nur Widerwillen und Verachtung für die ewigen Wahrheiten gelassen hat, ausserhalb deren die menschliche Gesellschaft nur ein Chaos und Unordnung ist, und man kann sich eines Gefühls von Ekel und Verachtung nicht erwehren. Und doch darf man nicht verzweifeln, man muss noch kämpfen, muss das von Andern oft begonnene und wieder aufgegebene Werk von Neuem wieder aufnehmen, muss nicht müde werden, Publicationen bis zur Verschwendung zu verbreiten, ebenso guten Rath, Belehrung, Erzählungen, Zeichnungen, mündlichen Unterricht allen Klassen der Gesellschaft nah' zu bringen. Aber damit der Kreuzzug gelinge, darf er nicht allein von Aerzten und Moralisten gepredigt werden, es müssen alle Menschen, welche von der Liebe zu ihrem Lande durchdrungen sind, sich mit ihnen verbinden, um Propaganda zu machen, weniger durch das Wort, als durch die That, denn für die, welche der Strom des Alkoholismus fortreisst, reicht die Rede nicht aus, sie bedürfen eines wirksamen und einsichtsvollen Beistandes. Auf welchem Wege wird die Initiative des Einzelnen zum Ziel gelangen? Reichen dazu die in ihren Grundsätzen mehr oder weniger radikalen Mässigkeits-Vereine aus? Oder soll man nach dem Vorgang mehrerer nordamerikanischen Staaten eigene Asyle für Säufer gründen? Gewiss kommt man durch beide Einrichtungen am sichersten zum Ziel, aber nach welcher Seite auch die Männer, welche dies Werk unternehmen, sich hinneigen, sie bedürfen dazu nicht blos viel Geld, sondern auch viel Muth, sie bedürfen des Gefühls der Barmherzigkeit, ohne welches jede Hoffnung auf Erfolg nur eitel sein würde.“

Durchdrungen von dem lebhaften Wunsch nach dem Wiederaufbau seines Vaterlandes verlangt Bergeron, was wohl auch in anderen Ländern Beherzigung finden dürfte, dass doch künftig mehr Mittel, Zeit und Sorgfalt als bisher auf den Unterricht und mehr noch auf die sittliche Erziehung der Kinder und jungen Leute verwendet werden sollten, einmal, damit das Gefühl der Menschenwürde und der Pflicht gegen die Mitmenschen geweckt und zur Entwicklung gebracht werde, sodann aber, dass ihnen in seiner ganzen abschreckenden Gestalt das Bild der Zerstörung gezeigt werde, welche durch den Missbrauch geistiger Getränke entsteht, deren erste Wirkung es ist, jene beiden edlen Gefühle zu vernichten.

Wenn aber auch in Deutschland nicht dieselbe Aufforderung an uns ergeht, als in Frankreich, wo man einen Theil des über dieses Land gekommenen schweren Verhängnisses der Trunksucht zuschreibt, an Aufforderung dazu, das von unsern würdigen französischen Kollegen gegebene Beispiel nicht unbenützt an uns vorübergehen zu lassen, fehlt es auch uns nicht und namentlich nicht den Aerzten an den Irrenanstalten, denen ja die Folgen dieser verheerenden Pest oft in so erschreckender Weise nahe treten und die mehr als viele Andere aufgefordert sind, dagegen anzukämpfen.

Mit Ernst und Nachdruck sollte dies von allen Irrenärzten geschehen. Wenn diese Blätter, von welchen ich hoffen darf, dass sie in ihre Hände gelangen, hierzu einen Beitrag liefern, so würde mir dies ein reicher Lohn sein. —

FSC
www.fsc.org
MIX
Papier | Fördert
gute Waldnutzung
FSC® C083411

Zeitfracht Medien GmbH
Ferdinand-Jühlke-Straße 7
99095 Erfurt, Deutschland
produktsicherheit@kolibri360.de